小学館学習まんがシリーズ

名探偵コナン　実験・観察ファイル

サイエンスコナン

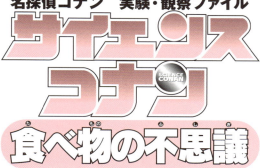

SCIENCE CONAN

食《た》べ物《もの》の不《ふ》思《し》議《ぎ》

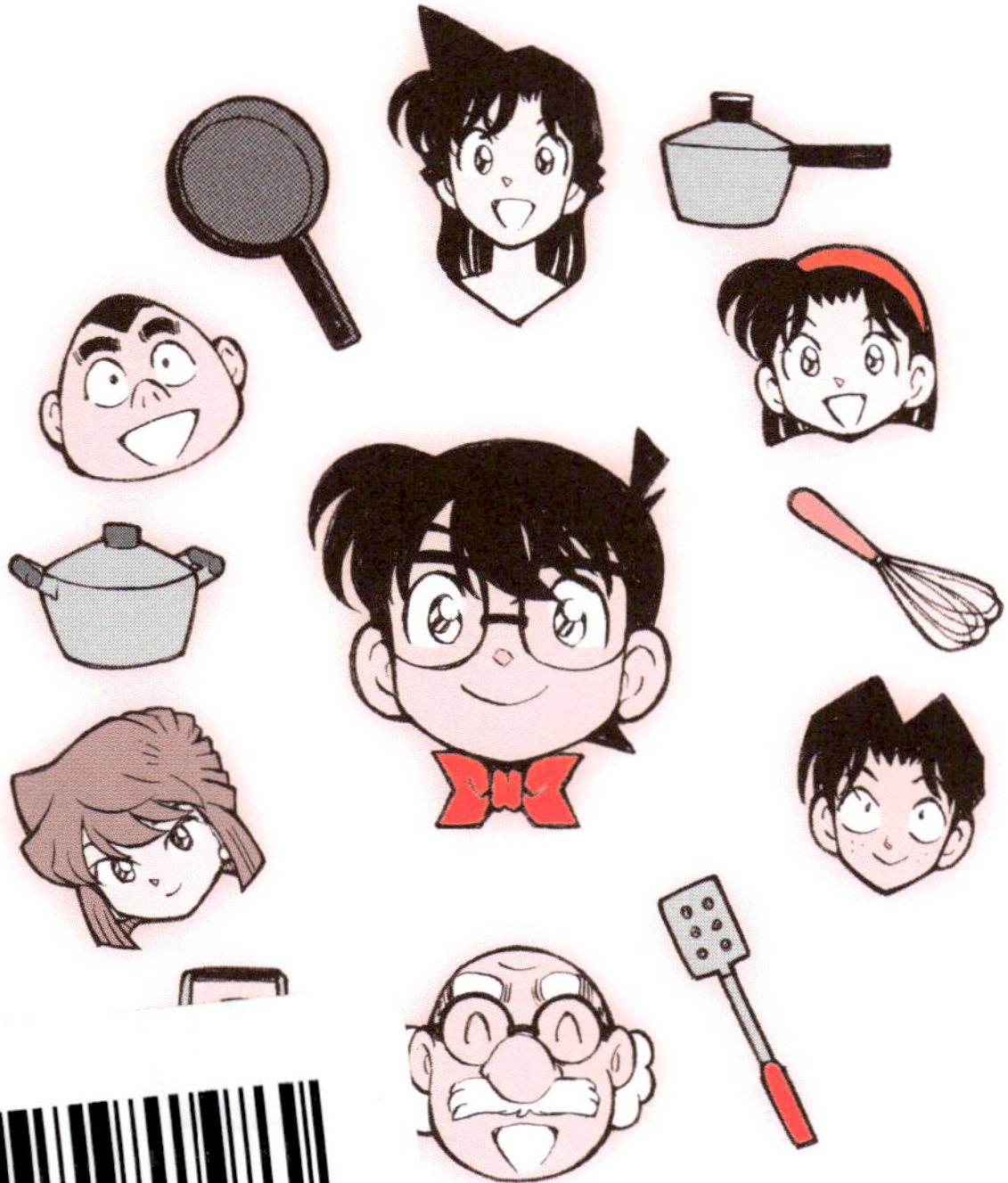

青山剛昌
監修／ガリレオ工房
まんが／金井正幸　構成／阿部光典

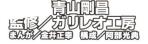

みなさんへ――この本《ほん》のねらい

コナンとともに科学《かがく》を楽《たの》しもう！

みなさん、こんにちは。これから、名探偵《めいたんてい》コナンといっしょに科学《かがく》を楽《たの》しんでいきましょう。

●

今回《こんかい》は、おいしく、安全《あんぜん》な食《た》べ物《もの》を追求《ついきゅう》する料理《りょうり》研究《けんきゅう》家《か》をめぐって起《お》きた事件《じけん》をコナンが解決《かいけつ》します。まずは事《じ》件《けん》をどう解決《かいけつ》するか、いっしょに推理《すいり》しながら読《よ》み進《すす》めてみてください。

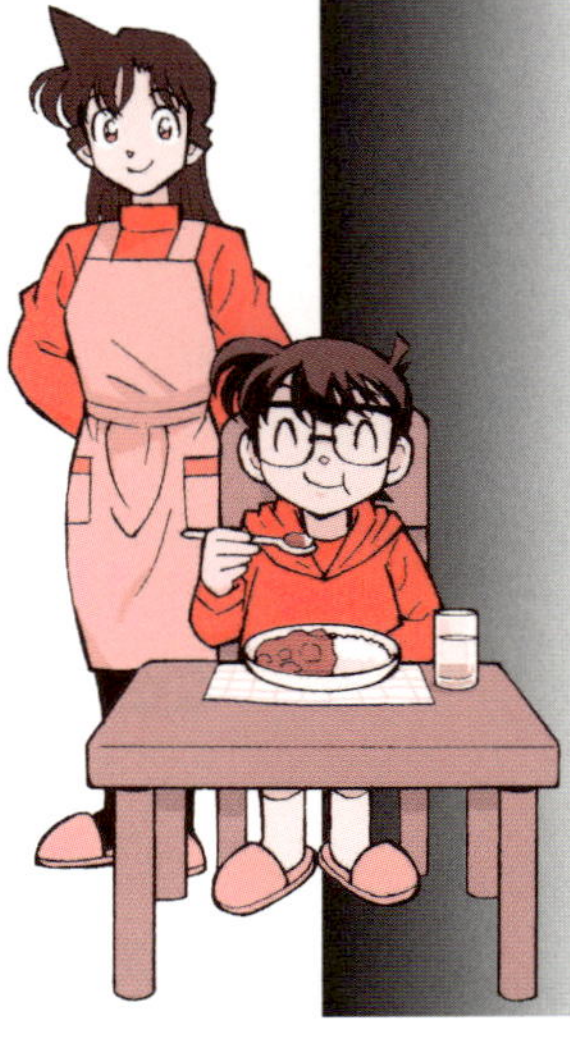

料理《りょうり》はそれ自体《じたい》が科学《かがく》の面《めん》もあり、科学《かがく》の世界《せかい》もいっしょに味《あじ》わうことができます。また、事件《じけん》の解決《かいけつ》に必要《ひつよう》な知識《ちしき》とあわせて、この本《ほん》では家庭《かてい》でできるいろいろな食《た》べ

物《もの》にかかわる実験《じっけん》、親子《おやこ》で楽《たの》しめるたくさんの料理《りょうり》も紹介《しょうかい》しています。家族《かぞく》やおともだちと、実験《じっけん》や料理《りょうり》に挑戦《ちょうせん》してみてください。

本来《ほんらい》は人間《にんげん》が動物《どうぶつ》として必要《ひつよう》なものを「おいしい」、危険《きけん》なものを「苦《にが》い」などと感《かん》じることで危険《きけん》を避《さ》けることができるように身体《しんたい》の仕組《しく》みは作《つく》られています。また、「安全《あんぜん》だった経験《けいけん》」あるいは「危険《きけん》だった経験《けいけん》」を記憶《きおく》して、その人《ひと》にとっての「おいしさ」が変化《へんか》していきます。この仕組《しく》みを研究《けんきゅう》することで、現代《げんだい》では安全《あんぜん》でなくとも「おいしい」と感《かん》じるように工夫《くふう》された食《た》べ物《もの》も出回《でまわ》るようになり、一人《ひとり》ひとりが「おいしさ」を再度《さいど》よく理解《りかい》することが、これからの生活《せいかつ》では不可欠《ふかけつ》な時代《じだい》になっています。

新《あたら》しい時代《じだい》にふさわしい、科学的知識《かがくてきちしき》と考《かんが》え方《かた》、安全《あんぜん》な食《た》べ物《もの》、料理《りょうり》の仕方《しかた》などを、コナンといっしょに調《しら》べてみましょう。

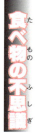

サイエンスコナン もくじ 食《た》べ物《もの》の不《ふ》思《し》議《ぎ》

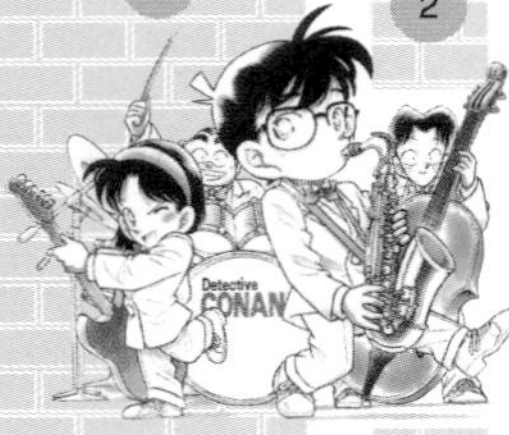

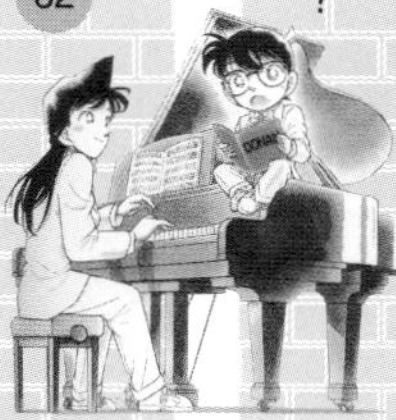

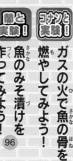

FILE. 6

味沢《あじさわ》が選《えら》んだ特別《とくべつ》なジャガイモ　98

古川《ふるかわ》からの挑戦《ちょうせん》を受《う》けて、いよいよカレー料理対決《りょうりたいけつ》が始《はじ》まる！
しかし、味沢冴子《あじさわさえこ》の身《み》の回《まわ》りでは次《つぎ》つぎと不可解《ふかかい》な出来事《できごと》が……。
はたしてこれは偶然《ぐうぜん》なのか、それとも……!?

コナンと実験！　パイナップルで肉《にく》をやわらかくしよう！　112

哀と実験！　チョコレートにガムが溶《と》ける!?　114

FILE. 7

激突《げきとつ》！　味沢《あじさわ》VS古川《ふるかわ》の料理対決《りょうりたいけつ》!!　118

おいしそうなカレーのにおいで、お腹《なか》が減《へ》ってしまった元太《げんた》たち。
どうしてカレーのにおいをかぐと、お腹《なか》が減《へ》ってしまうんだろう？
料理《りょうり》に使《つか》われるスパイスについて学《まな》んでみよう！

コナンと実験！　梅干《うめぼ》しを見《み》つめるとどうなる？　134

FILE. 8

赤《あか》く染《そ》まったハンカチが決《き》め手《て》!!　136

番組《ばんぐみ》の収録中《しゅうろくちゅう》、ついに事件《じけん》が発生《はっせい》！　味沢《あじさわ》がたおれ、なぜか小五郎《こごろう》のおっちゃんも……。はたして真犯人《しんはんにん》は？　赤《あか》く染《そ》まったハンカチのシミを決《き》め手《て》に、コナンの推理《すいり》がさえわたる！

コナンと実験！　黄色《きいろ》いカレーが赤《あか》くなる!?　148

蘭と実験！　緑色《みどりいろ》のラーメンを作《つく》ってみよう！　150

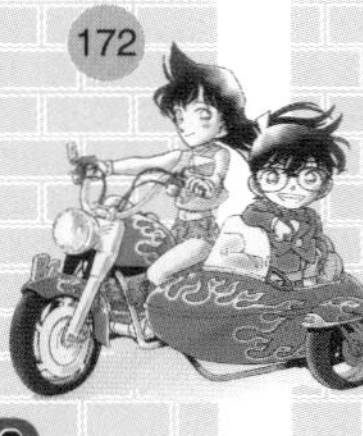

FILE《ファイル》 1

期待《きたい》がふくらむ、阿笠博士《あがさはかせ》の新発明《しんはつめい》！

阿笠博士《あがさはかせ》の新発明《しんはつめい》「スーパーハイパワー電子《でんし》レンジ」の完成記念《かんせいきねん》パーティーに向《む》かう元太《げんた》と光彦《みつひこ》。ところで……電子《でんし》レンジって、どうやって食《た》べ物《もの》を温《あたた》めているんだろう？

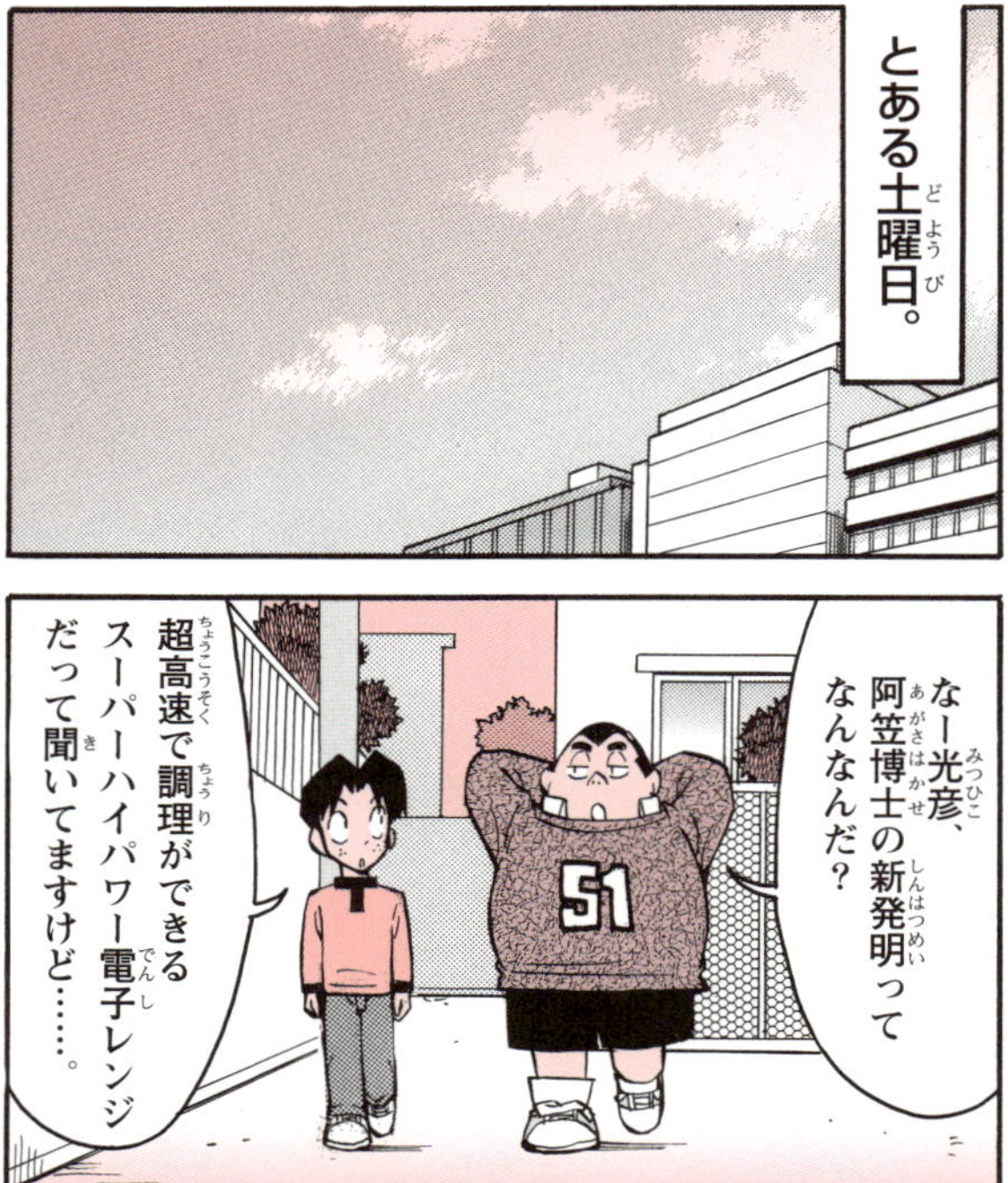
とある土曜日《どようび》。
なー光彦《みつひこ》、阿笠博士《あがさはかせ》の新発明《しんはつめい》ってなんなんだ？
超高速《ちょうこうそく》で調理《ちょうり》ができるスーパーハイパワー電子《でんし》レンジだって聞《き》いてますけど……。

F1-1

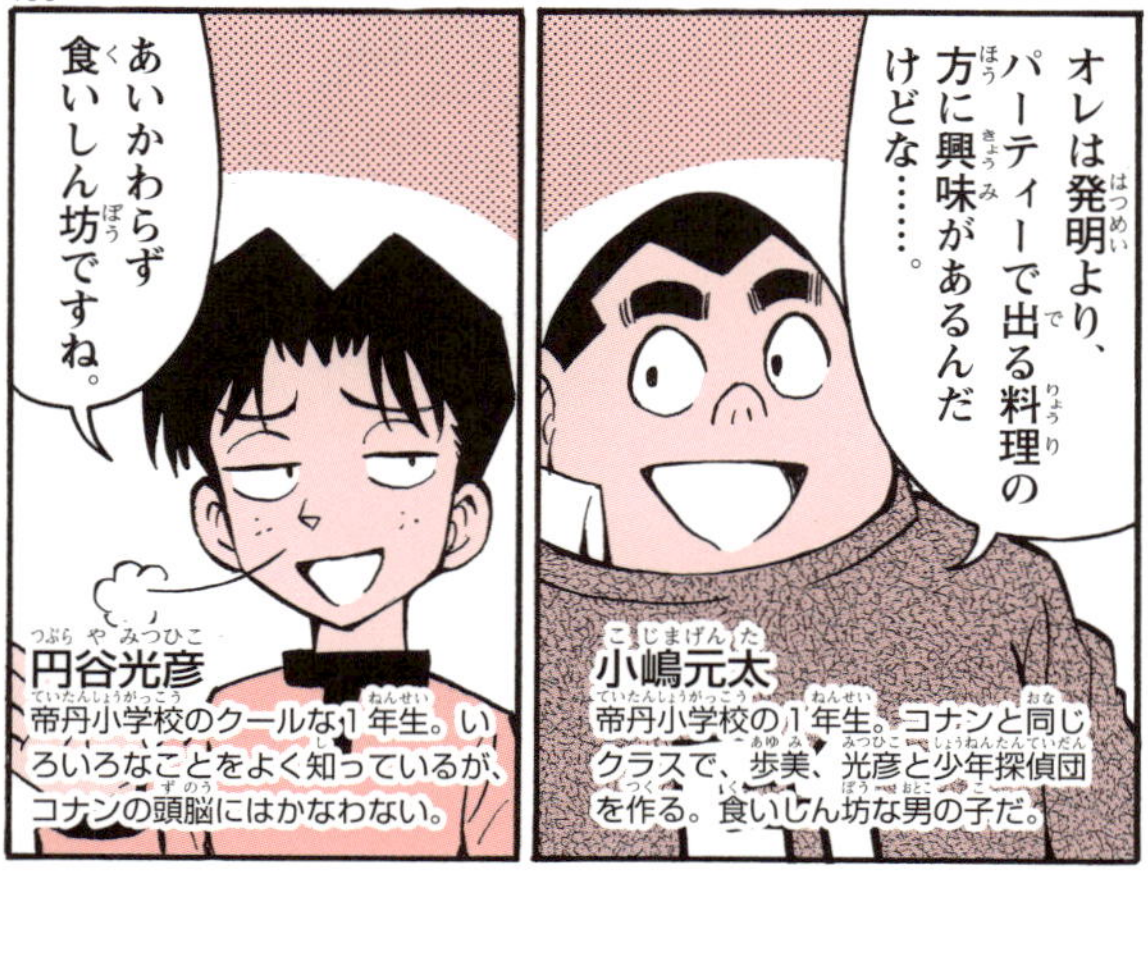
オレは発明《はつめい》より、パーティーで出《で》る料理《りょうり》の方《ほう》に興味《きょうみ》があるんだけどな……。
小嶋元太《こじまげんた》
帝丹小学校《ていたんしょうがっこう》の1年生《ねんせい》。コナンと同《おな》じクラスで、歩美《あゆみ》、光彦《みつひこ》と少年探偵団《しょうねんたんていだん》を作《つく》る。食《く》いしん坊《ぼう》な男《おとこ》の子《こ》だ。
あいかわらず食《く》いしん坊《ぼう》ですね。
円谷光彦《つぶらやみつひこ》
帝丹小学校《ていたんしょうがっこう》のクールな1年生《ねんせい》。いろいろなことをよく知《し》っているが、コナンの頭脳《ずのう》にはかなわない。

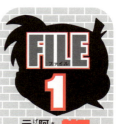

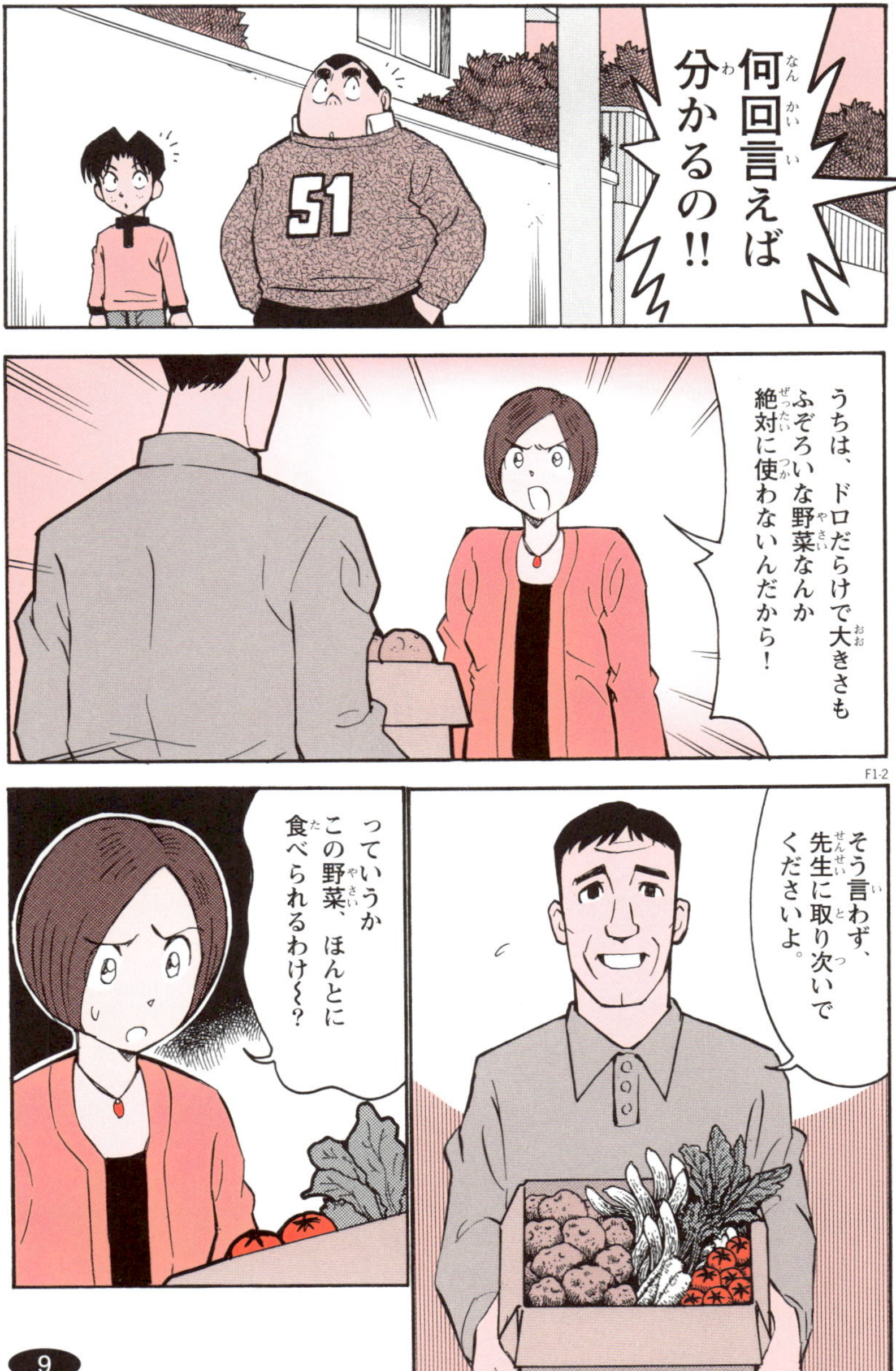
何回《なんかい》言《い》えば分《わ》かるの!!
うちは、ドロだらけで大《おお》きさもふぞろいな野菜《やさい》なんか絶対《ぜったい》に使《つか》わないんだから！
そう言《い》わず、先生《せんせい》に取《と》り次《つ》いでくださいよ。
っていうかこの野菜《やさい》、ほんとに食《た》べられるわけ〜？

F1-2

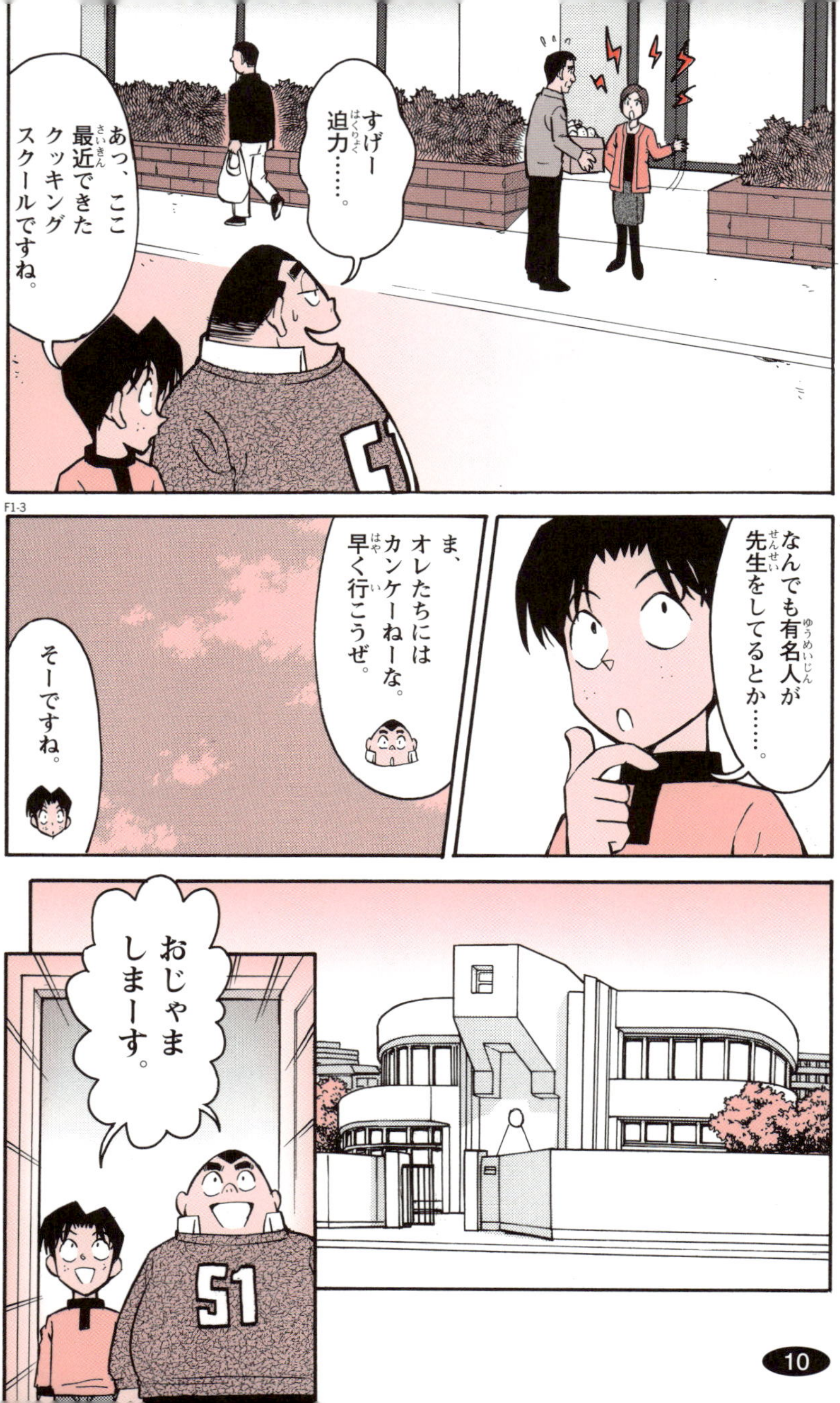
すげー迫力《はくりょく》……。
あっ、ここ最近《さいきん》できたクッキングスクールですね。
F1-3
なんでも有名人《ゆうめいじん》が先生《せんせい》をしてるとか……。
ま、オレたちにはカンケーねーな。早《はや》く行《い》こうぜ。
そーですね。
おじゃましまーす。
51
51

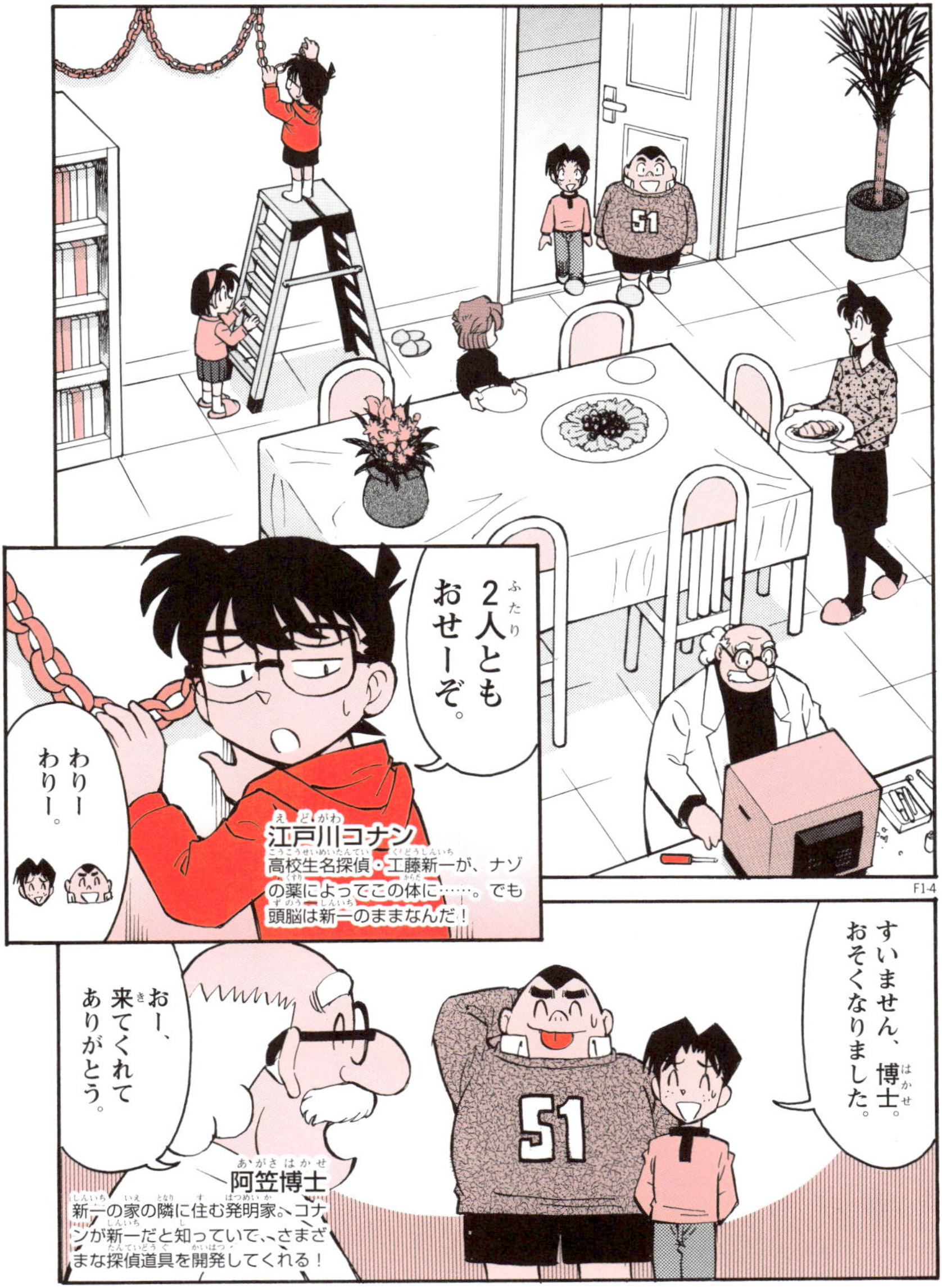
2人《ふたり》とも
おせーぞ。
わりー
わりー。
江戸川《えどがわ》コナン
高校生名探偵《こうこうせいめいたんてい》・工藤新一《くどうしんいち》が、ナゾの薬《くすり》によってこの体《からだ》に……。でも頭脳《ずのう》は新一《しんいち》のままなんだ！
F1-4
すいません、
おそくなりました、博士《はかせ》。
おー、
来《き》てくれて
ありがとう。
阿笠博士《あがさはかせ》
新一《しんいち》の家《いえ》の隣《となり》に住《す》む発明家《はつめいか》。コナンが新一《しんいち》だと知《し》っていて、さまざまな探偵道具《たんていどうぐ》を開発《かいはつ》してくれる！

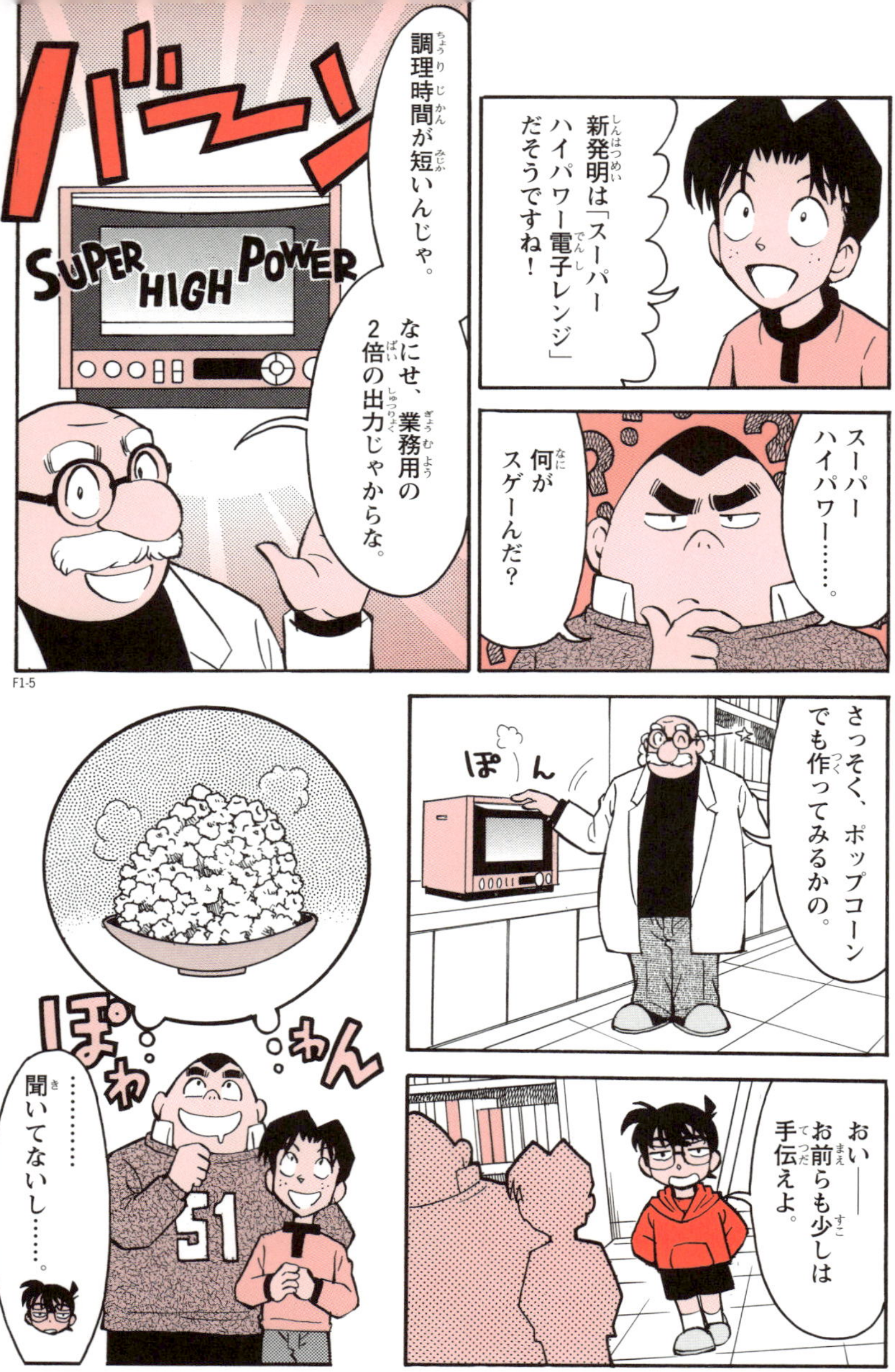
新発明《しんはつめい》は「スーパーハイパワー電子《でんし》レンジ」だそうですね！
スーパーハイパワー……。
何《なに》がスゲーんだ？
バーン
調理時間《ちょうりじかん》が短《みじか》いんじゃ。
SUPER HIGH POWER
なにせ、業務用《ぎょうむよう》の2倍《ばい》の出力《しゅつりょく》じゃからな。
F1-5
さっそく、ポップコーンでも作《つく》ってみるかの。
ぽん
おい——お前《まえ》らも少《すこ》しは手伝《てつだ》えよ。
ぽわわん
…………聞《き》いてないし……。

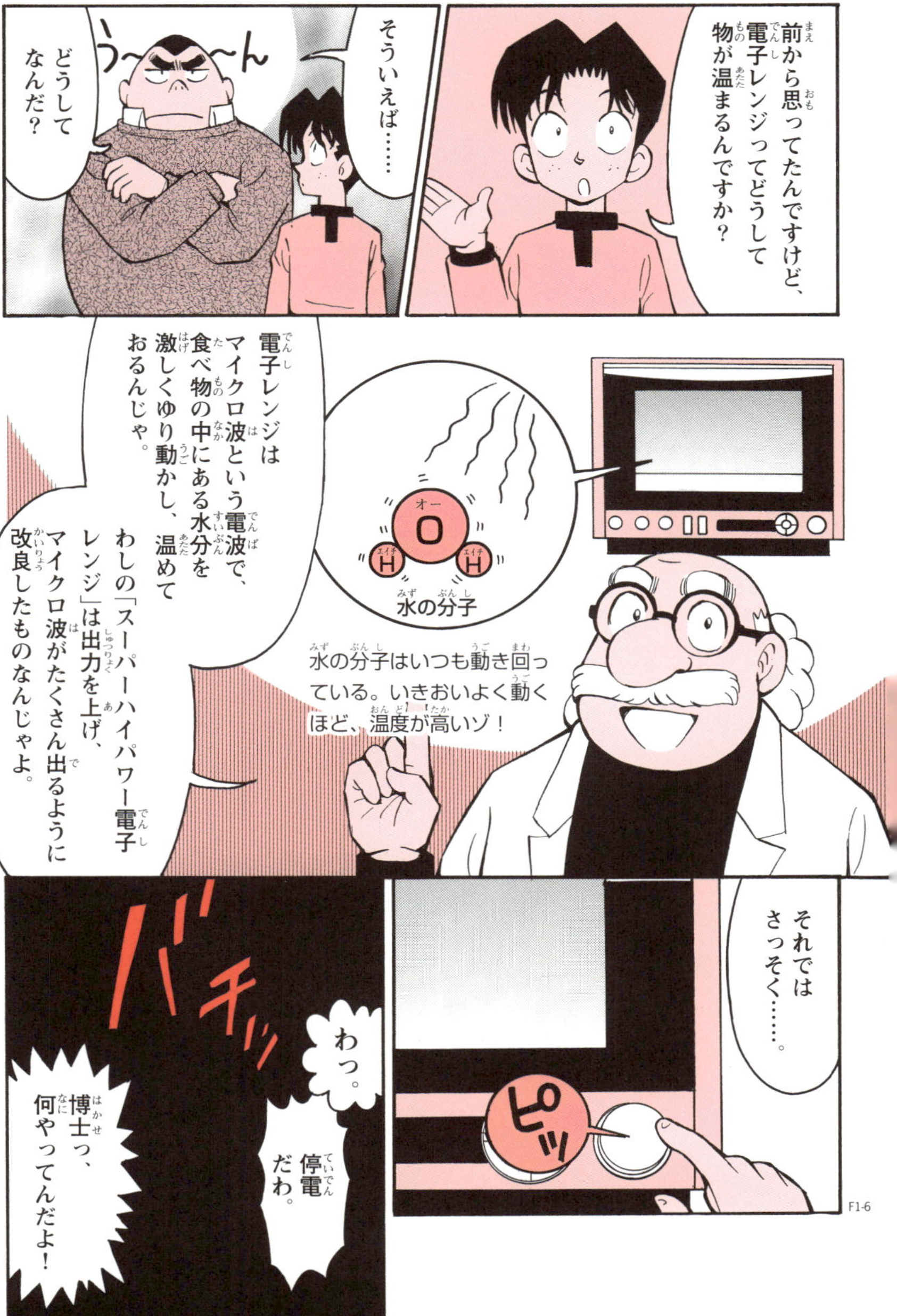
前《まえ》から思《おも》ってたんですけど、電子《でんし》レンジってどうして物《もの》が温《あたた》まるんですか？
そういえば……
う〜〜ん
どうしてなんだ？
電子《でんし》レンジはマイクロ波《は》という電波《でんぱ》で、食《た》べ物《もの》の中《なか》にある水分《すいぶん》を激《はげ》しくゆり動《うご》かし、温《あたた》めておるんじゃ。
わしの「スーパーハイパワー電子《でんし》レンジ」は出力《しゅつりょく》を上《あ》げ、マイクロ波《は》がたくさん出《で》るように改良《かいりょう》したものなんじゃよ。
O《オー》
H《エイチ》
H《エイチ》
水《みず》の分子《ぶんし》
水《みず》の分子《ぶんし》はいつも動《うご》き回《まわ》っている。いきおいよく動《うご》くほど、温度《おんど》が高《たか》いゾ！
それではさっそく……。
ピッ
バチッ
わっ。
停電《ていでん》だわ。
博士《はかせ》っ、何《なに》やってんだよ！

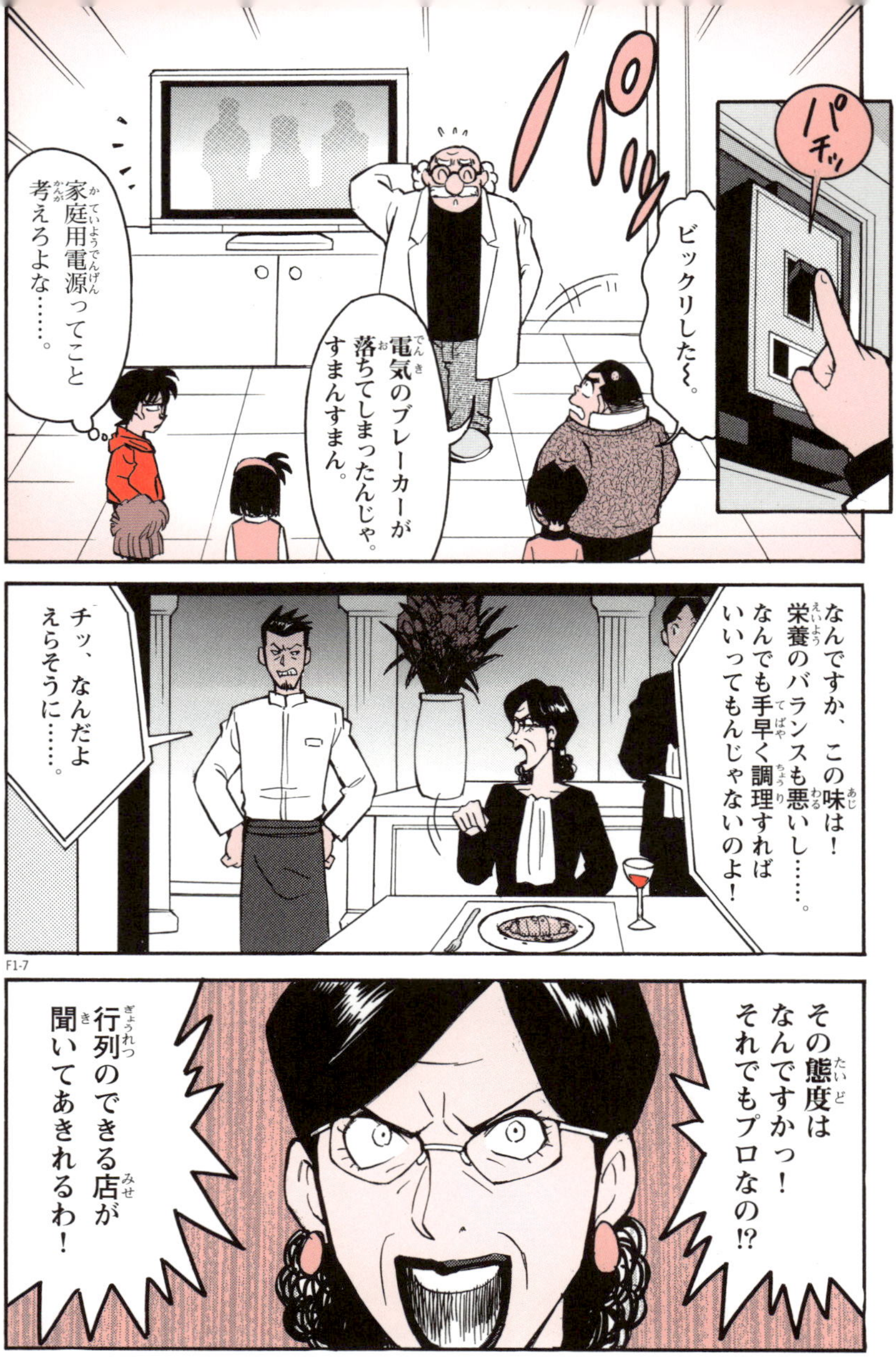
パチッ
パッ
ビックリした〜。
電気《でんき》のブレーカーが落《お》ちてしまったんじゃ。すまんすまん。
家庭用電源《かていようでんげん》ってこと考《かんが》えろよな……。
なんですか、この味《あじ》は！栄養《えいよう》のバランスも悪《わる》いし……。なんでも手早《てばや》く調理《ちょうり》すればいいってもんじゃないのよ！
チッ、なんだよえらそうに……。
F1-7
その態度《たいど》はなんですかっ！それでもプロなの!?
行列《ぎょうれつ》のできる店《みせ》が聞《き》いてあきれるわ！

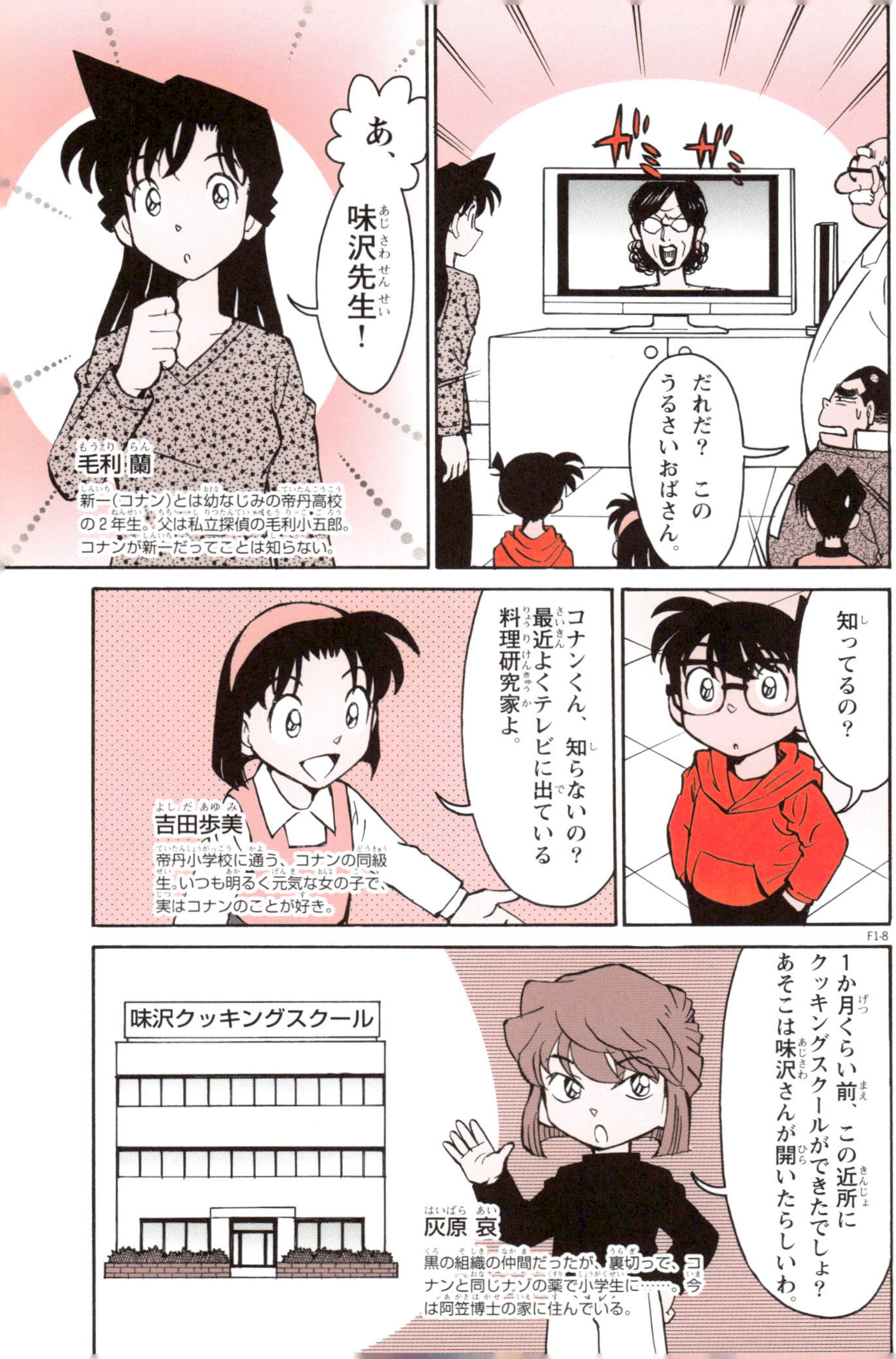
ガミ ガミ
だれだ？ このうるさいおばさん。
あ、味沢《あじさわ》先生《せんせい》！
毛利《もうり》 蘭《らん》
新一《しんいち》（コナン）とは幼《おさな》なじみの帝丹高校《ていたんこうこう》の２年生《ねんせい》。父《ちち》は私立探偵《しりつたんてい》の毛利小五郎《もうりこごろう》。コナンが新一《しんいち》だってことは知《し》らない。
知《し》ってるの？
コナンくん、知《し》らないの？ 最近《さいきん》よくテレビに出《で》ている料理研究家《りょうりけんきゅうか》よ。
吉田歩美《よしだあゆみ》
帝丹小学校《ていたんしょうがっこう》に通《かよ》う、コナンの同級生《どうきゅうせい》。いつも明《あか》るく元気《げんき》な女《おんな》の子《こ》で、実《じつ》はコナンのことが好《す》き。
1か月《げつ》くらい前《まえ》、この近所《きんじょ》にクッキングスクールができたでしょ？ あそこは味沢《あじさわ》さんが開《ひら》いたらしいわ。
味沢クッキングスクール
灰原《はいばら》 哀《あい》
黒《くろ》の組織《そしき》の仲間《なかま》だったが、裏切《うらぎ》って、コナンと同《おな》じナゾの薬《くすり》で小学生《しょうがくせい》に……。今《いま》は阿笠博士《あがさはかせ》の家《いえ》に住《す》んでいる。

F1-8

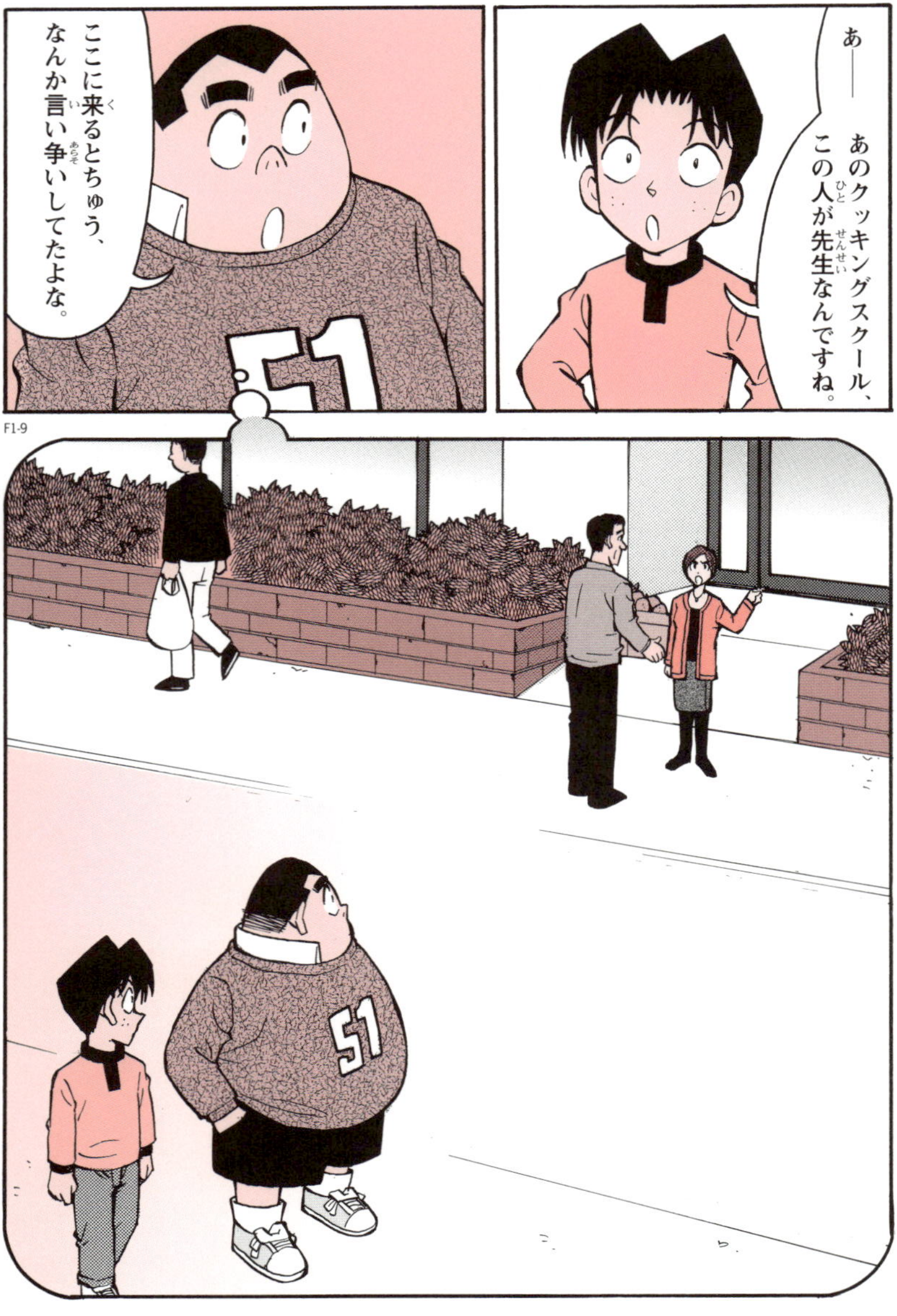
あ——
あのクッキングスクール、この人《ひと》が先生《せんせい》なんですね。
ここに来《く》るとちゅう、なんか言《い》い争《あらそ》いしてたよな。
F1-9

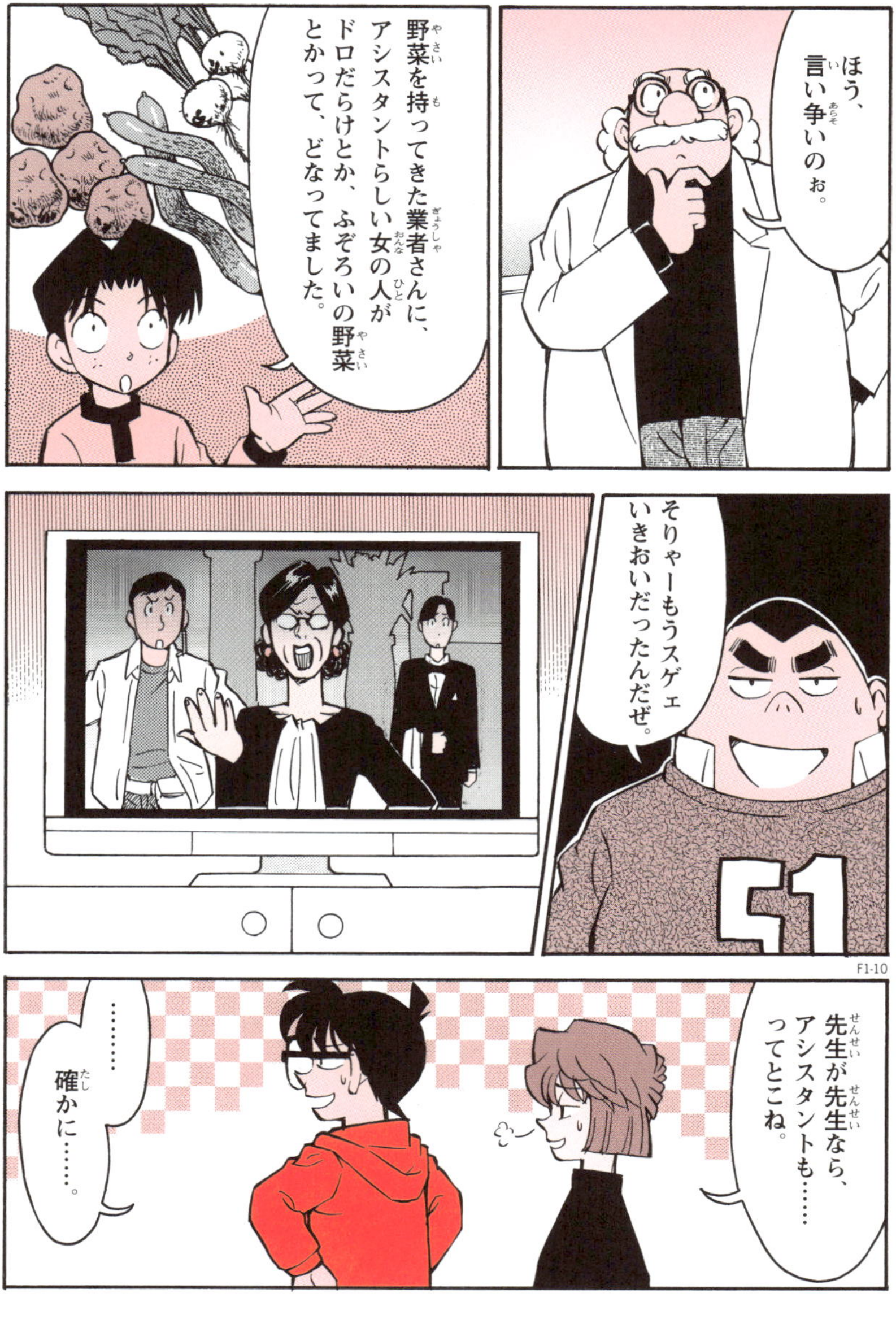
ほう、言《い》い争《あらそ》いのぉ。

野菜《やさい》を持《も》ってきた業者《ぎょうしゃ》さんに、アシスタントらしい女《おんな》の人《ひと》がドロだらけとか、ふぞろいの野菜《やさい》とかって、どなってました。

そりゃーもうスゲェいきおいだったんだぜ。

先生《せんせい》が先生《せんせい》なら、アシスタントも……ってとこね。

………確《たし》かに……。

F1-10

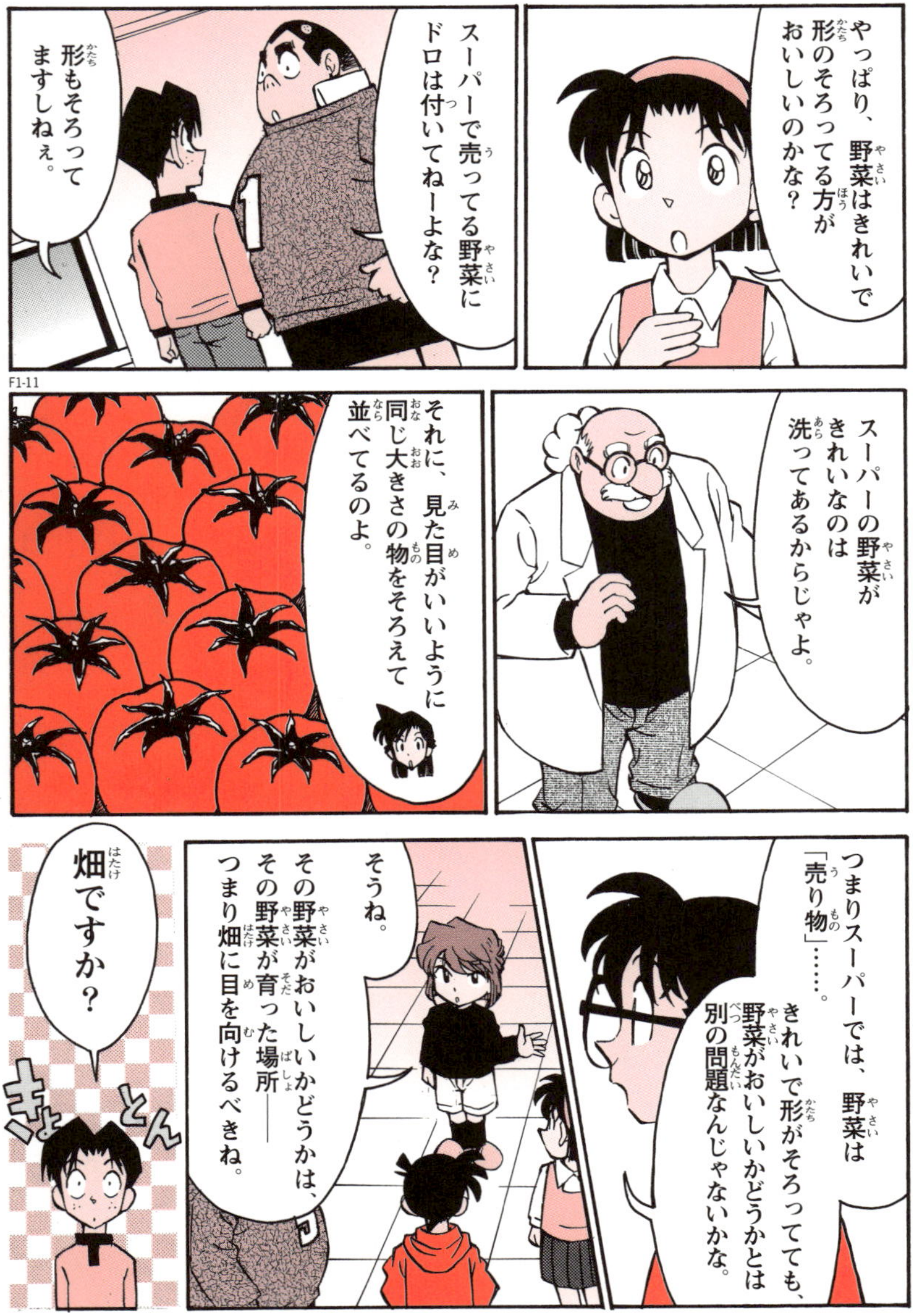
やっぱり、野菜《やさい》はきれいで形《かたち》のそろってる方《ほう》がおいしいのかな？

スーパーで売《う》ってる野菜《やさい》にドロは付《つ》いてねーよな？

形《かたち》もそろってますしねぇ。

スーパーの野菜《やさい》がきれいなのは洗《あら》ってあるからじゃよ。

それに、見《み》た目《め》がいいように同《おな》じ大《おお》きさの物《もの》をそろえて並《なら》べてるのよ。

つまりスーパーでは、野菜《やさい》は「売《う》り物《もの》」……。

きれいで形《かたち》がそろってても、野菜《やさい》がおいしいかどうかとは別《べつ》の問題《もんだい》なんじゃないかな。

そうね。その野菜《やさい》がおいしいかどうかは、その野菜《やさい》が育《そだ》った場所《ばしょ》——つまり畑《はたけ》に目《め》を向《む》けるべきね。

畑《はたけ》ですか？

きょとん

F1-11

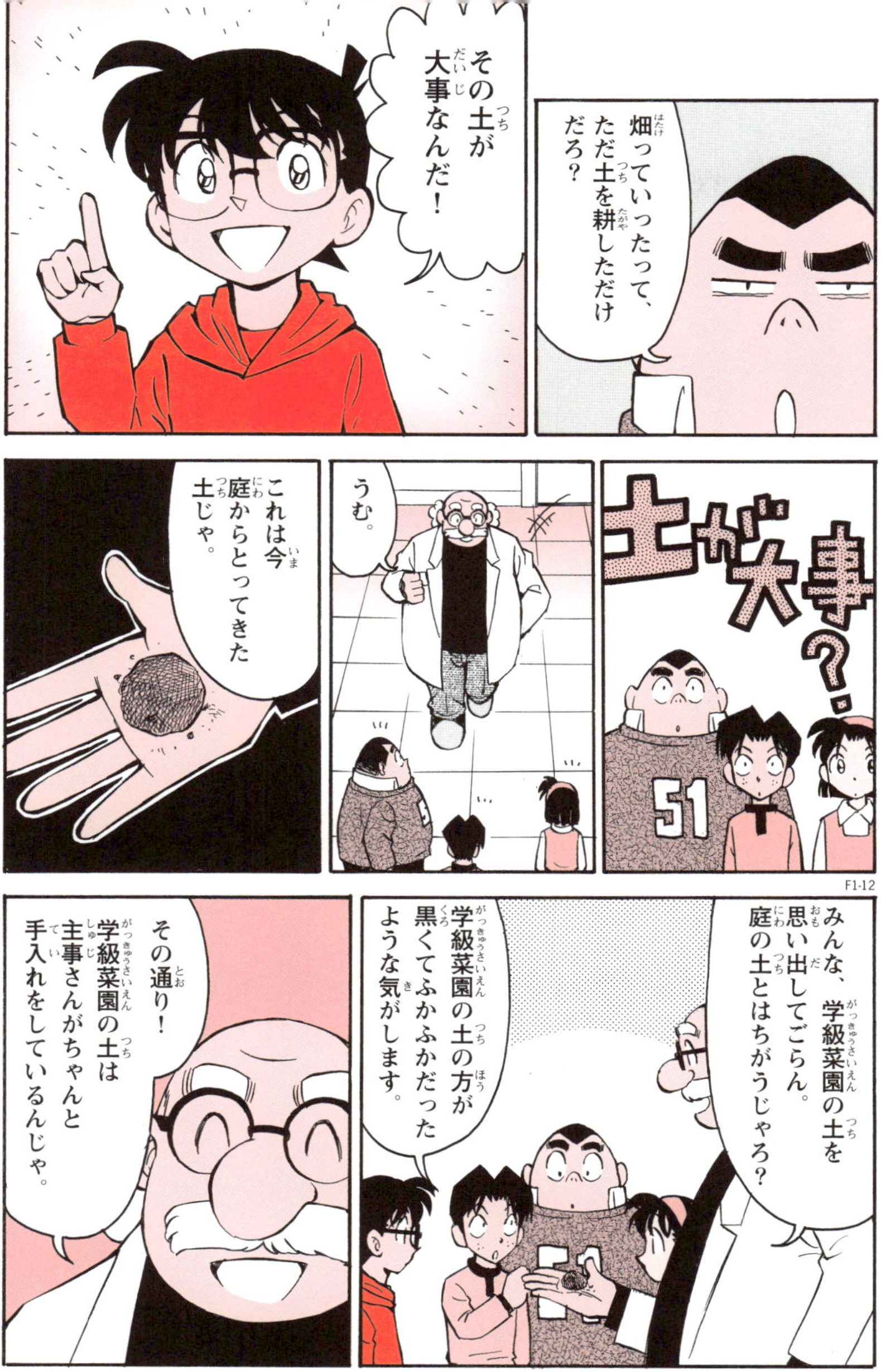

畑《はたけ》っていったって、ただ土《つち》を耕《たがや》しただけだろ？
その土《つち》が大事《だいじ》なんだ！
土が大事？
うむ。
これは今《いま》庭《にわ》からとってきた土《つち》じゃ。
みんな、学級菜園《がっきゅうさいえん》の土《つち》を思《おも》い出《だ》してごらん。庭《にわ》の土《つち》とはちがうじゃろ？
学級菜園《がっきゅうさいえん》の土《つち》の方《ほう》が黒《くろ》くてふかふかだったような気《き》がします。
その通《とお》り！学級菜園《がっきゅうさいえん》の土《つち》は主事《しゅじ》さんがちゃんと手入《てい》れをしているんじゃ。

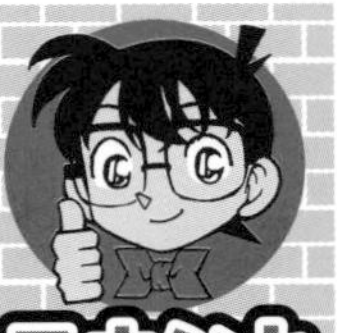

コナンと実験！

電子《でんし》レンジでポップコーンを作《つく》ろう！

ポップコーンは電子《でんし》レンジでかんたんに作《つく》れるんだ。みんなもやってみよう!!

用意《ようい》するもの

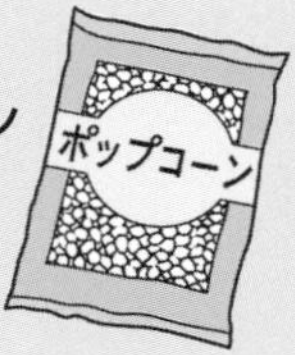

ポップコーン用《よう》のコーン

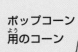

バター

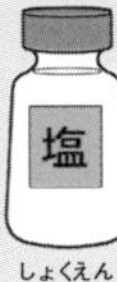

食塩《しょくえん》

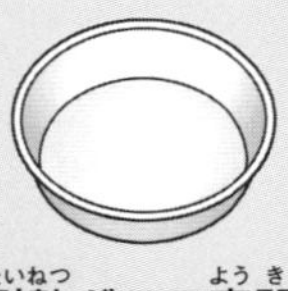

耐熱《たいねつ》ガラス容器《ようき》

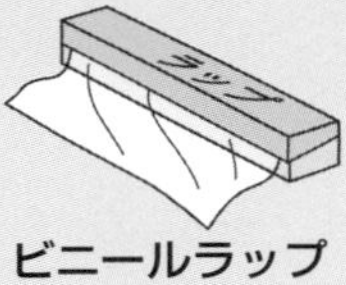

ビニールラップ

ヤケドに注意《ちゅうい》しよう！

① 材料《ざいりょう》を容器《ようき》に入《い》れラップをしよう

耐熱《たいねつ》ガラス容器《ようき》にポップコーン用《よう》のコーンとバター適量《てきりょう》を入《い》れ、ビニールラップでふたをしよう。

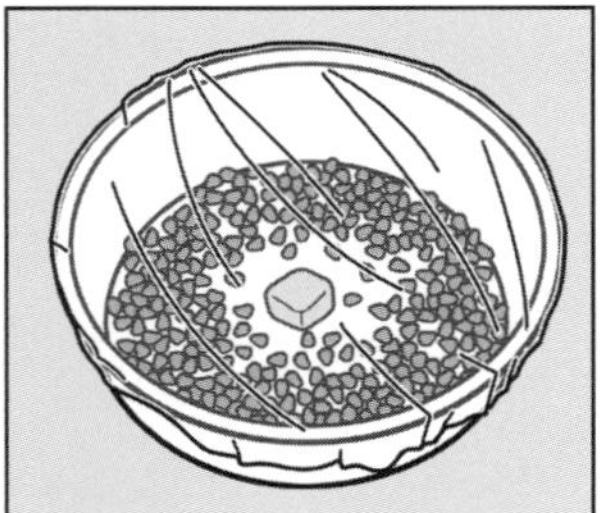

② 電子《でんし》レンジで温《あたた》めよう

電子《でんし》レンジで3分《ぷん》くらい温《あたた》めるとコーンがはじける。最後《さいご》に、食塩《しょくえん》をふりかければ出来上《できあ》がり！

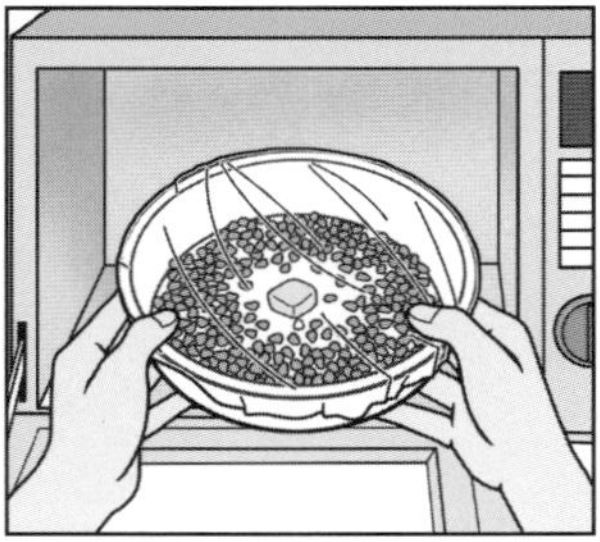

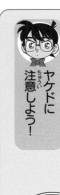

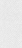

教《おし》えて博士《はかせ》！

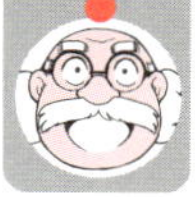

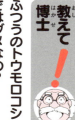

ふつうのトウモロコシではダメなの？

ポップコーン用《よう》のコーンには「ポップ種《しゅ》」を使《つか》う。ふつうのトウモロコシとちがって、やわらかい中身《なかみ》をかたいカラが包《つつ》んでいるんだ。実《じつ》はこれが、コーンがはじけるヒミツなんだよ。

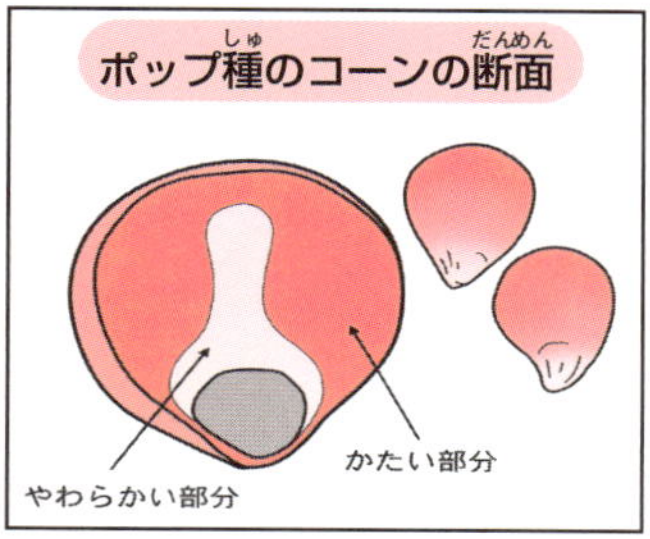
ポップ種《しゅ》のコーンの断面《だんめん》
かたい部分
やわらかい部分

ラップがふくらむのはどうして？

水《みず》を入《い》れた耐熱《たいねつ》ガラス容器《ようき》にラップでふたをして、電子《でんし》レンジで30秒間《びょうかん》温《あたた》めるとラップがふくらむ。これは、中《なか》に閉《と》じこめられた水《みず》が、水蒸気《すいじょうき》になってふくらんだからだ。実《じつ》はポップコーンも、コーンの中《なか》の水分《すいぶん》が温《あたた》められてふくらむんだよ。

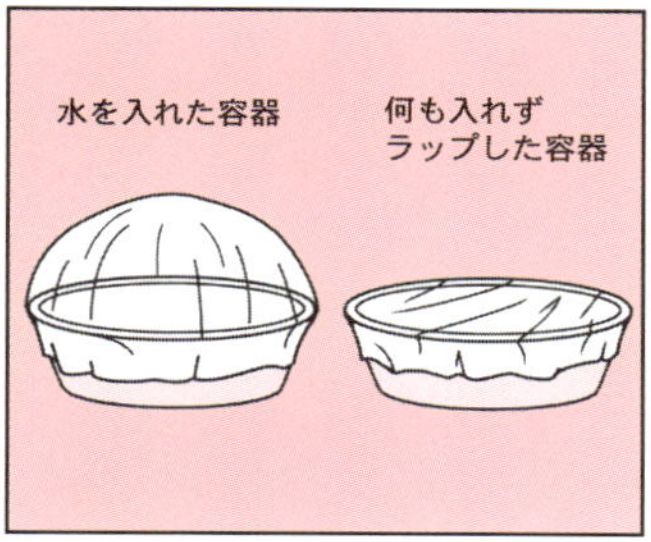
水を入れた容器
何も入れず
ラップした容器

コーンがはじけるのはどうして？

水《みず》はふつう、ふっとうしても100℃以上《いじょう》にはならない。だけど、圧力《あつりょく》が高《たか》くなると100℃以《い》上《じょう》まで温度《おんど》が上《あ》がるんだ。ポップ種《しゅ》のコーンは、かたいカラの中《なか》に水分《すいぶん》を閉《と》じこめた圧力《あつりょく》ガマのようになっている。だから、電子《でんし》レンジで温《あたた》めるとコーンの中《なか》の水分《すいぶん》は180℃くらいにもなる。やがて、ふくらもうとする水分《すいぶん》の圧力《あつりょく》にたえられなくなった部分《ぶぶん》がやぶれ、お湯《ゆ》がいっきに水蒸気《すいじょうき》になって体積《たいせき》が増《ふ》える。この力《ちから》でコーンがはじけるんだ。

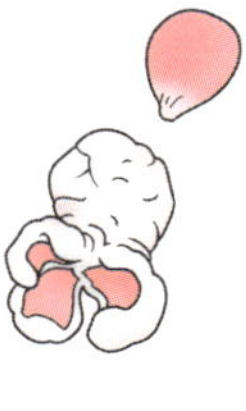

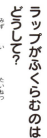

ここで問題《もんだい》

電子《でんし》レンジで食《た》べ物《もの》が温《あたた》まるのは、マイクロ波《は》という電波《でんぱ》が食《た》べ物《もの》の中《なか》の水分《すいぶん》をゆり動《うご》かすから。では、電子《でんし》レンジを使《つか》って、次《つぎ》の4つの物《もの》を温《あたた》めるとどうなるだろうか？

①かんそうしている生《なま》米《ごめ》、②水《みず》をふくませた米《こめ》、③氷《こおり》、④食用油《しょくようあぶら》。

(答《こた》えは188ページ)

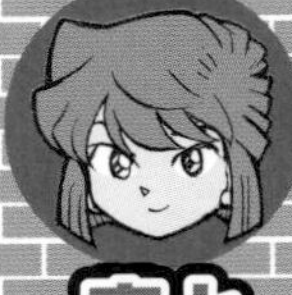

哀《あい》と実験《じっけん》！

土《つち》を燃《も》やしてみよう！

畑《はたけ》や菜園《さいえん》の土《つち》はどうして黒《くろ》いのかな？　土《つち》を熱《ねっ》するとそのヒミツが分《わ》かるわ。
この実験《じっけん》は火《ひ》を使《つか》うから、おとなの人《ひと》とやってね！

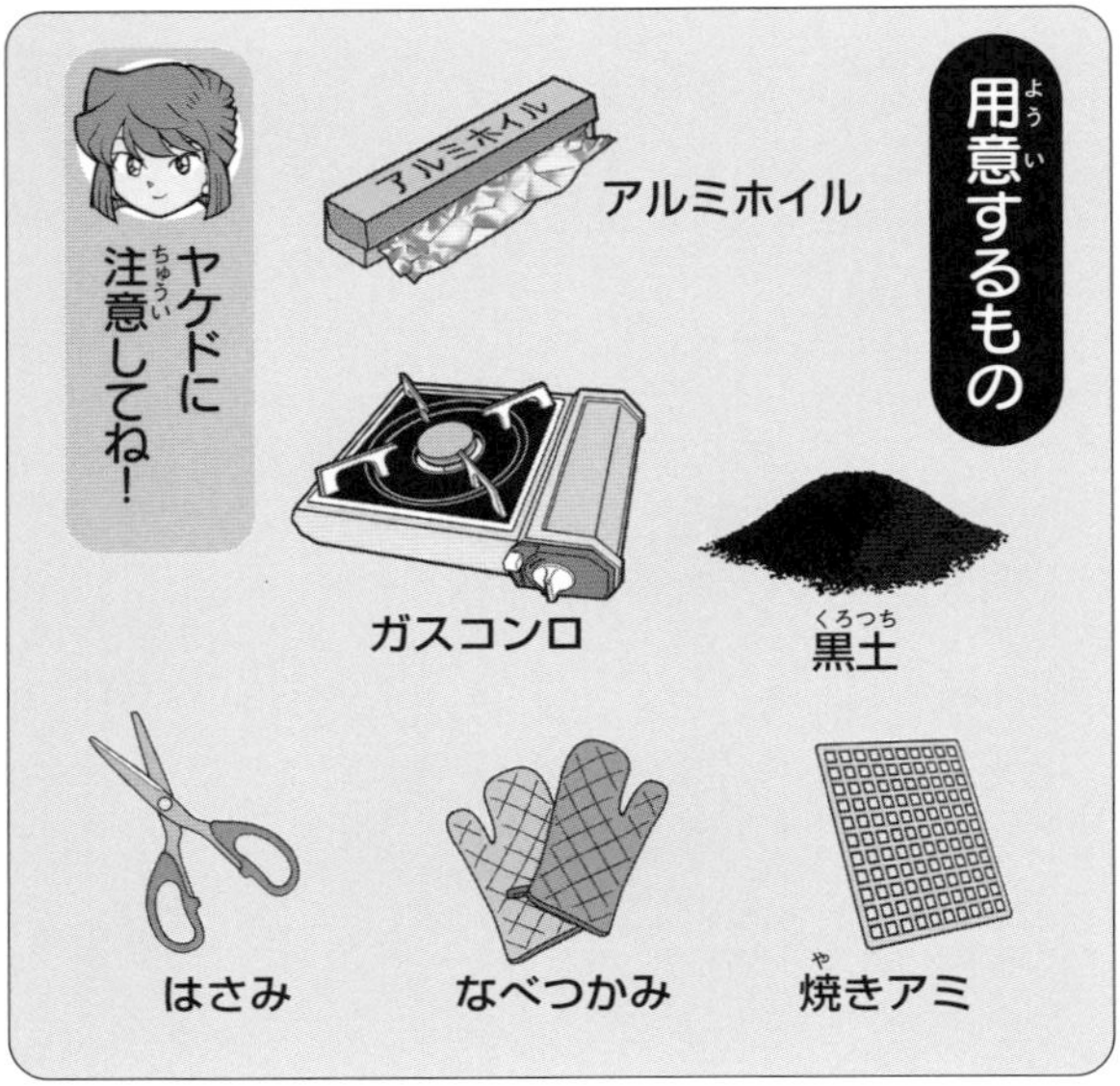

用意《ようい》するもの
アルミホイル
ガスコンロ
黒土《くろつち》
はさみ
なべつかみ
焼《や》きアミ
ヤケドに注意《ちゅうい》してね！

① 切《き》ったアルミホイルで黒土《くろつち》を包《つつ》もう

はさみで、アルミホイルを15cm四方《しほう》に切《き》ろう。切《き》ったアルミホイルの手前《てまえ》の方《ほう》に、1cm幅《はば》で黒土《くろつち》を置《お》いたら、巻《ま》いてから、両《りょう》端《たん》を軽《かる》く閉《と》じよう。

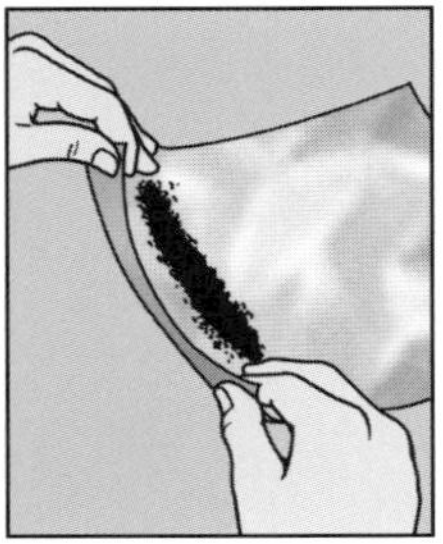

② 巻《ま》いたアルミホイルを熱《ねっ》してみよう

アルミホイルを焼《や》きアミの上《うえ》にのせ、コンロの火《ひ》で熱《ねっ》してみよう。なるべく遠火《とおび》で、アルミホイルが燃《も》えないように注意《ちゅうい》してね。

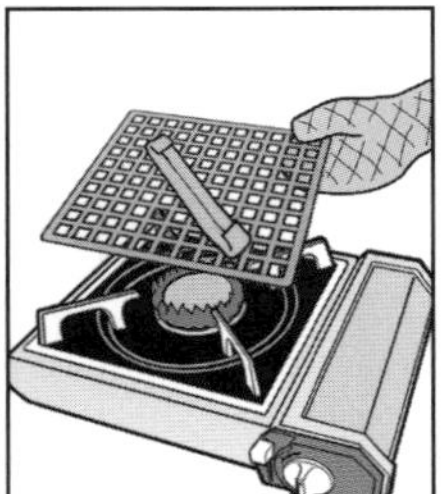

③ 冷《さ》めてから、熱《ねっ》した土《つち》を観察《かんさつ》しよう

火《ひ》から下《お》ろしたアルミホイルをよく冷《さ》ましてから、土《つち》がこぼれないように開《ひら》いてみよう。最初《さいしょ》は黒《くろ》かった土《つち》の色《いろ》が茶色《ちゃいろ》に変《か》わって、さらさらになっているよ。

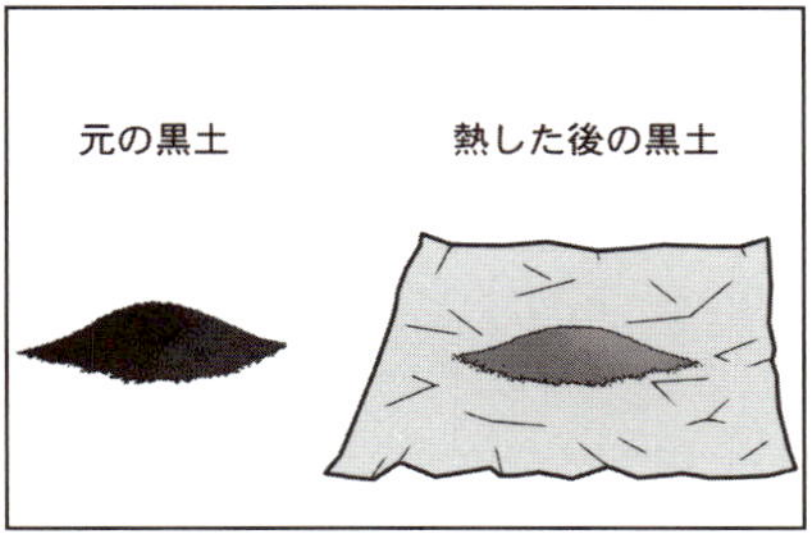

熱した後の黒土
元の黒土

教《おし》えて 哀《あい》ちゃん！

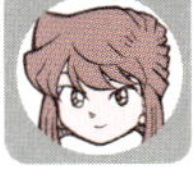

なぜ色《いろ》が変《か》わったの？

石《いし》や砂利《じゃり》は、火《ひ》で熱《ねっ》しても燃《も》えないよね。つまり、黒土《くろつち》を熱《ねっ》したら茶色《ちゃいろ》くなったのは、黒土《くろつち》の中《なか》の黒《くろ》い成《せい》分《ぶん》が燃《も》えて、燃《も》えなかった茶色《ちゃいろ》い土《つち》だけが残《のこ》ったからよ。そして、畑《はたけ》などに黒土《くろつち》を使《つか》う理由《りゆう》は、燃《も》えてしまった黒《くろ》い成分《せいぶん》にヒミツがあるの。

実《じつ》は黒土《くろつち》には微生物《びせいぶつ》や動《どう》物《ぶつ》、植物《しょくぶつ》など、いろいろな生《い》き物《もの》のフンや死《し》がい、つまり有機物《ゆうきぶつ》がふくまれているのよ。土《つち》が黒《くろ》いのは、この有機物《ゆうきぶつ》の色《いろ》ってわけ。そして野菜《やさい》や植物《しょくぶつ》は、この有機物《ゆうきぶつ》を栄養《えいよう》にして成《せい》長《ちょう》するから、畑《はたけ》には黒土《くろつち》を使《つか》うの。

実験《じっけん》では、黒土《くろつち》の中《なか》の有《ゆう》機物《きぶつ》が燃《も》えて灰《はい》になり、さらに二酸化炭素《にさんかたんそ》という気体《きたい》になって空気中《くうきちゅう》に出《で》ていってしまったから、茶色《ちゃいろ》い土《つち》だけが残《のこ》ったのよ。

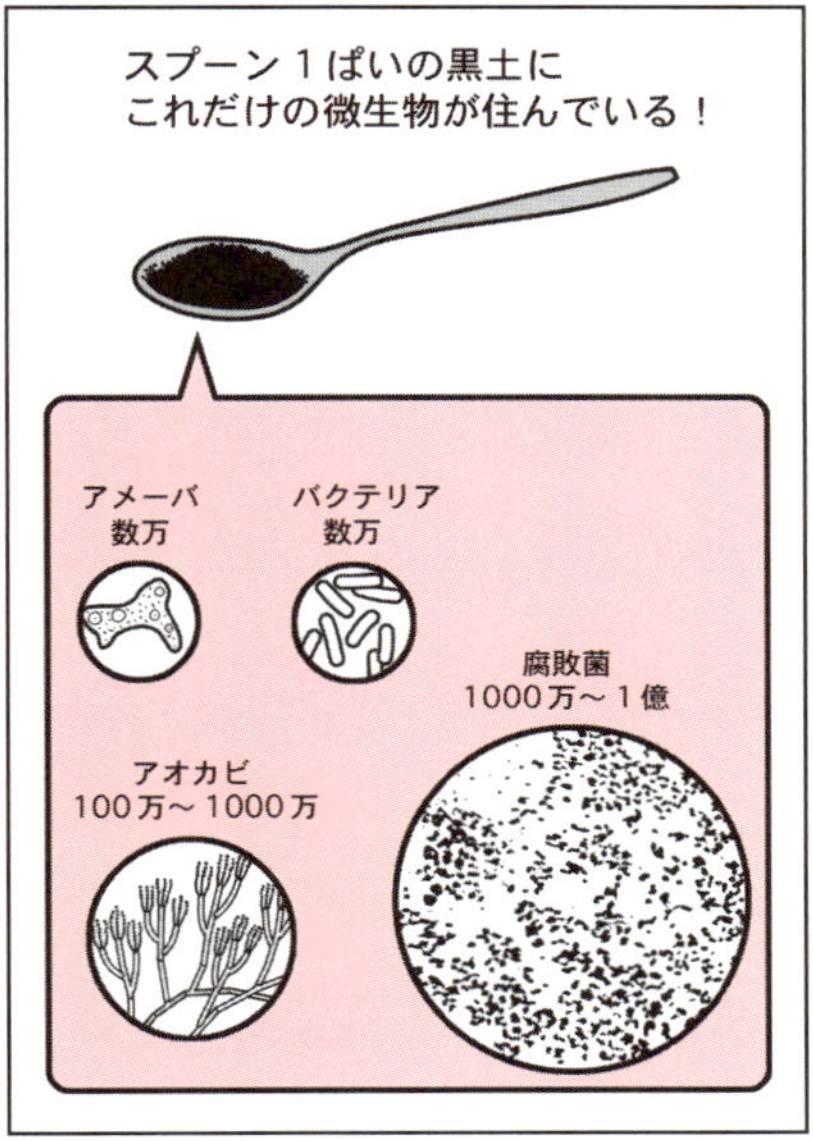

スプーン１ぱいの黒土に
これだけの微生物が住んでいる！
アメーバ
数万
バクテリア
数万
腐敗菌
1000万～１億
アオカビ
100万～1000万

ここで問題《もんだい》

では、砂《すな》を熱《ねっ》した場《ば》合《あい》はどうなるかしら。黒土《くろつち》のように色《いろ》が変《か》わるかしら？（答《こた》えは188ページ）

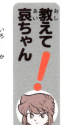

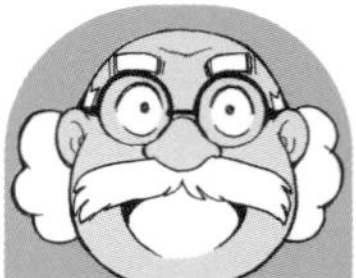

キミも実験《じっけん》!

野菜《やさい》の栄養《えいよう》を調《しら》べよう!

野菜《やさい》には、どんな栄養《えいよう》があるのかな? 実験《じっけん》をやってキミも野菜博士《やさいはかせ》になろう!

野菜《やさい》にふくまれている栄《えい》養《よう》は、ビタミンだけだと思《おも》っている人《ひと》も多《おお》いんじゃないかな? でも野菜《やさい》には、たんぱく質《しつ》などの栄養《えいよう》もふくまれているんだ。

たんぱく質《しつ》とは、人《ひと》の体《からだ》を作《つく》るために欠《か》かせない、大切《たいせつ》な栄養《えいよう》のこと(たんぱく質《しつ》を多《おお》くふくむ食《た》べ物《もの》や、たんぱく質《しつ》の役割《やくわり》は35ページで紹介《しょうかい》しているよ)。この実験《じっけん》では、たんぱく試験紙《しけんし》を使《つか》って、野菜《やさい》にふくまれているたんぱく質《しつ》を調《しら》べてみよう。

用意《ようい》するもの

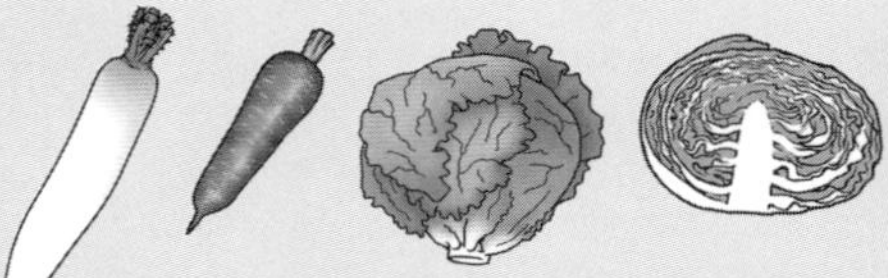

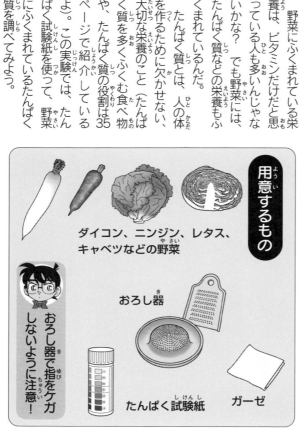

ダイコン、ニンジン、レタス、キャベツなどの野菜《やさい》

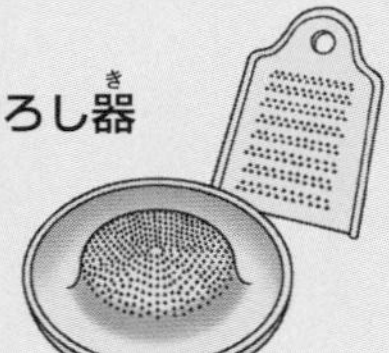

おろし器《き》

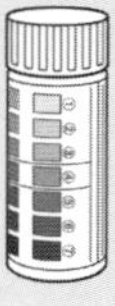

たんぱく試験紙《しけんし》

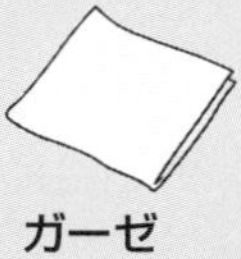

ガーゼ

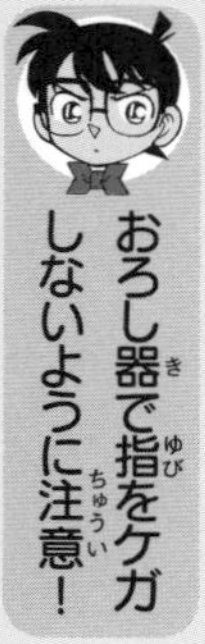

おろし器《き》で指《ゆび》をケガしないように注意《ちゅうい》!

① おろし器《き》で野菜《やさい》をおろそう

用意《ようい》した野菜《やさい》をおろし器《き》でおろそう。キャベツなど水分《すいぶん》の少《すく》ない野菜《やさい》は、おろしたあとで、ガーゼに入《い》れてしぼろう。

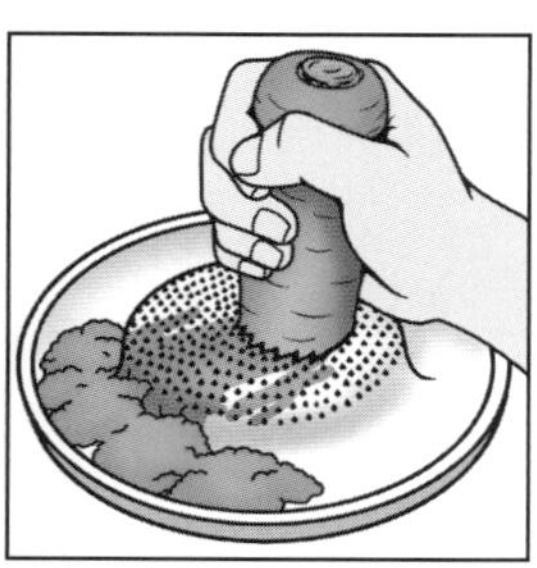

② 試験紙《しけんし》におろし汁《じる》をつけてみよう

たんぱく試験紙《しけんし》に野菜《やさい》のおろし汁《じる》をつけ、しばらく待《ま》とう。試験紙《しけんし》の色《いろ》は、どのように変化《へんか》するだろう？　試験紙《しけんし》についてくる色《いろ》の見本《みほん》と、比《くら》べてみよう。

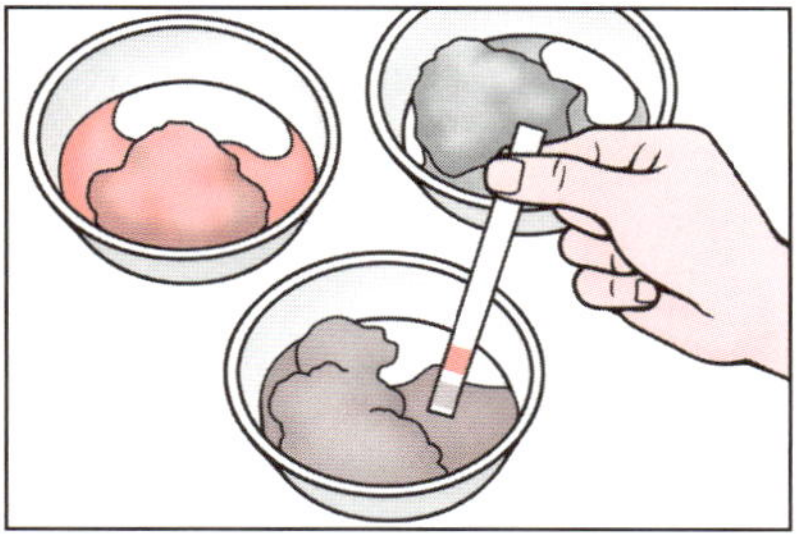

③ 試験紙《しけんし》の色《いろ》の変化《へんか》を調《しら》べよう

実《じつ》は、試験紙《しけんし》の色《いろ》の変《へん》化《か》で、野菜《やさい》のおろし汁《じる》にふくまれているたんぱく質《しつ》の量《りょう》が分《わ》かるんだ。キミが実験《じっけん》で使《つか》った野菜《やさい》には、どれくらいふくまれていただろうか？

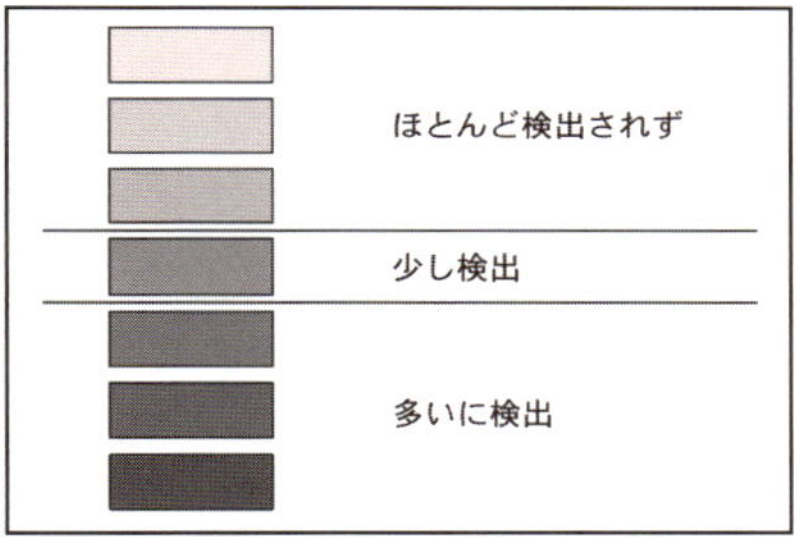

教《おし》えて博士《はかせ》！

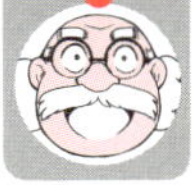

野菜《やさい》の栄養《えいよう》だけで生《い》きていけるの？

草食動物《そうしょくどうぶつ》や、野菜《やさい》を主食《しゅしょく》としている「ベジタリアン」の人《ひと》たちも、肉《にく》を食《た》べる動物《どうぶつ》や人《ひと》と同《おな》じように健康《けんこう》な生活《せいかつ》を送《おく》っている。このことから分《わ》かるように、野菜《やさい》には、たんぱく質《しつ》をはじめとする栄養《えいよう》が十分《じゅうぶん》にふくまれているんだ。

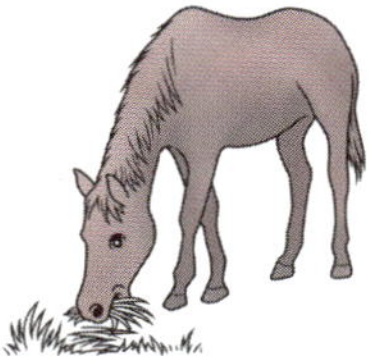

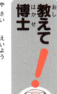

たんぱく試験紙《しけんし》ってなんだろう？

たんぱく試験紙《しけんし》は、主《おも》に人《ひと》の健康状態《けんこうじょうたい》をチェックするために使《つか》われている。尿《にょう》の中《なか》にふくまれるたんぱく質《しつ》の量《りょう》を調《しら》べることで、健康《けんこう》をチェックするんだ。薬局《やっきょく》などで、一箱千円《ひとはこせんえん》くらいで売《う》っているよ。

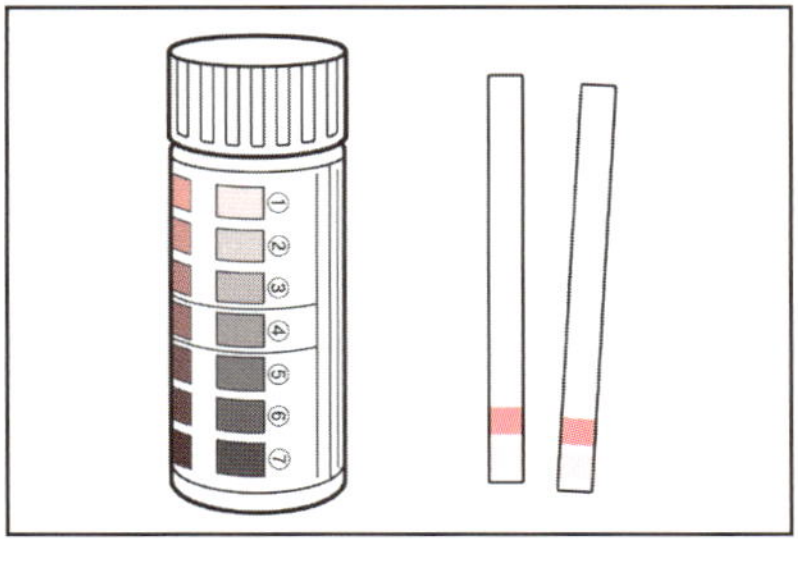

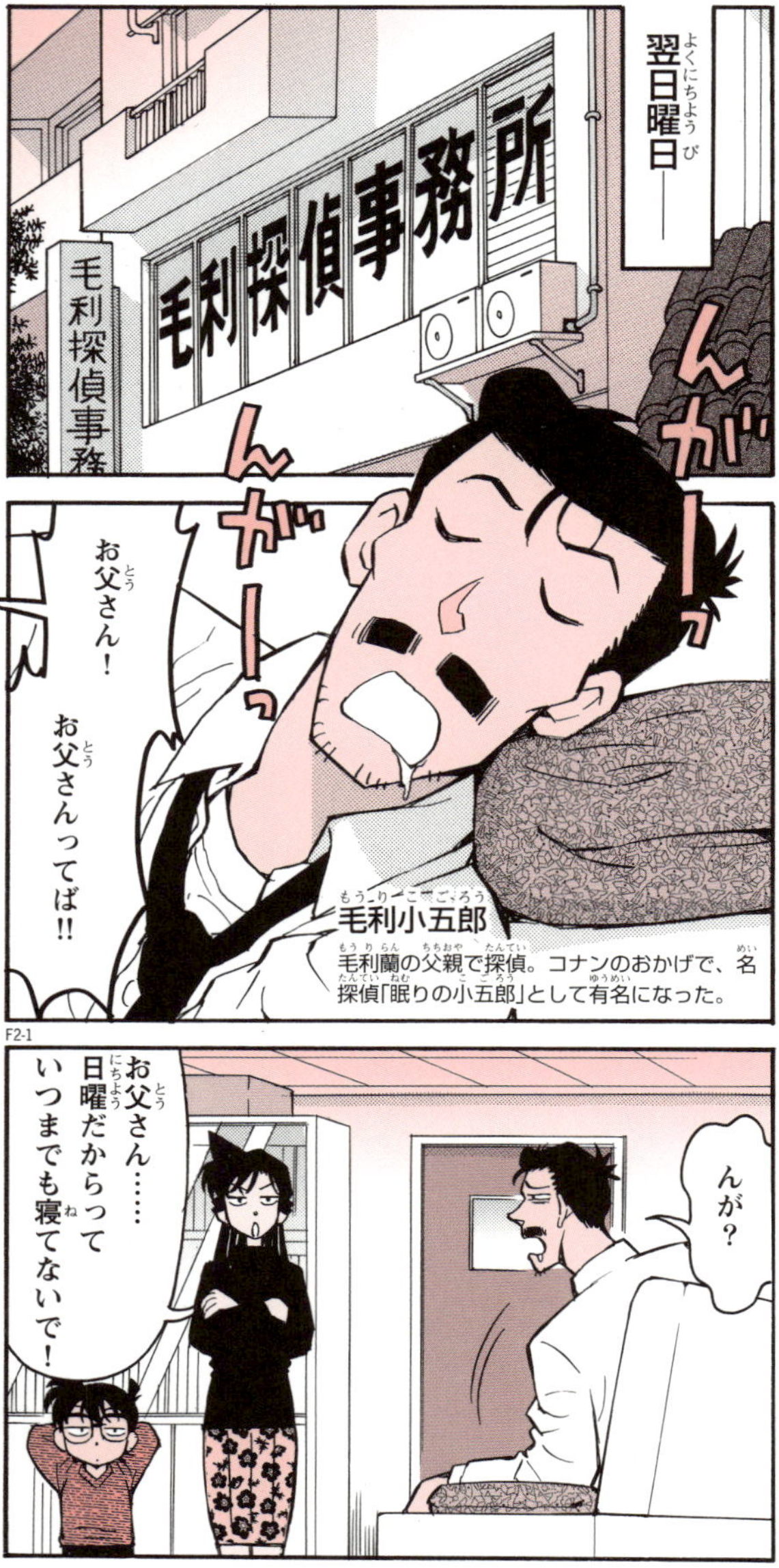
翌日曜日《よくにちようび》——
毛利探偵事務所
毛利探偵事務
んがーっ
んがーっ
お父《とう》さん!
お父《とう》さんってば!!
毛利小五郎《もうりこごろう》
毛利蘭《もうりらん》の父親《ちちおや》で探偵《たんてい》。コナンのおかげで、名《めい》探偵《たんてい》「眠《ねむ》りの小五郎《こごろう》」として有名《ゆうめい》になった。
お父《とう》さん……
日曜《にちよう》だからって
いつまでも寝《ね》てないで!
んが?

F2-1

FILE《ファイル》 2

料理《りょうり》人《にん》X《エックス》からのきょうはく状《じょう》!

料理研究家《りょうりけんきゅうか》・味沢冴子《あじさわさえこ》のもとへ届《とど》けられた、料理人《りょうりにん》X《エックス》からのきょうはく状《じょう》。不安《ふあん》を感《かん》じた味沢《あじさわ》は、毛利探偵事務所《もうりたんていじむしょ》を訪《おとず》れるが……。

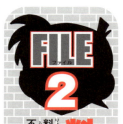

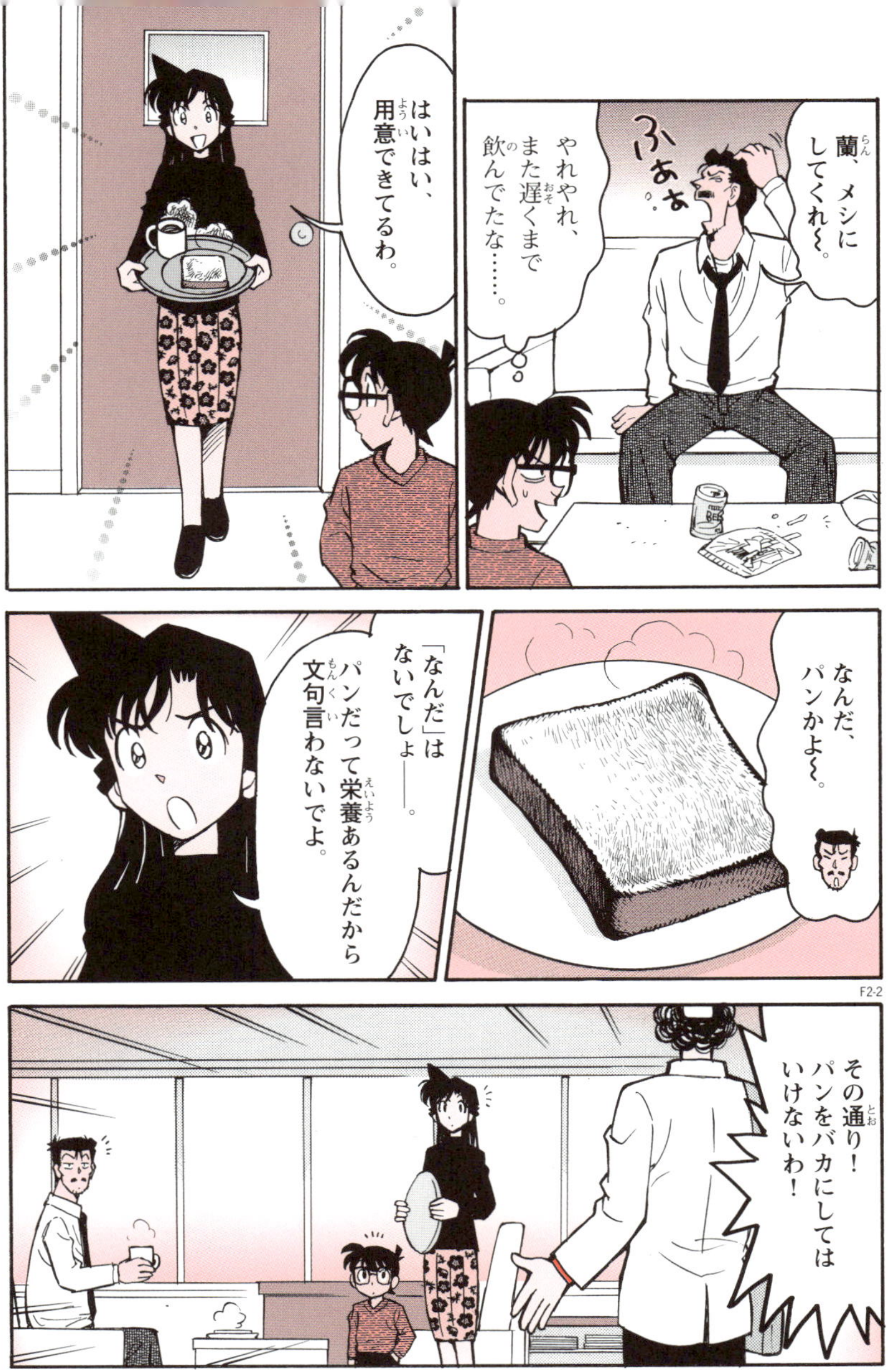
蘭《らん》、メシにしてくれ〜。
ふぁぁ。。
やれやれ、また遅《おそ》くまで飲《の》んでたな……。
はいはい、用意《ようい》できてるわ。
なんだ、パンかよ〜。
「なんだ」はないでしょ――。パンだって栄養《えいよう》あるんだから文句《もんく》言《い》わないでよ。
その通《とお》り！パンをバカにしてはいけないわ！

F2-2

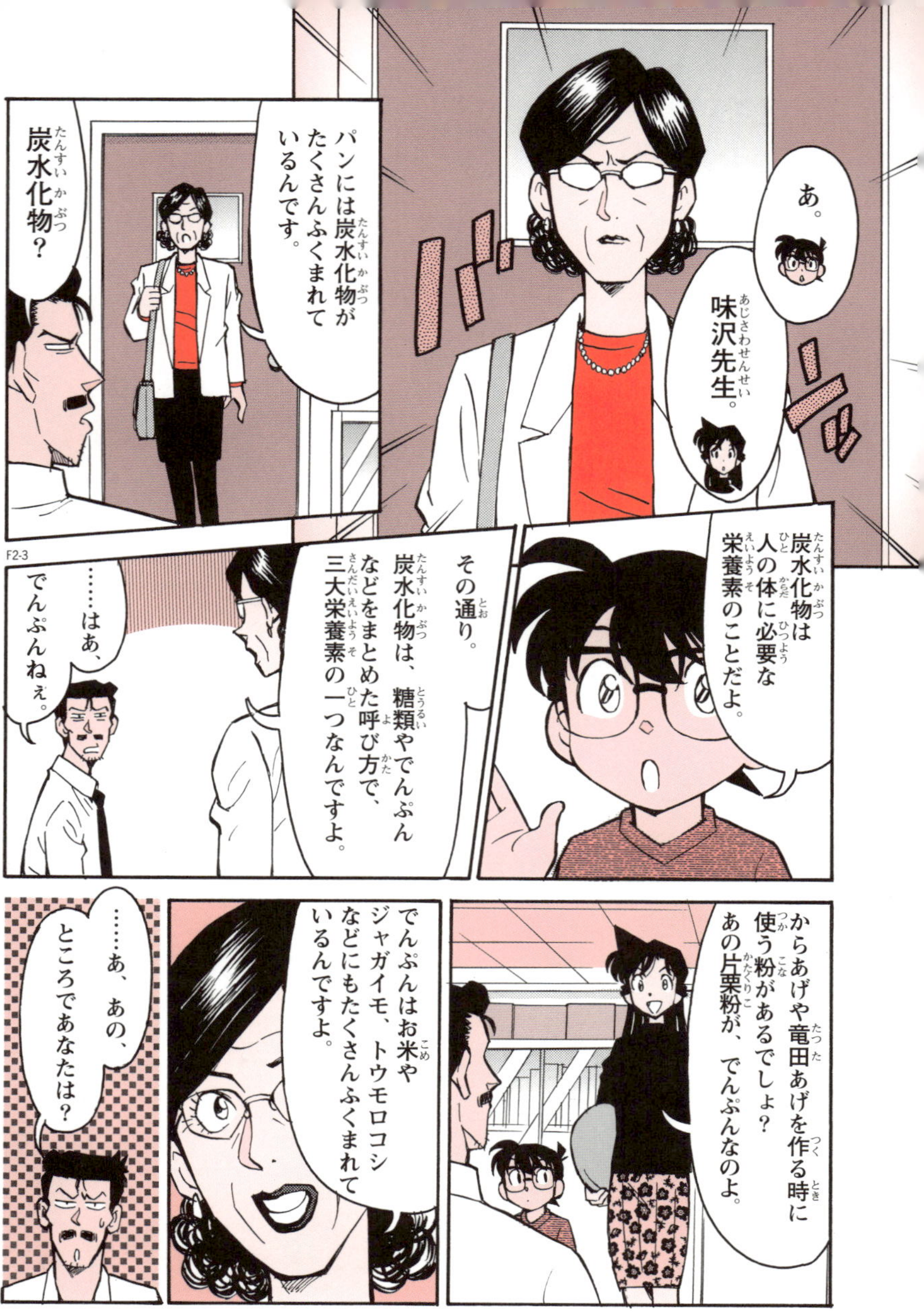
あ。

味沢《あじさわ》先生《せんせい》。

パンには炭水化物《たんすいかぶつ》がたくさんふくまれているんです。

炭水化物《たんすいかぶつ》？

炭水化物《たんすいかぶつ》は人《ひと》の体《からだ》に必要《ひつよう》な栄養素《えいようそ》のことだよ。

その通《とお》り。

炭水化物《たんすいかぶつ》は、糖類《とうるい》やでんぷんなどをまとめた呼《よ》び方《かた》で、三大栄養素《さんだいえいようそ》の一《ひと》つなんですよ。

……はぁ、でんぷんねぇ。

からあげや竜田《たつた》あげを作《つく》る時《とき》に使《つか》う粉《こな》があるでしょ？あの片栗粉《かたくりこ》が、でんぷんなのよ。

でんぷんはお米《こめ》やジャガイモ、トウモロコシなどにもたくさんふくまれているんですよ。

……あ、あの、ところであなたは？

F2-3

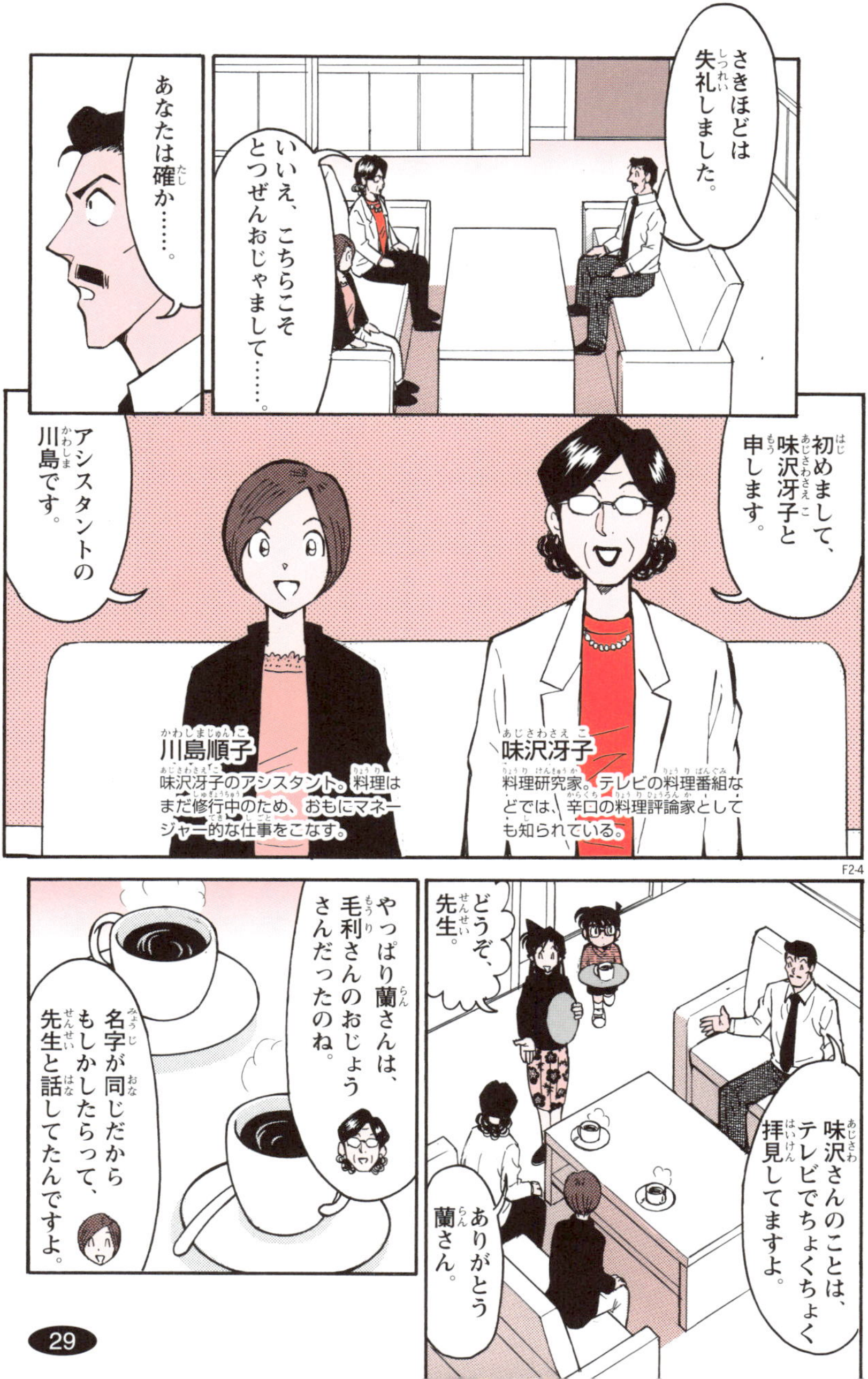
さきほどは失礼《しつれい》しました。

いいえ、こちらこそとつぜんおじゃましまして……。

あなたは確《たし》か……。

初《はじ》めまして、味沢冴子《あじさわさえこ》と申《もう》します。

アシスタントの川島《かわしま》です。

味沢冴子《あじさわさえこ》
料理研究家《りょうりけんきゅうか》。テレビの料理番組《りょうりばんぐみ》などでは、辛口《からくち》の料理評論家《りょうりひょうろんか》としても知《し》られている。

川島順子《かわしまじゅんこ》
味沢冴子《あじさわさえこ》のアシスタント。料理《りょうり》はまだ修行中《しゅぎょうちゅう》のため、おもにマネージャー的《てき》な仕事《しごと》をこなす。

どうぞ、先生《せんせい》。

味沢《あじさわ》さんのことは、テレビでちょくちょく拝見《はいけん》してますよ。

ありがとう蘭《らん》さん。

やっぱり蘭《らん》さんは、毛利《もうり》さんのおじょうさんだったのね。

名字《みょうじ》が同《おな》じだからもしかしたらって、先生《せんせい》と話《はな》してたんですよ。

F2-4

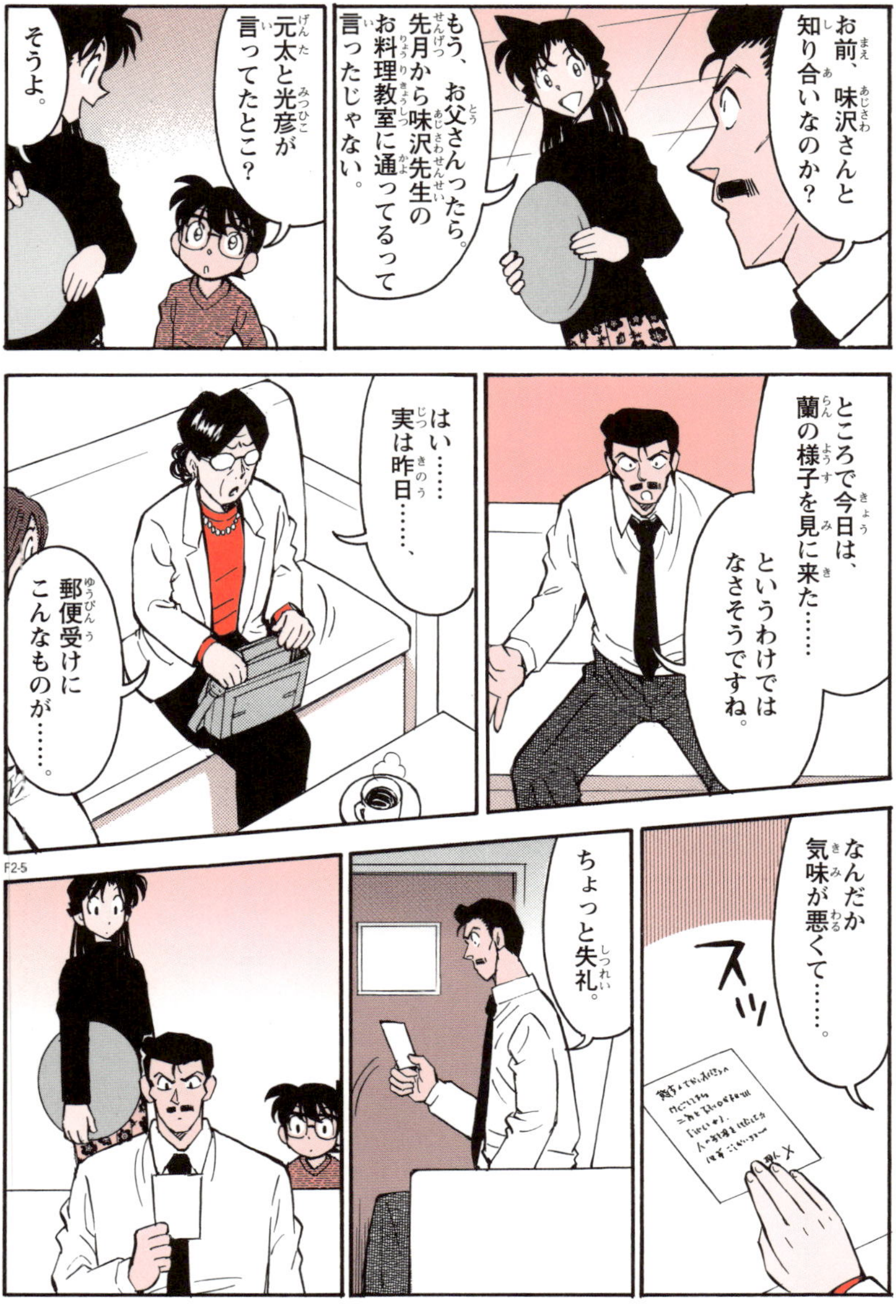
お前《まえ》、味沢《あじさわ》さんと知《し》り合《あ》いなのか？

もう、お父《とう》さんったら。先月《せんげつ》から味沢先生《あじさわせんせい》のお料理教室《りょうりきょうしつ》に通《かよ》ってるって言《い》ってたじゃない。

元太《げんた》と光彦《みつひこ》が言《い》ってたとこ？

そうよ。

ところで今日《きょう》は、蘭《らん》の様子《ようす》を見《み》に来《き》た……

というわけではなさそうですね。

はい……実《じつ》は昨日《きのう》……、
郵便《ゆうびん》受《う》けにこんなものが……。

なんだか気味《きみ》が悪《わる》くて……。

スッ
ちょっと失礼《しつれい》。

F2-5

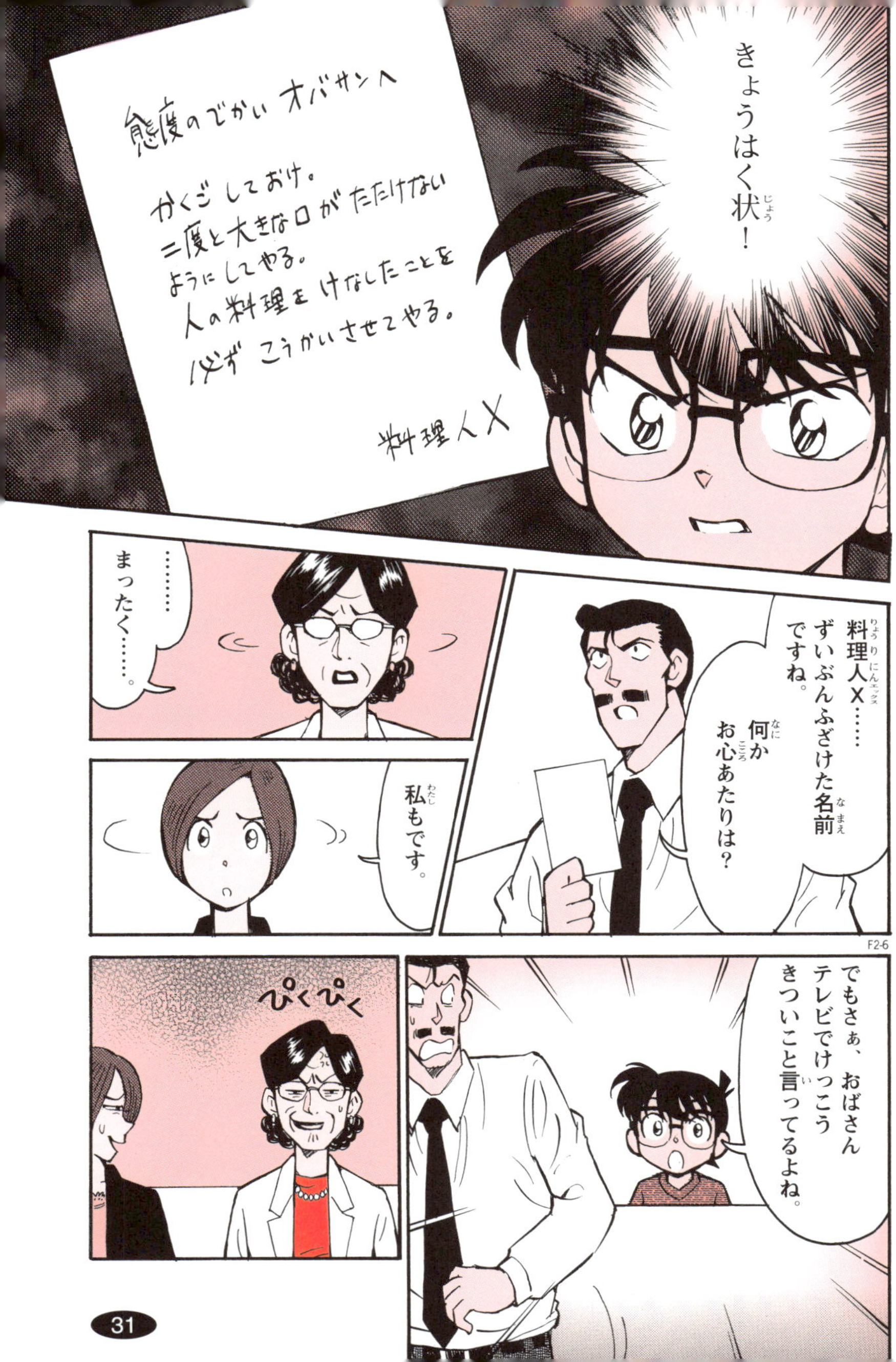

きょうはく状《じょう》！
態度のでかい オバサンへ
かくご しておけ。
二度と大きな口が たたけない
ように してやる。
人の料理を けなしたことを
必ず こうかいさせてやる。
料理人X
料理人《りょうりにん》X《エックス》……ずいぶんふざけた名前《なまえ》ですね。
何《なに》かお心《こころ》あたりは？
……まったく……。
私《わたし》もです。
でもさぁ、おばさんテレビでけっこうきついこと言《い》ってるよね。
ぴくぴく

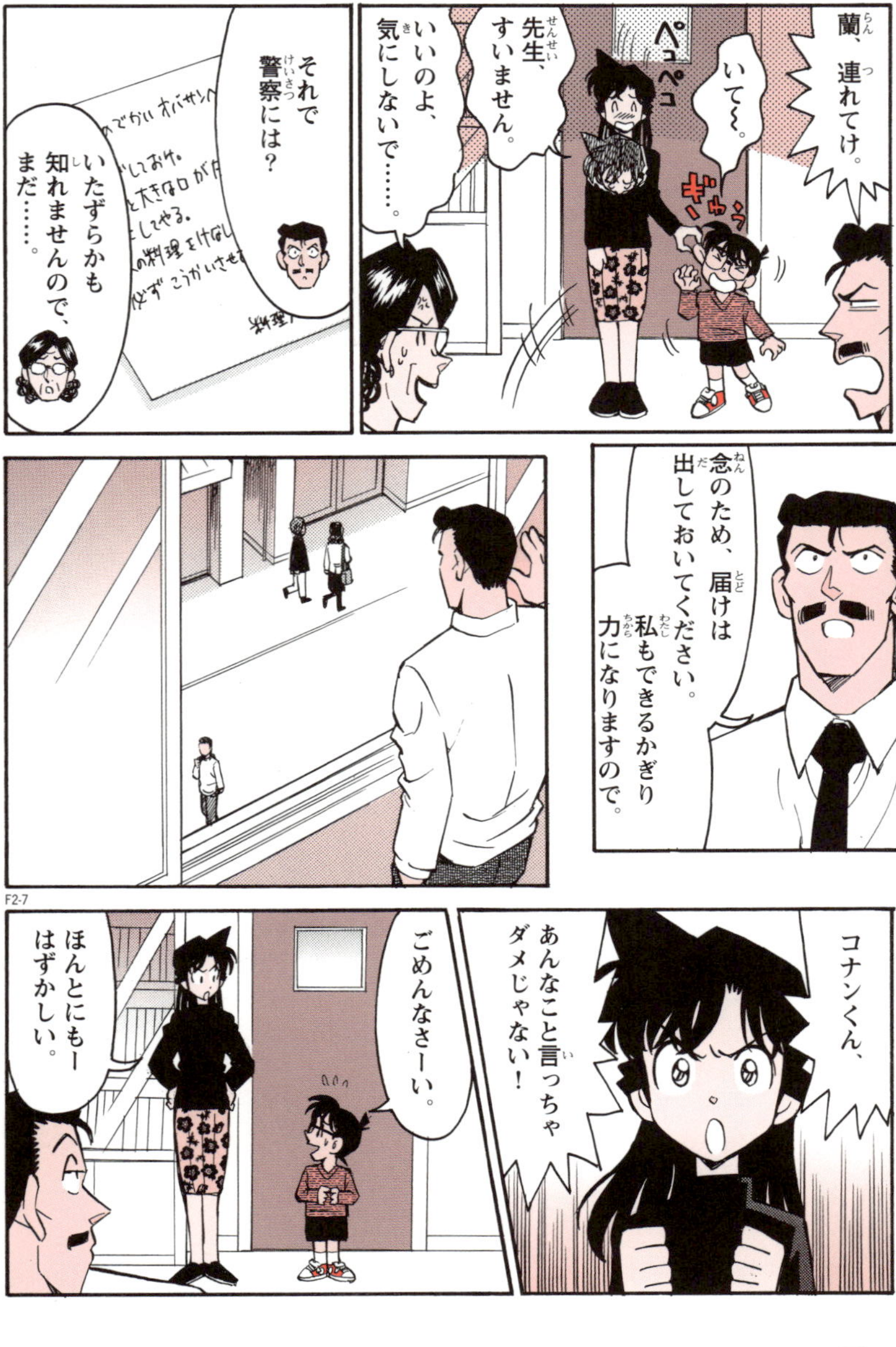
蘭《らん》、連《つ》れてけ。
いて～。
ペコペコ
ギュウ
先生《せんせい》、すいません。
いいのよ、気《き》にしないで……。
それで警察《けいさつ》には？
いたずらかも知《し》れませんので、まだ……。
念《ねん》のため、届《とど》けは出《だ》しておいてください。私《わたし》もできるかぎり力《ちから》になりますので。
コナンくん、あんなこと言《い》っちゃダメじゃない！
ごめんなさーい。
ほんとにもーはずかしい。

F2-7

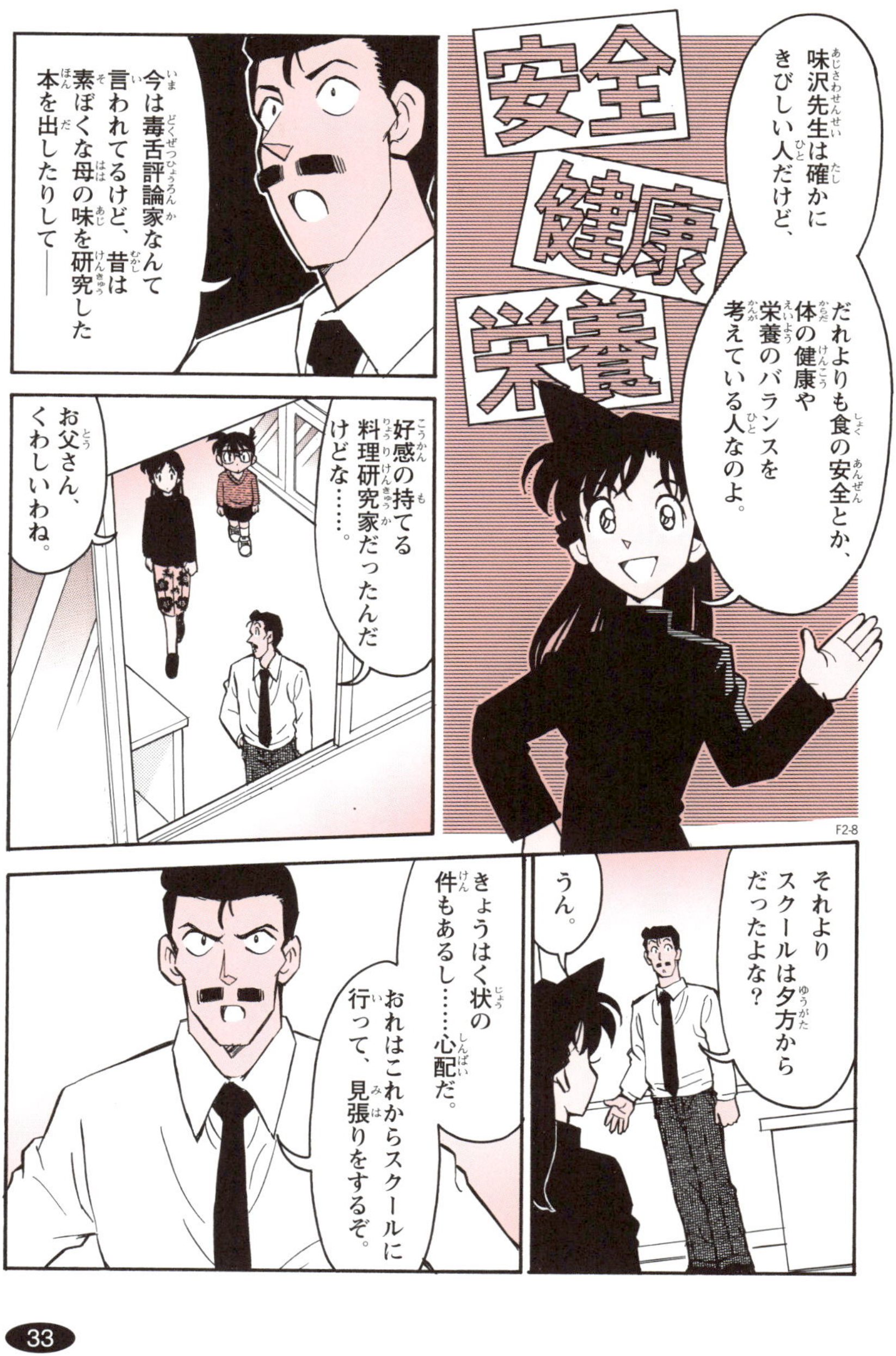

味沢先生《あじさわせんせい》は確《たし》かにきびしい人《ひと》だけど、
安全
健康
栄養
だれよりも食《しょく》の安全《あんぜん》とか、体《からだ》の健康《けんこう》や栄養《えいよう》のバランスを考《かんが》えている人《ひと》なのよ。
今《いま》は毒舌評論家《どくぜつひょうろんか》なんて言《い》われてるけど、昔《むかし》は素《そ》ぼくな母《はは》の味《あじ》を研究《けんきゅう》した本《ほん》を出《だ》したりして――
好感《こうかん》の持《も》てる料理研究家《りょうりけんきゅうか》だったんだけどな……。
お父《とう》さん、くわしいわね。
F2-8
それよりスクールは夕方《ゆうがた》からだったよな？
うん。
きょうはく状《じょう》の件《けん》もあるし……心配《しんぱい》だ。
おれはこれからスクールに行《い》って、見張《みは》りをするぞ。

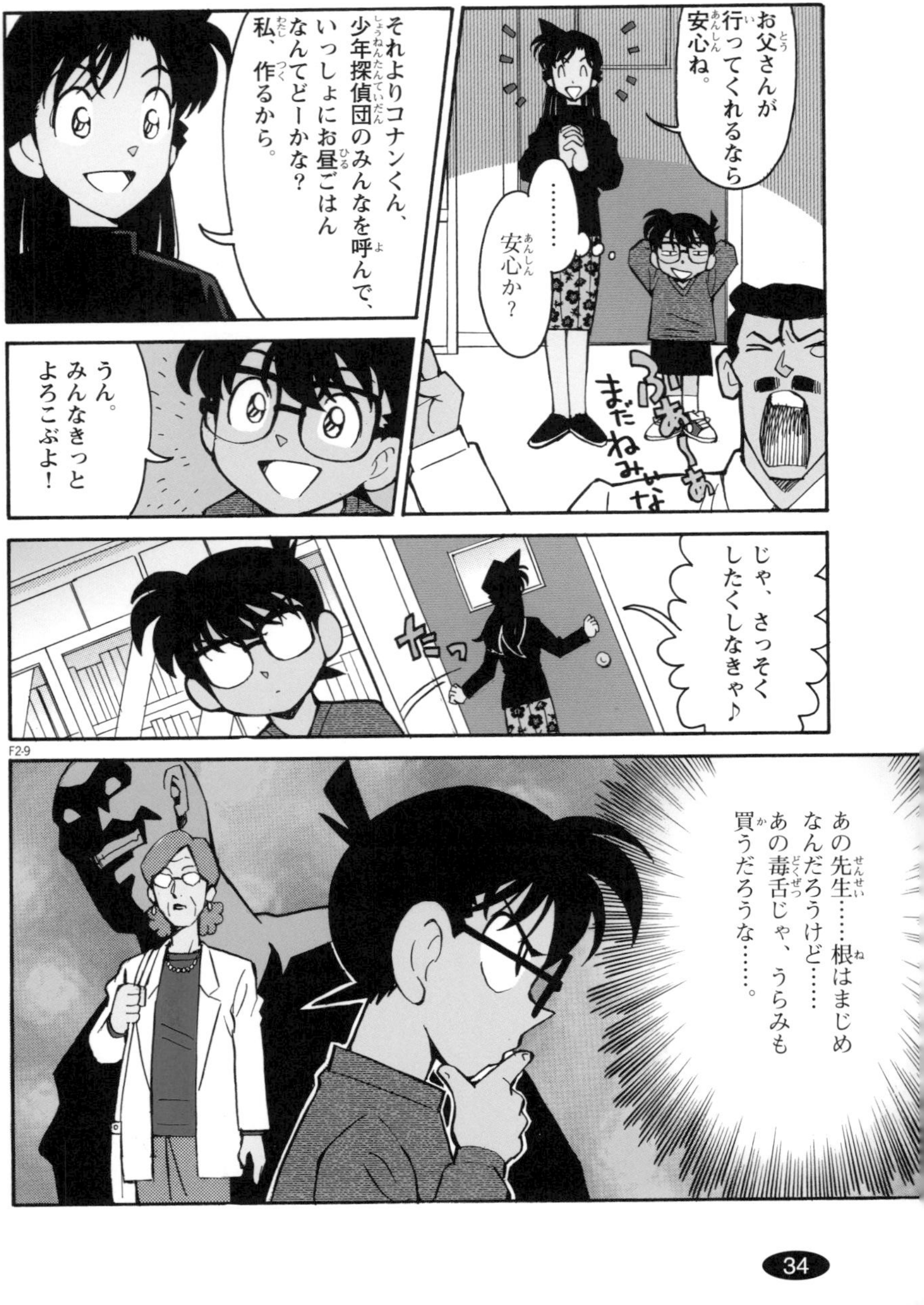
お父《とう》さんが行《い》ってくれるなら安心《あんしん》ね。
……安心《あんしん》か？
ふぁあ〜あ
まだねみぃな
それよりコナンくん、少年探偵団《しょうねんたんていだん》のみんなを呼《よ》んで、いっしょにお昼《ひる》ごはんなんてどーかな？私《わたし》、作《つく》るから。
うん。みんなきっとよろこぶよ！
じゃ、さっそくしたくしなきゃ♪
たっ
あの先生《せんせい》……根《ね》はまじめなんだろうけど……あの毒舌《どくぜつ》じゃ、うらみも買《か》うだろうな……。

栄養《えいよう》ってなんだろう？

食《た》べ物《もの》の中《なか》には、人《ひと》の体《からだ》を作《つく》ったり、体《からだ》を動《うご》かす力《ちから》のもとになる栄養《えいよう》がふくまれている。栄養《えいよう》にはたんぱく質《しつ》、脂肪《しぼう》、炭水化物《たんすいかぶつ》、ビタミン、無機質《むきしつ》などがあり、中《なか》でもたんぱく質《しつ》、脂肪《しぼう》、炭水化物《たんすいかぶつ》は体作《からだづく》りに欠《か》かせない「三大栄養《さんだいえいよう》」と呼《よ》ばれているんだ。栄養《えいよう》は体《からだ》の中《なか》で作《つく》り出《だ》すことができないので、食《た》べ物《もの》からとるしかない。だから「好《す》き・きらい」せずに、いろいろな物《もの》を食《た》べることが大切《たいせつ》なんだ。

「三大栄養《さんだいえいよう》」の特徴《とくちょう》

たんぱく質《しつ》

たんぱく質《しつ》は、人《にん》間《げん》の血《ち》や筋肉《きんにく》を作《つく》る栄養《えいよう》だ。人間《にんげん》の体《からだ》を作《つく》っている成分《せいぶん》のうち、水分《すいぶん》をのぞいた半分以上《はんぶんいじょう》をたんぱく質《しつ》がしめている。とても大切《たいせつ》な栄養《えいよう》なんだ。このたんぱく質《しつ》を多《おお》くふくむ食《た》べ物《もの》としては、チーズ、魚《さかな》、肉《にく》、牛乳《ぎゅうにゅう》、豆《まめ》などがあるよ。

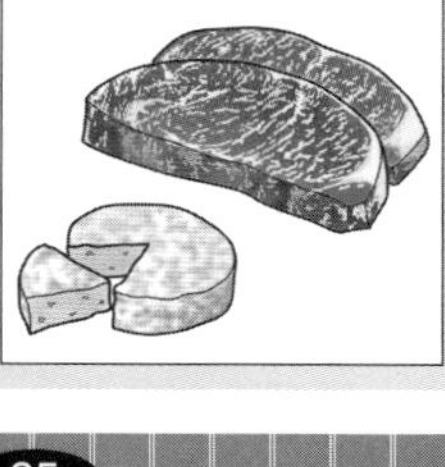

脂肪《しぼう》

脂肪《しぼう》は脂質《ししつ》ともいわれ、体《からだ》を動《うご》かすエネルギーのもとになる栄養《えいよう》だ。炭水化物《たんすいかぶつ》と比《くら》べると、約《やく》2倍《ばい》のエネルギーを生《う》み出《だ》すんだよ。また、皮下脂肪《ひかしぼう》として、体《からだ》の中《なか》にたくわえられる特徴《とくちょう》がある。バターやピーナッツ、ごま油《あぶら》などに多《おお》くふくまれているよ。

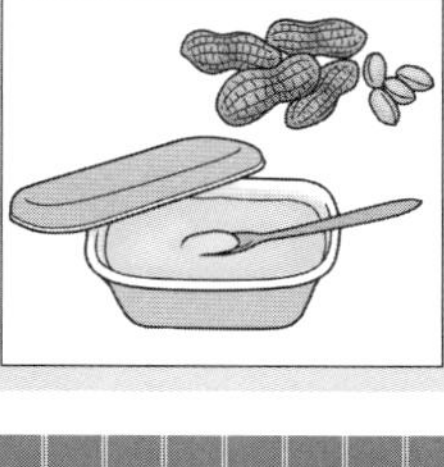

炭水化物《たんすいかぶつ》

炭水化物《たんすいかぶつ》も、体《からだ》を動《うご》かすエネルギーのもとになる栄養《えいよう》だ。脂肪《しぼう》とちがうのは、体《からだ》の中《なか》に入《はい》るとブドウ糖《とう》に変《か》えられ、脳《のう》の栄養《えいよう》の一部《いちぶ》になること。炭水化物《たんすいかぶつ》は砂《さ》糖《とう》や米《こめ》、パンなどに多《おお》くふくまれている。イモ類《るい》などには「でんぷん」という形《かたち》でふくまれているよ。

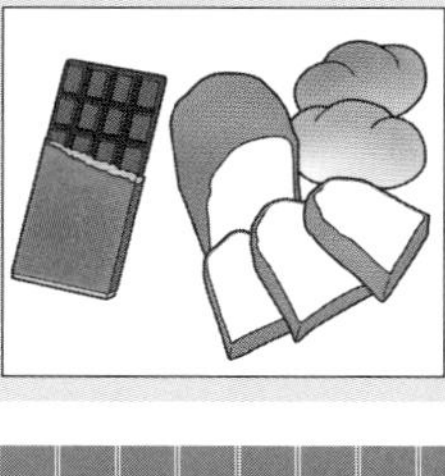

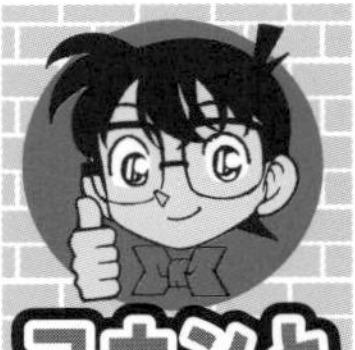

コナンと実験《じっけん》！

でんぷんを取《と》り出《だ》してみよう！

ジャガイモにふくまれているでんぷんは、かんたんに取《と》り出《だ》せるんだ！

用意《ようい》するもの

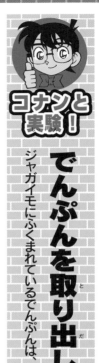

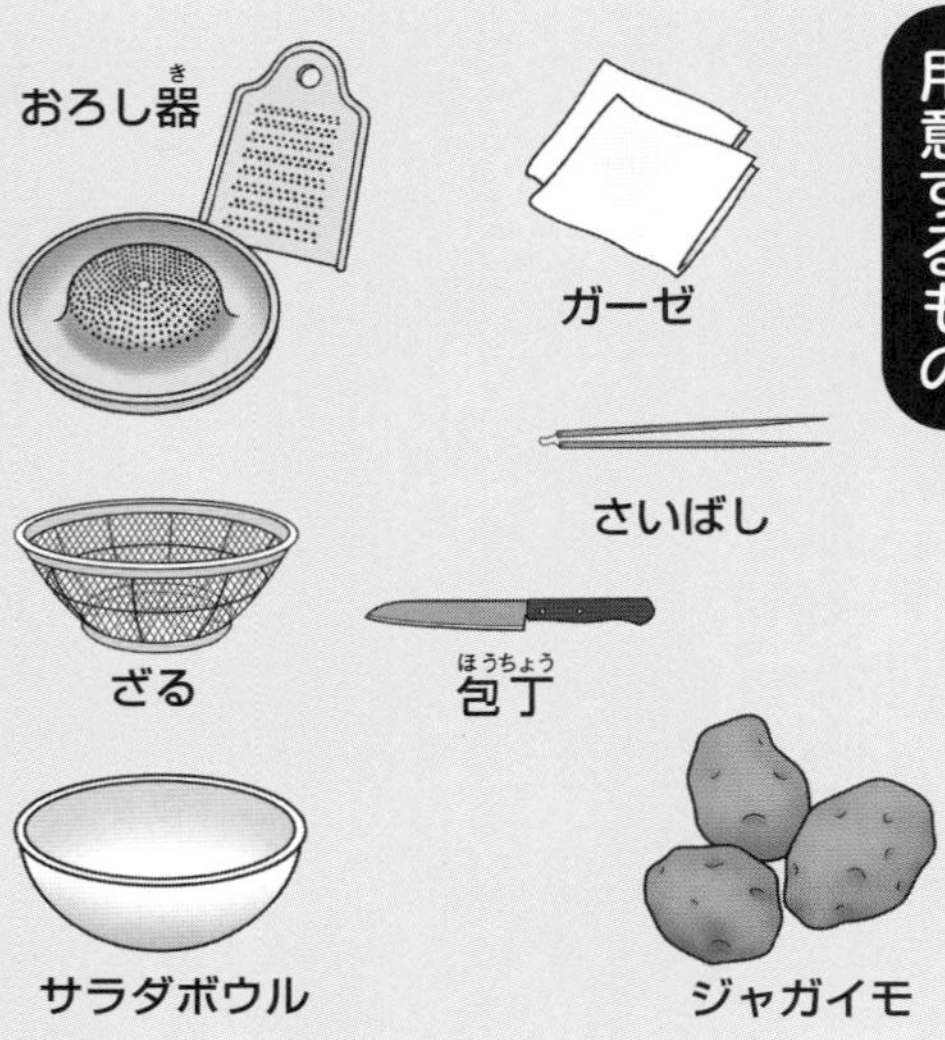
おろし器《き》
ガーゼ
さいばし
ざる
包丁《ほうちょう》
サラダボウル
ジャガイモ

① ジャガイモの皮《かわ》をむこう

ジャガイモを洗《あら》い、包《ほう》丁《ちょう》で皮《かわ》をむこう。

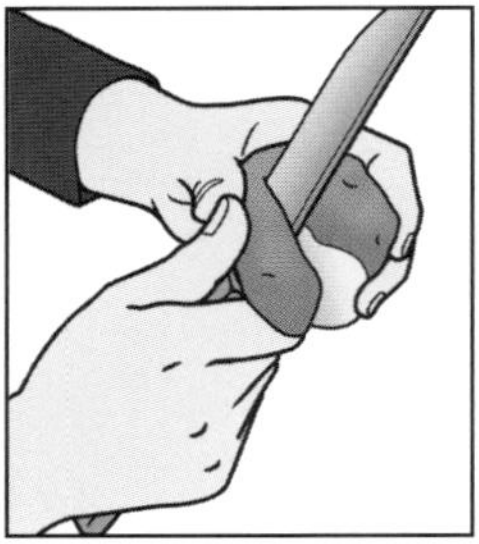

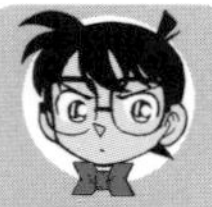

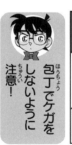

包丁《ほうちょう》でケガをしないように注意《ちゅうい》！

② おろしてからざるでこしとろう

ジャガイモをおろし、ざるでこしとろう。

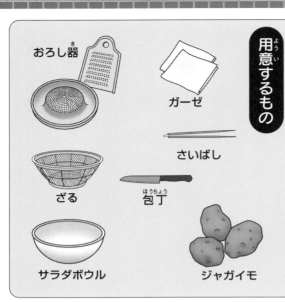

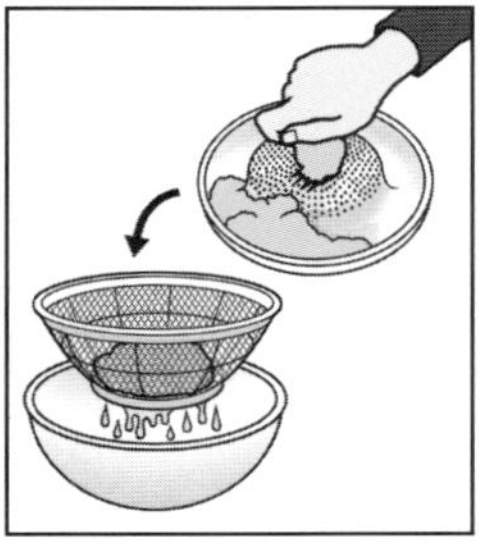

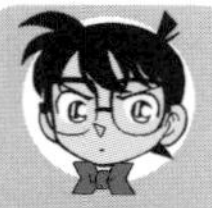

おろし器《き》で指《ゆび》をケガしないように注意《ちゅうい》！

③ さらにガーゼでこしとろう

こしとったものをガーゼで包《つつ》み、水《みず》を入《い》れたボウルの中《なか》で、ぬらしながら何回《なんかい》もしぼろう。そのまましばらく置《お》いておくと、ボウルの水《みず》の底《そこ》に白《しろ》い粉《こな》がしずんでたまるよ。

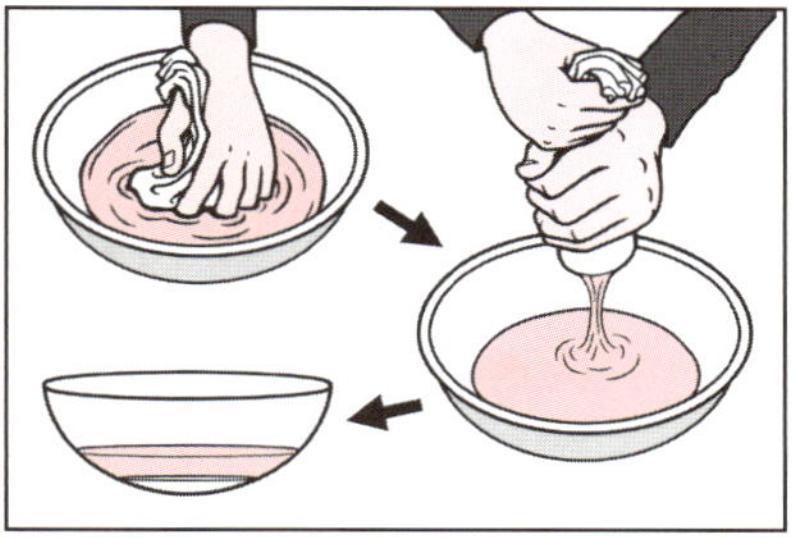

④ 水《みず》がきれいになるまで洗《あら》おう

ボウルの水《みず》のうわずみを捨《す》て、新《あたら》しい水《みず》を入《い》れてから、さいばしでかきまぜる。また底《そこ》に白《しろ》い粉《こな》がたまったら、これを水《みず》がきれいになるまで数回《すうかい》くり返《かえ》そう。

⑤ うわずみを捨《す》て、かわかそう

水《みず》がきれいになったら、うわずみを捨《す》て、ふたをして日《ひ》かげでかわかそう。ボウルには白《しろ》い粉《こな》が残《のこ》るはず。これが、ジャガイモにふくまれていたでんぷんだ。

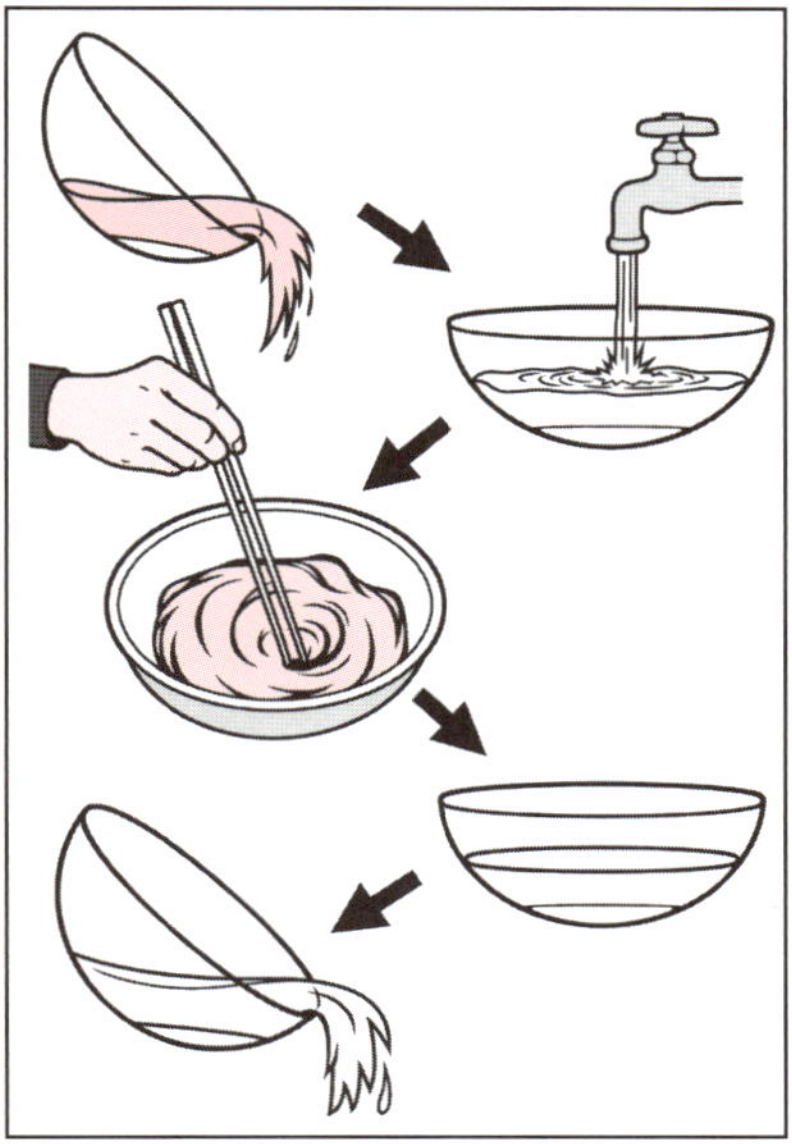

片栗粉《かたくりこ》の豆知識《まめちしき》

「片栗粉《かたくりこ》」は、日本《にっぽん》の北東部《ほくとうぶ》の原野《げんや》に自生《じせい》する「カタクリ」という植物《しょくぶつ》の根《ね》から取《と》られたでんぷんのこと。でも、今《いま》ではカタクリが少《すく》なくなってしまったので、代《か》わりにジャガイモから取《と》られたでんぷんが片栗粉《かたくりこ》として売《う》られている。ほかにも「クズ」という植物《しょくぶつ》の根《ね》にふくまれているでんぷんを取《と》り出《だ》した「葛粉《くずこ》」というのもあるよ。

蘭《らん》と実験《じっけん》！

キミも自家製《じかせい》パンを作《つく》ってみよう！

パンは家《うち》でも作《つく》れるのよ。みんなも、パン作《づく》りにチャレンジしてみてね！
あと、この実験《じっけん》はオーブンを使《つか》うから、おとなの人《ひと》とやってね。

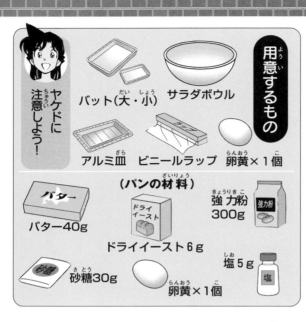

用意《ようい》するもの

ヤケドに注意《ちゅうい》しよう！

- バット(大《だい》・小《しょう》)
- サラダボウル
- アルミ皿《ざら》
- ビニールラップ
- 卵黄《らんおう》×１個《こ》

(パンの材料《ざいりょう》)

- バター40g
- ドライイースト６ｇ
- 強力粉《きょうりきこ》300g
- 塩《しお》５ｇ
- 砂糖《さとう》30g
- 卵黄《らんおう》×１個《こ》

① パンの生地《きじ》を作《つく》ろう

ボウルにパンの材料《ざいりょう》を入《い》れ、ドライイーストをめがけて２００ccほどのぬるま湯《ゆ》をそそぎ、指《ゆび》でかき混《ま》ぜて溶《と》かす。次《つぎ》に、手《て》のひら全体《ぜんたい》で生地《きじ》をよく混《ま》ぜ、まとまって手《て》につかなくなったらボウルから取《と》り出《だ》し、まな板《いた》の上《うえ》などでさらにこねる。ゴムボールのような弾力《だんりょく》を感《かん》じられるようになったら、生地《きじ》をボウルにもどし、中《なか》で転《ころ》がしてひとまとめにしよう。

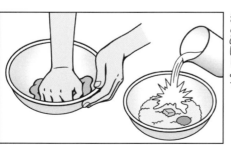

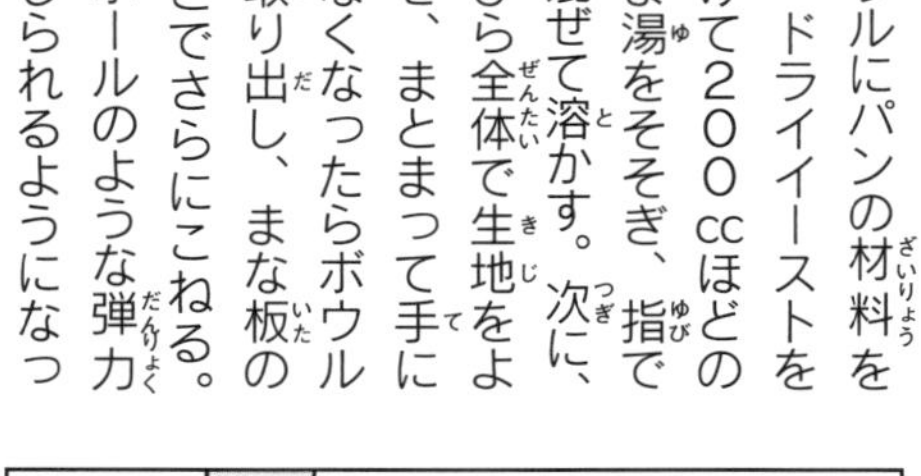

② 一次発酵《いちじはっこう》をさせよう

ラップをかけたボウルを気温《きおん》30℃くらいの場所《ばしょ》に置《お》いて、1時間《じかん》ほど発《はっ》酵《こう》させる。指《ゆび》に粉《こな》をつけて生地《きじ》にさしこみ、指《ゆび》をぬいても生地《きじ》がもどらないようなら一次発酵《いちじはっこう》は終《しゅう》了《りょう》だ（発酵《はっこう》については、51ページを読《よ》んでね）。

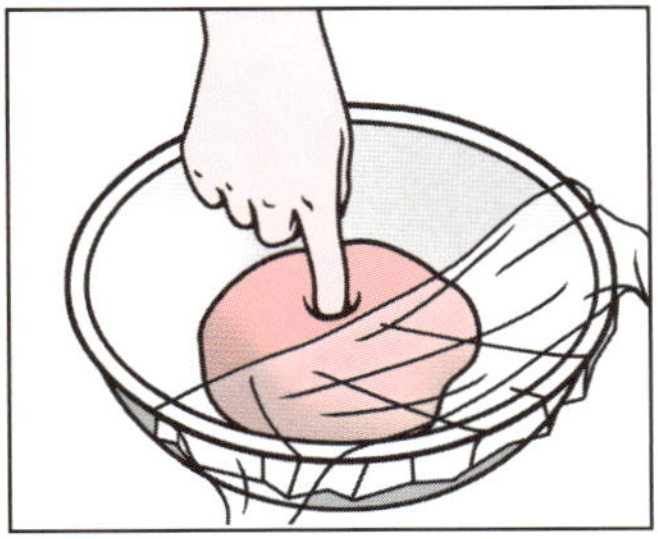

③ 生地《きじ》で好《す》きな形《かたち》を作《つく》ろう

包丁《ほうちょう》などを使《つか》って生地《きじ》を8～12等分《とうぶん》したら、それぞれを丸《まる》くまとめよう。ボウルに入《い》れたら、かたくしぼったぬれふきんをかけ、室温《しつおん》で8～10分《ぷん》ほど置《お》く。そのあとで、動《どう》物《ぶつ》や星形《ほしがた》など自分《じぶん》の好《す》きな形《かたち》を生地《きじ》で作《つく》ろう。

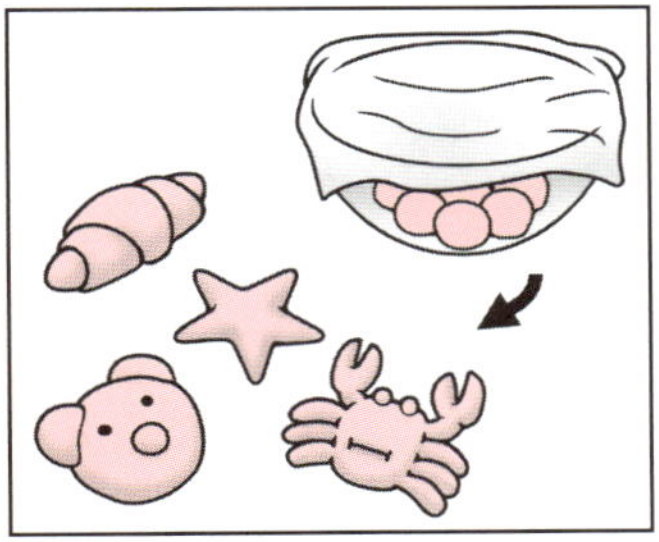

④ 二次発酵《にじはっこう》すると生地《きじ》がふくらむ

60～70℃のお湯《ゆ》を入《い》れたバット（大《だい》）にさいばしを2本渡《ほんわた》しておく。アルミ皿《ざら》に生地《きじ》をならべたら、さいばしの上《うえ》に置《お》き、小《ちい》さいバットでフタをして25～30分《ぷん》、生地《きじ》がおよそ1・5倍《ばい》にふくらむまで二次発酵《にじはっこう》させよう。

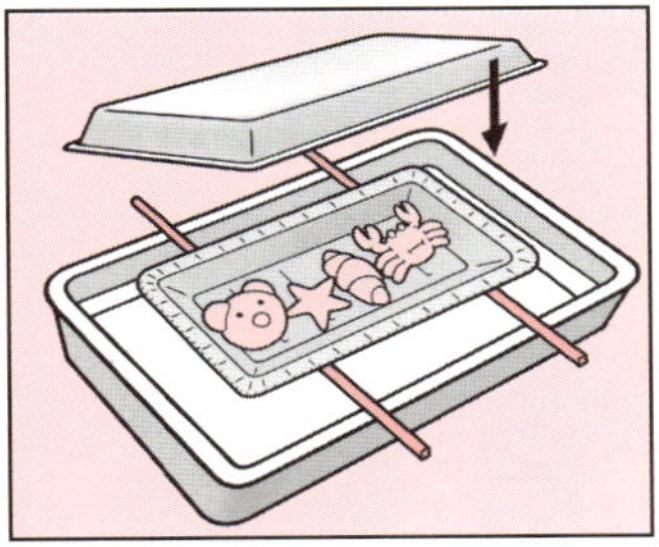

⑤ パン生地《きじ》をオーブンで焼《や》こう

大《おお》さじ1ぱいの水《みず》でといた卵黄《らんおう》を表面《ひょうめん》にぬり、180℃のオーブンで約《やく》15分《ふん》焼《や》けば出来上《できあ》がり！

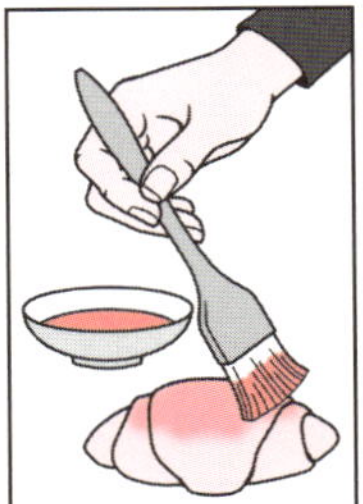

ここで問題《もんだい》

パンを焼《や》くといいにおいがするけど、それはどうしてなんだろう？（答《こた》えは41ページ）

教《おし》えて蘭姉《らんねえ》ちゃん！

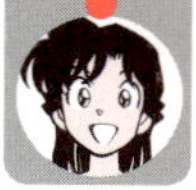

生地《きじ》をこねると弾力《だんりょく》が出《で》るのはどうして？

材料《ざいりょう》をまぜ合《あ》わせ、よくこねていると、だんだんまとまって弾力《だんりょく》が出《で》てきたよね。これは、小麦粉《こむぎこ》の中《なか》のグリアジンとグルテニンという2つのたんぱく質《しつ》が結《むす》びつき、あみの目《め》のようなグルテンが作《つく》られたからよ。

小麦粉《こむぎこ》は、これらのたんぱく質《しつ》がふくまれる量《りょう》によって強力粉《きょうりきこ》、中力粉《ちゅうりきこ》、薄力粉《はくりきこ》に分《わ》けられているの。パン作《づく》りには強力粉《きょうりきこ》が適《てき》しているのよ。ほかの2つの小麦粉《こむぎこ》も、それぞれ適《てき》した料理《りょうり》があるから、料理《りょうり》によって小麦粉《こむぎこ》を使《つか》い分《わ》けるのがポイントね。

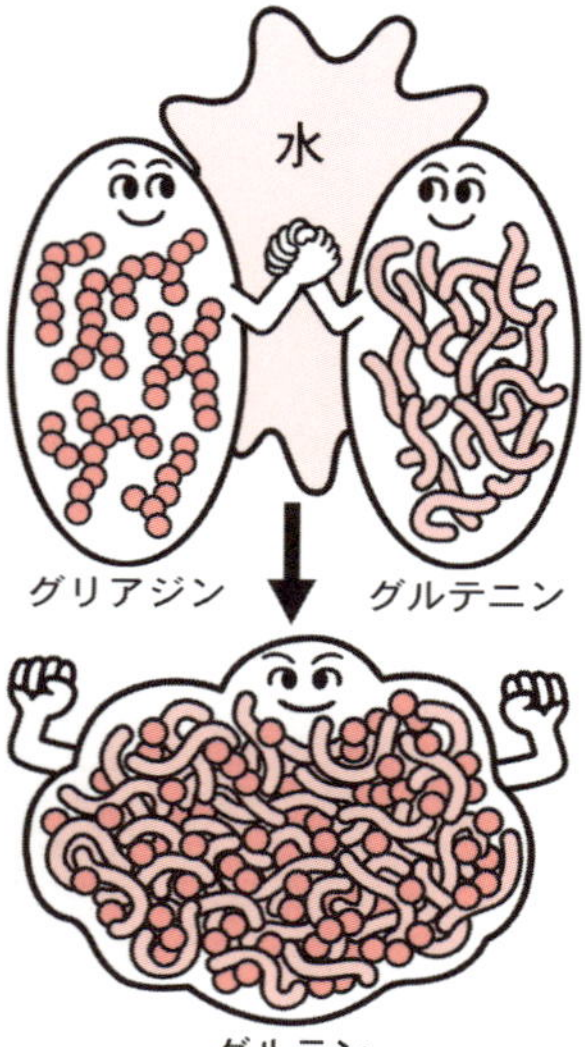

小麦粉《こむぎこ》の種類《しゅるい》と適《てき》している料理《りょうり》

強力粉《きょうりきこ》

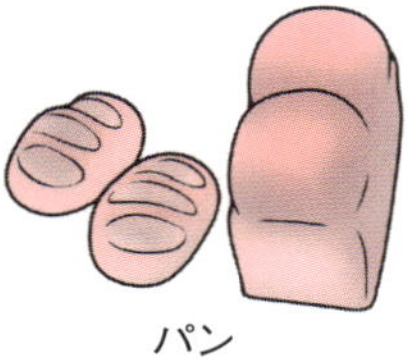

パン

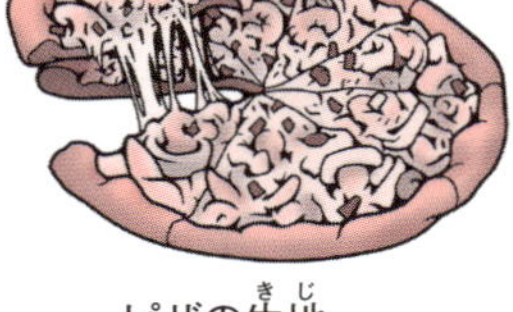

ピザの生地《きじ》

中力粉《ちゅうりきこ》

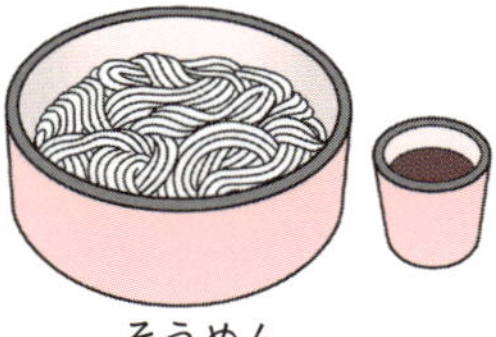

そうめん

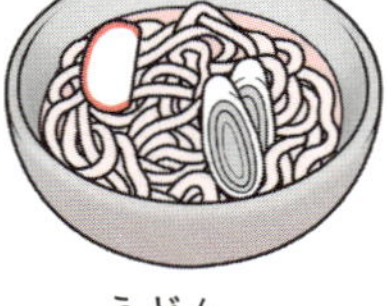

うどん

薄力粉《はくりきこ》

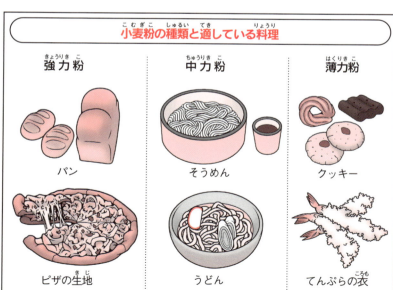

クッキー

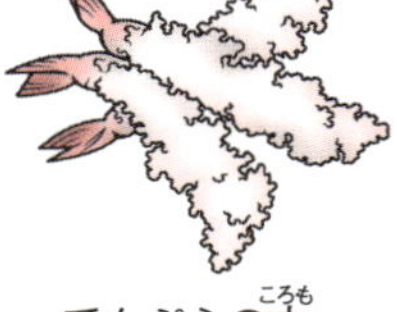

てんぷらの衣《ころも》

ドライイーストってなんだろう?

パンの生地《きじ》に使《つか》ったドライイーストは、実《じつ》はイースト菌《きん》をかんそうさせたもの。生地《きじ》をふくらませる働《はたら》きをするのよ。

パン作《づく》りに使《つか》うイースト菌《きん》は、パン酵母《こうぼ》という酵母《こうぼ》の仲間《なかま》。この菌《きん》が活発《かっぱつ》に働《はたら》くには、栄養分《えいようぶん》となる砂糖《さとう》と水分《すいぶん》、空気《くうき》がそろっていることと、温度《おんど》が30〜40℃の間《あいだ》であることが大切《たいせつ》なの。パンを作《つく》る時《とき》には、人工的《じんこうてき》に培養《ばいよう》したイースト菌《きん》を使《つか》うことが多《おお》いけど、くだものや野菜《やさい》などに住《す》んでいる天然《てんねん》のイースト菌《きん》（天然酵母《てんねんこうぼ》）などでもパンを作《つく》ることができるのよ。

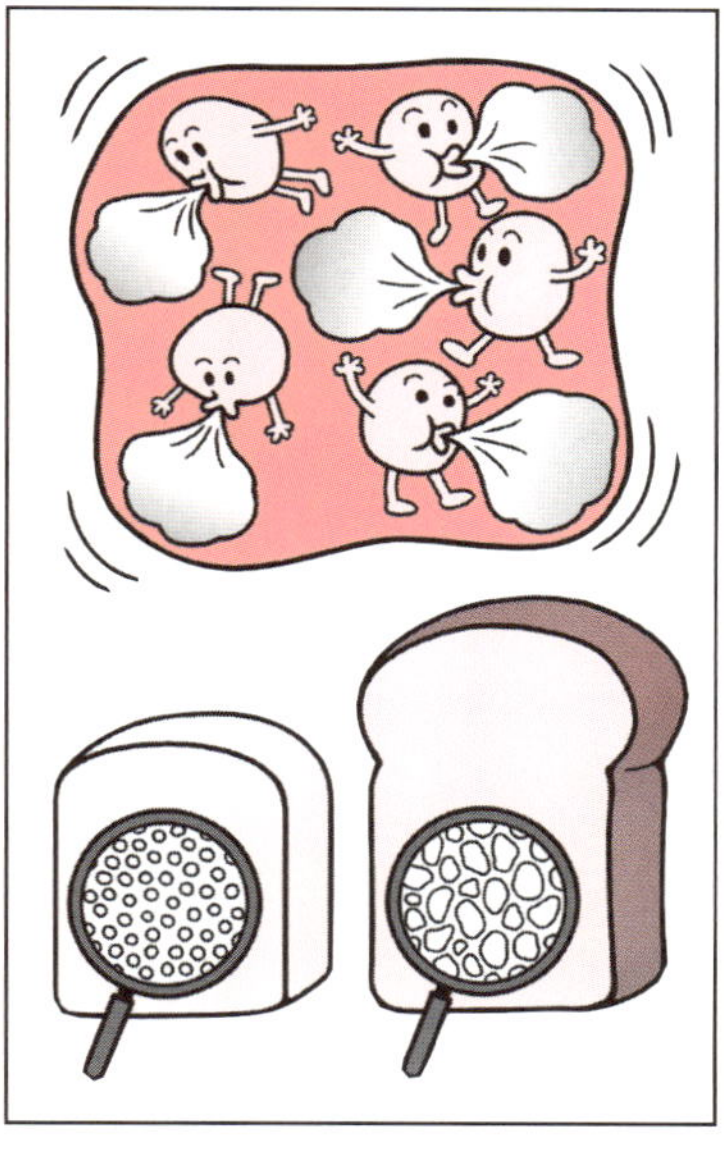

イースト菌《きん》で生地《きじ》がふくらむのはどうして?

イースト菌《きん》は、小麦粉《こむぎこ》の中《なか》の糖類《とうるい》を栄養分《えいようぶん》として取《と》りこんでから消化《しょうか》し、その結果《けっか》、二酸化炭素《にさんかたんそ》という気体《きたい》とアルコールを出《だ》すの。その二酸化炭素《にさんかたんそ》が、弾力《だんりょく》のあるグルテンをゴム風船《ふうせん》のようにふくらませるのよ。

生地《きじ》を焼《や》き始《はじ》めると、温度《おんど》が45℃になるくらいまでは、イースト菌《きん》の働《はたら》きでたくさんの二酸化炭素《にさんかたんそ》が出《で》ているわ。そして、温度《おんど》がそれ以上《いじょう》になるとイースト菌《きん》は死《し》んでしまうけど、二酸化炭素《にさんかたんそ》はどんどんふくらむから、生地《きじ》にはスポンジのような穴《あな》ができるの。これが、ふっくらしたパンが出来《でき》るヒミツよ。生地《きじ》にチョコレートやレーズンなどを入《い》れて、自分《じぶん》だけのパンを作《つく》ってみてね!

39ページの答《こた》え

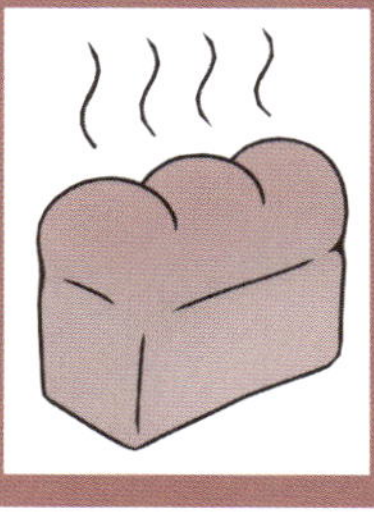

パンを焼《や》くといいにおいがするのは、卵《たまご》や砂糖《さとう》、バターなどのたんぱく質《しつ》を加熱《かねつ》した時《とき》に出《で》る香《かお》りと、イースト菌《きん》が出《だ》したアルコールの香《かお》りなどがまざり合《あ》って、いいにおいを作《つく》っているからだよ。

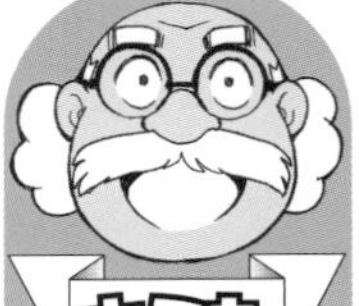

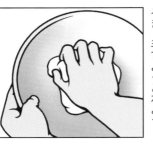

キミも実験《じっけん》！

たんぱく質《しつ》を取《と》り出《だ》してみよう！

パン生地《きじ》の弾力《だんりょく》を作《つく》り出《だ》すのはグルテンというたんぱく質《しつ》だ。この実験《じっけん》では、そのグルテンを小麦粉《こむぎこ》から取《と》り出《だ》してみよう！

パン生地《きじ》に弾力《だんりょく》とねばりを出《だ》すグルテンは、意外《いがい》とかんたんに小麦粉《こむぎこ》から取《と》り出《だ》すことができる。みんなもグルテンを取《と》り出《だ》してみよう。そして、グルテンに触《ふ》れてみたり、かんでみたりして、弾力《だんりょく》とねばりを自分《じぶん》で確《たし》かめてみよう。

用意《ようい》するもの

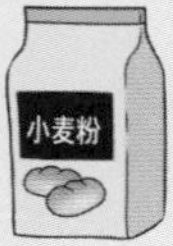

小麦粉《こむぎこ》（薄力粉《はくりきこ》）

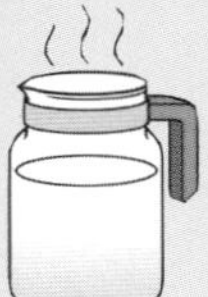

ぬるま湯《ゆ》

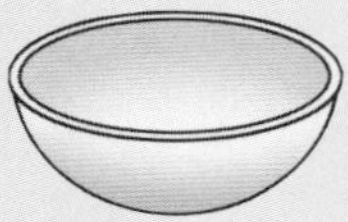

サラダボウル

① 小麦粉《こむぎこ》にお湯《ゆ》をそそぎ、よくこねる

計量《けいりょう》カップ3杯分《はいぶん》の小麦粉《こむぎこ》を入《い》れたサラダボウルに、1杯分《はいぶん》のぬるま湯《ゆ》をそそぎ、手《て》でよくこねよう。

② 弾力《だんりょく》が出《で》てきたら水道水《すいどうすい》で洗《あら》おう

小麦粉《こむぎこ》に弾力《だんりょく》が出《で》てきたら、水道水《すいどうすい》でよく洗《あら》おう。溶《と》けて流《なが》れず、最後《さいご》に残《のこ》ったかたまりがグルテンだ。

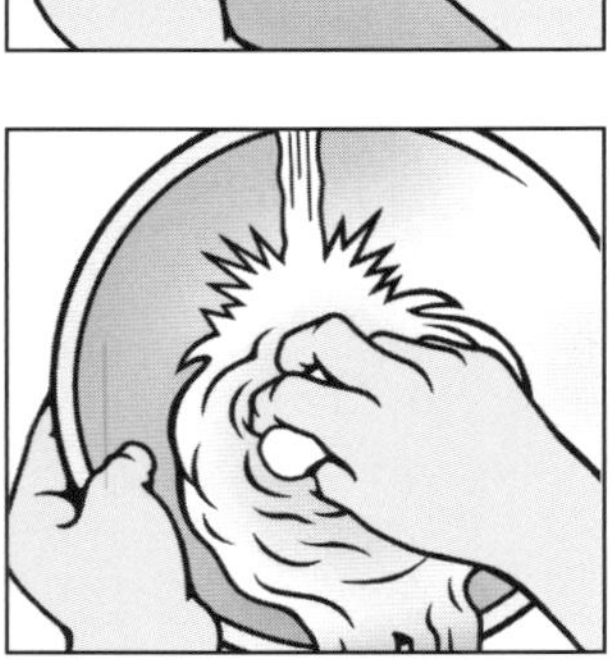

③グルテンの弾力《だんりょく》を手《て》で確《たし》かめよう

グルテンを手《て》に取《と》って、触《さわ》ってみよう。ねばねばしているけど、もちもちした弾力《だんりょく》もあるよね。引《ひ》っ張《ぱ》ると、ゴムのようにのびるよ。

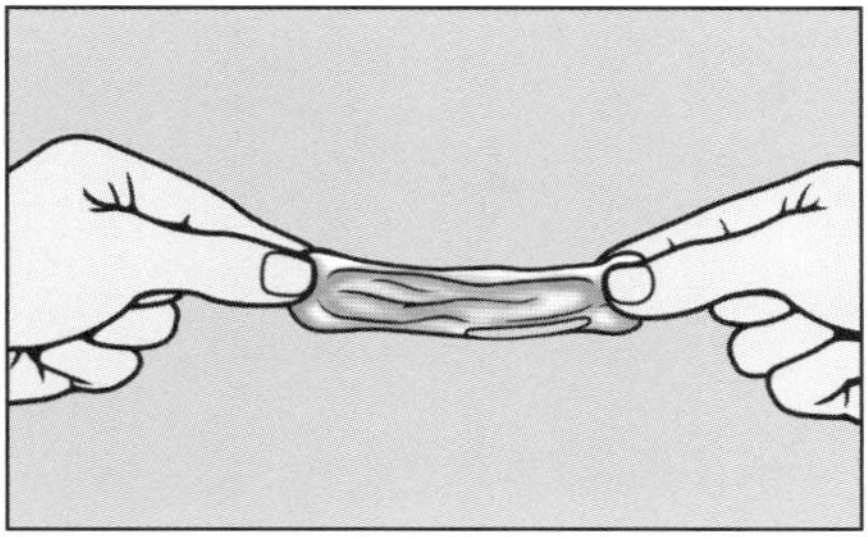

④グルテンをかんでみよう

今度《こんど》はグルテンを少《すこ》しちぎって口《くち》に入《い》れ、モグモグとかんでみよう。かみ切《き》れなくて、チューインガムのようだよね。

実《じつ》は、このグルテンのかたまりは、お吸《す》い物《もの》に入《はい》っている「生《なま》ふ」と同《おな》じ物《もの》なんだ。

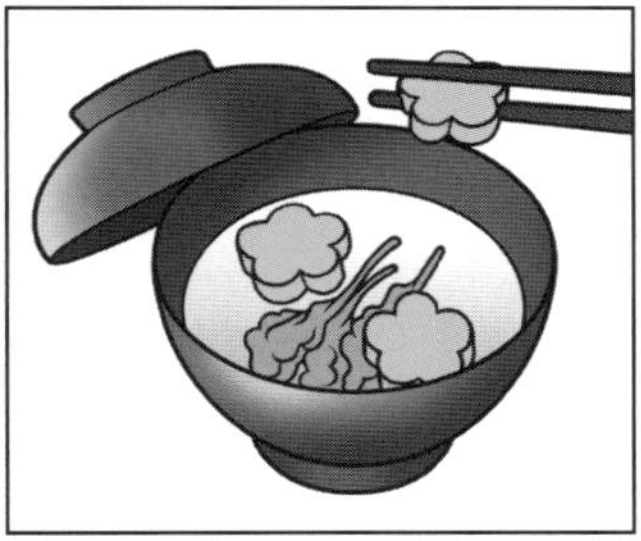

炭水化物《たんすいかぶつ》は体《からだ》に取《と》りこまれる速《はや》さがちがう

私《わたし》たちは食事《しょくじ》をする時《とき》、ごはん、パン、そば、うどんなどを主食《しゅしょく》としている。この主食《しゅしょく》にはすべて、炭水化物《たんすいかぶつ》という栄養《えいよう》がふくまれている。でも食《た》べたあと、消化《しょうか》して体《からだ》に取《と》りこまれる速《はや》さはそれぞれちがうんだ。

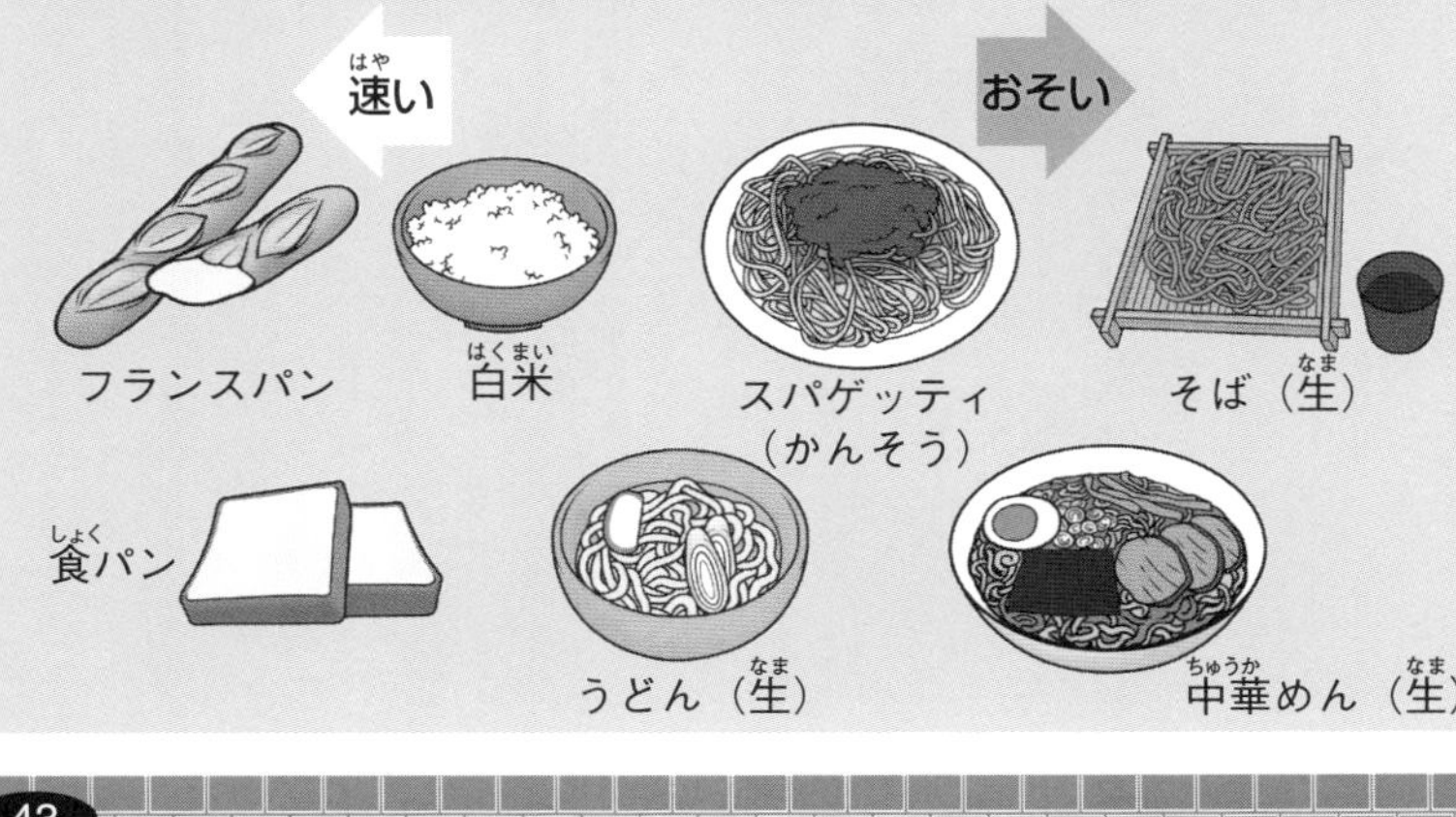
速《はや》い
おそい
フランスパン
白米《はくまい》
スパゲッティ
（かんそう）
そば（生《なま》）
食《しょく》パン
うどん（生《なま》）
中華《ちゅうか》めん（生《なま》）

FILE《ファイル》 3

事件《じけん》発生《はっせい》!? 元太《げんた》の腹痛《ふくつう》の原因《げんいん》は？

蘭《らん》が腕《うで》によりをかけて作《つく》ったおいしいごちそうを食《た》べていた時《とき》、とつぜん元太《げんた》が腹痛《ふくつう》でたおれた！　はたしてこれは事件《じけん》なのか!?　そして、元太《げんた》の腹痛《ふくつう》の原因《げんいん》とは？

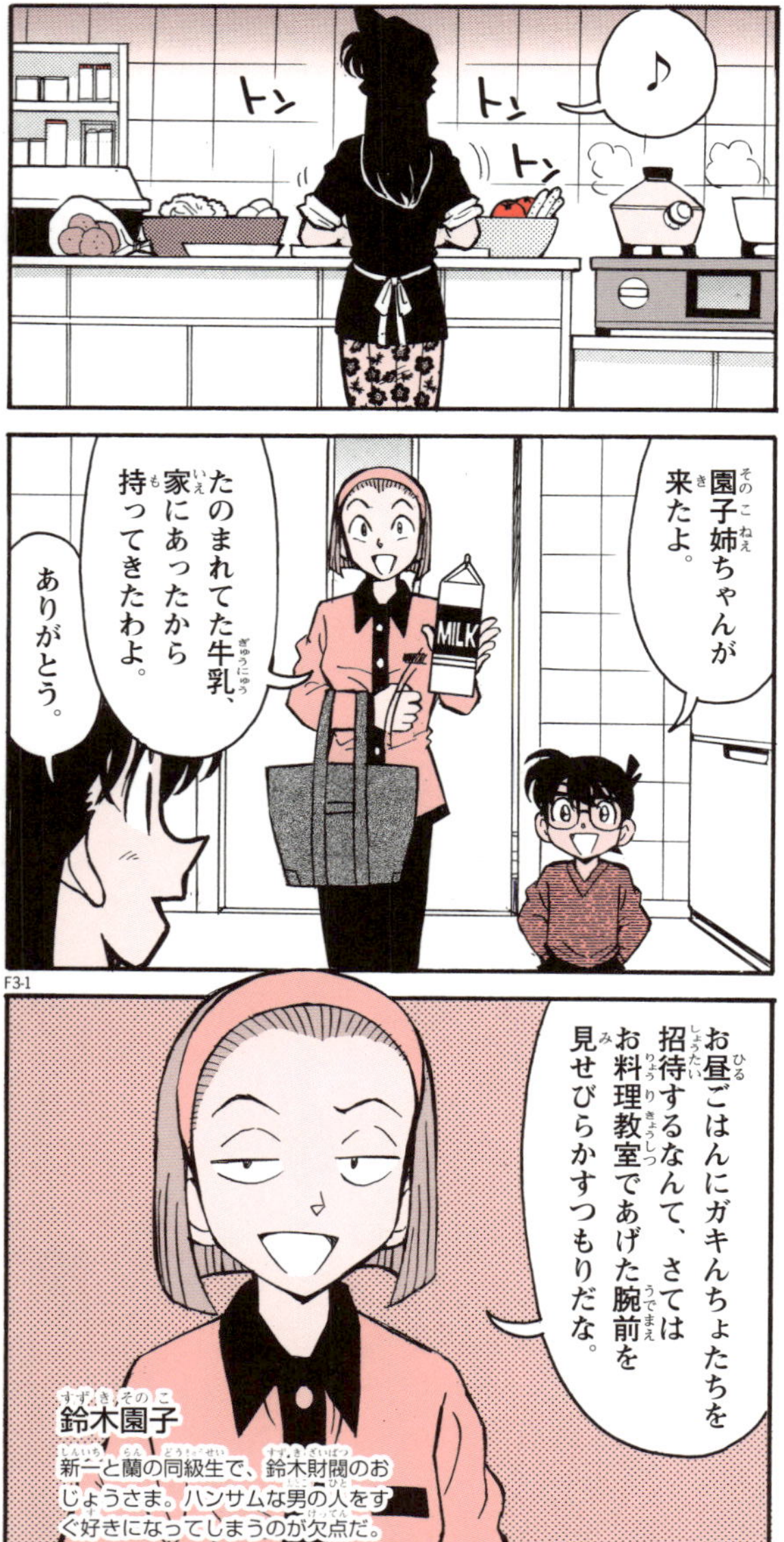

トン
トン
トン
♪
園子姉《そのこねえ》ちゃんが来《き》たよ。
MILK
たのまれてた牛乳《ぎゅうにゅう》、家《いえ》にあったから持《も》ってきたわよ。
ありがとう。
お昼《ひる》ごはんにガキんちょたちを招待《しょうたい》するなんて、さてはお料理教室《りょうりきょうしつ》であげた腕前《うでまえ》を見《み》せびらかすつもりだな。
鈴木園子《すずきそのこ》
新一《しんいち》と蘭《らん》の同級生《どうきゅうせい》で、鈴木財閥《すずきざいばつ》のおじょうさま。ハンサムな男《おとこ》の人《ひと》をすぐ好《す》きになってしまうのが欠点《けってん》だ。

F3-1

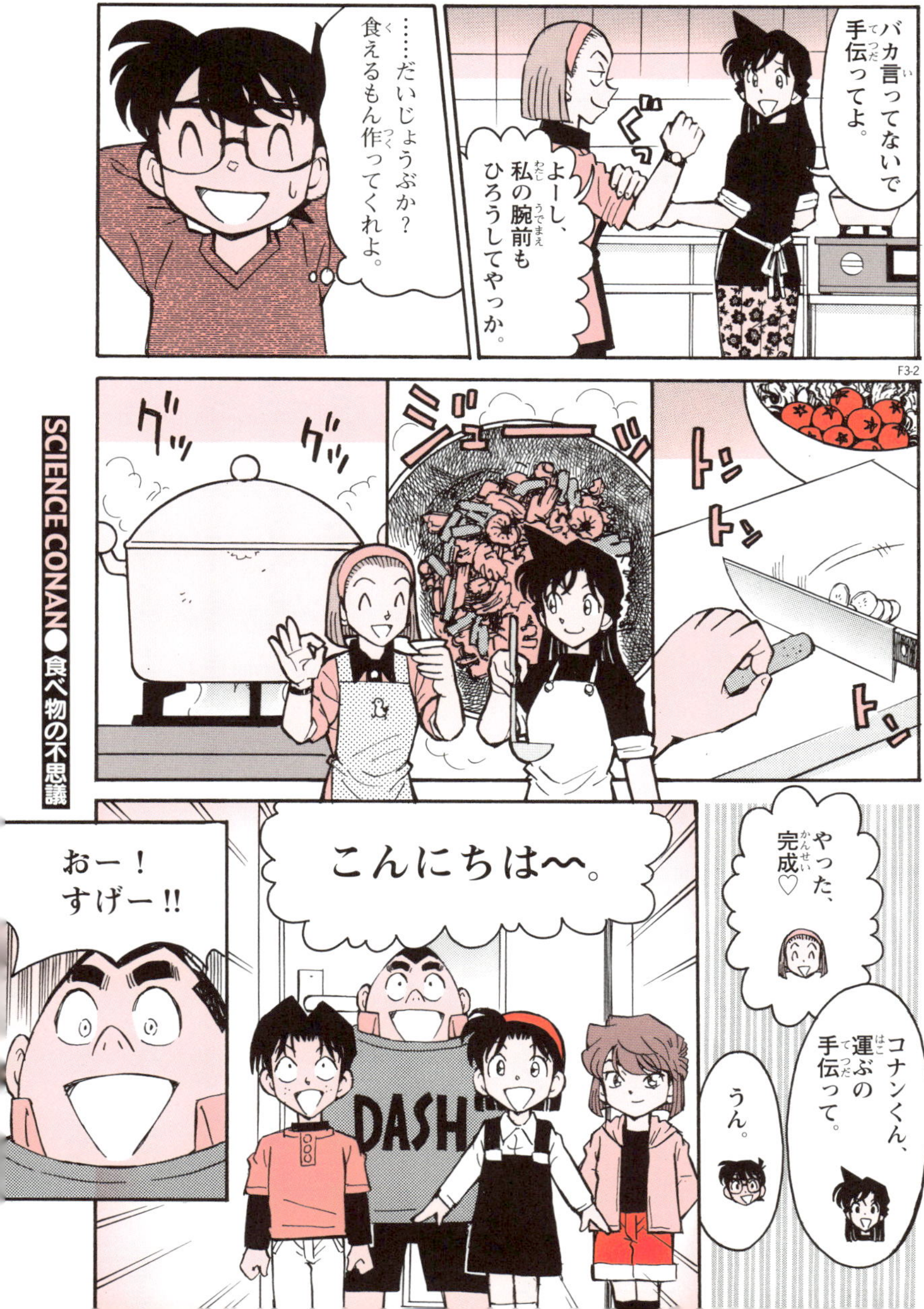
バカ言《い》ってないで手伝《てつだ》ってよ。
ぐっ
よーし、私《わたし》の腕前《うでまえ》もひろうしてやっか。
……だいじょうぶか？食《く》えるもん作《つく》ってくれよ。
F3-2
トン
トン
トン
ジュージュー
グツ
グツ
やった、完成《かんせい》♡
コナンくん、運《はこ》ぶの手伝《てつだ》って。
うん。
こんにちは〜。
おー！すげー!!

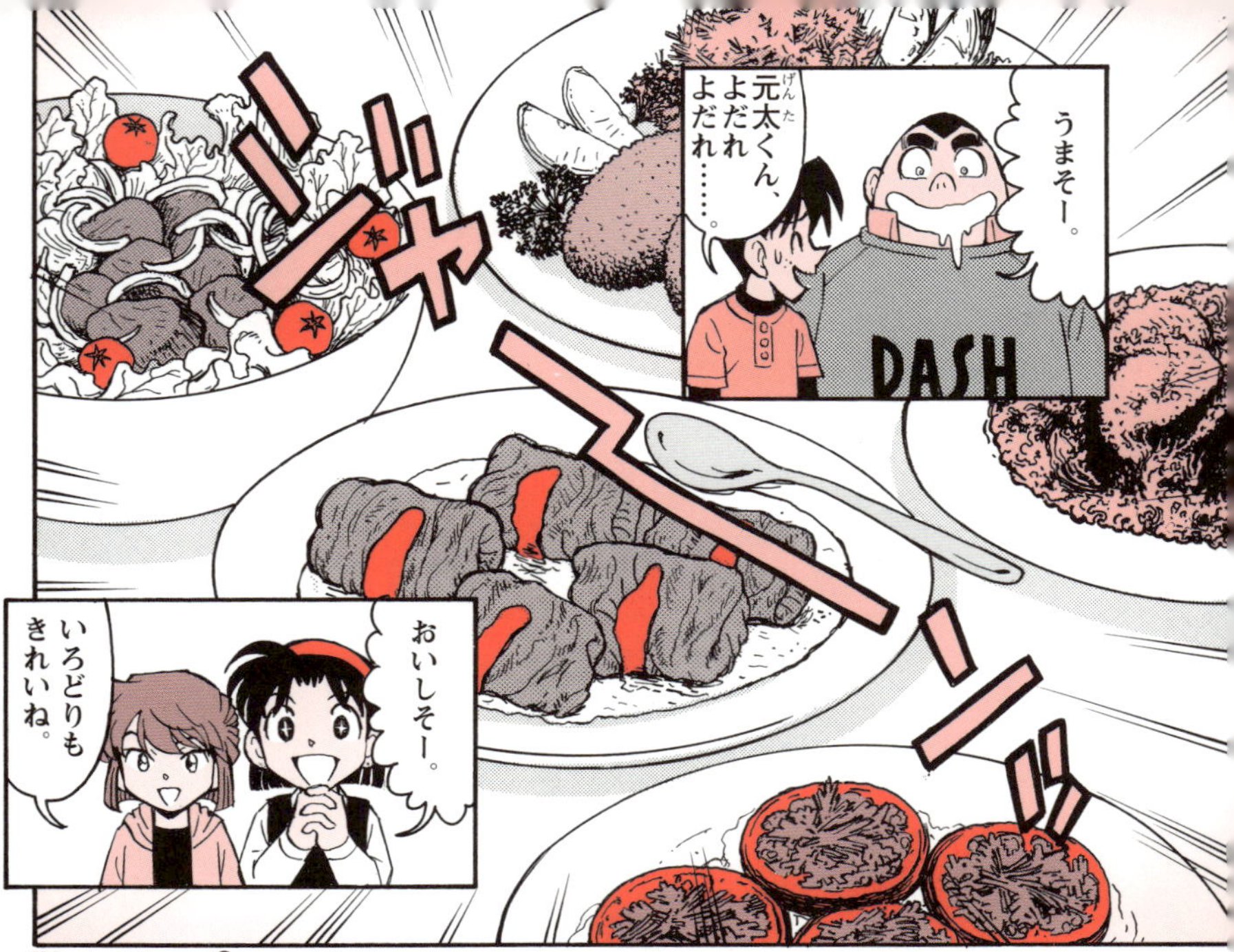

うまそー。
元太《げんた》くん、よだれよだれ……。
ジャーン
おいしそー。
いろどりもきれいね。

F3-3

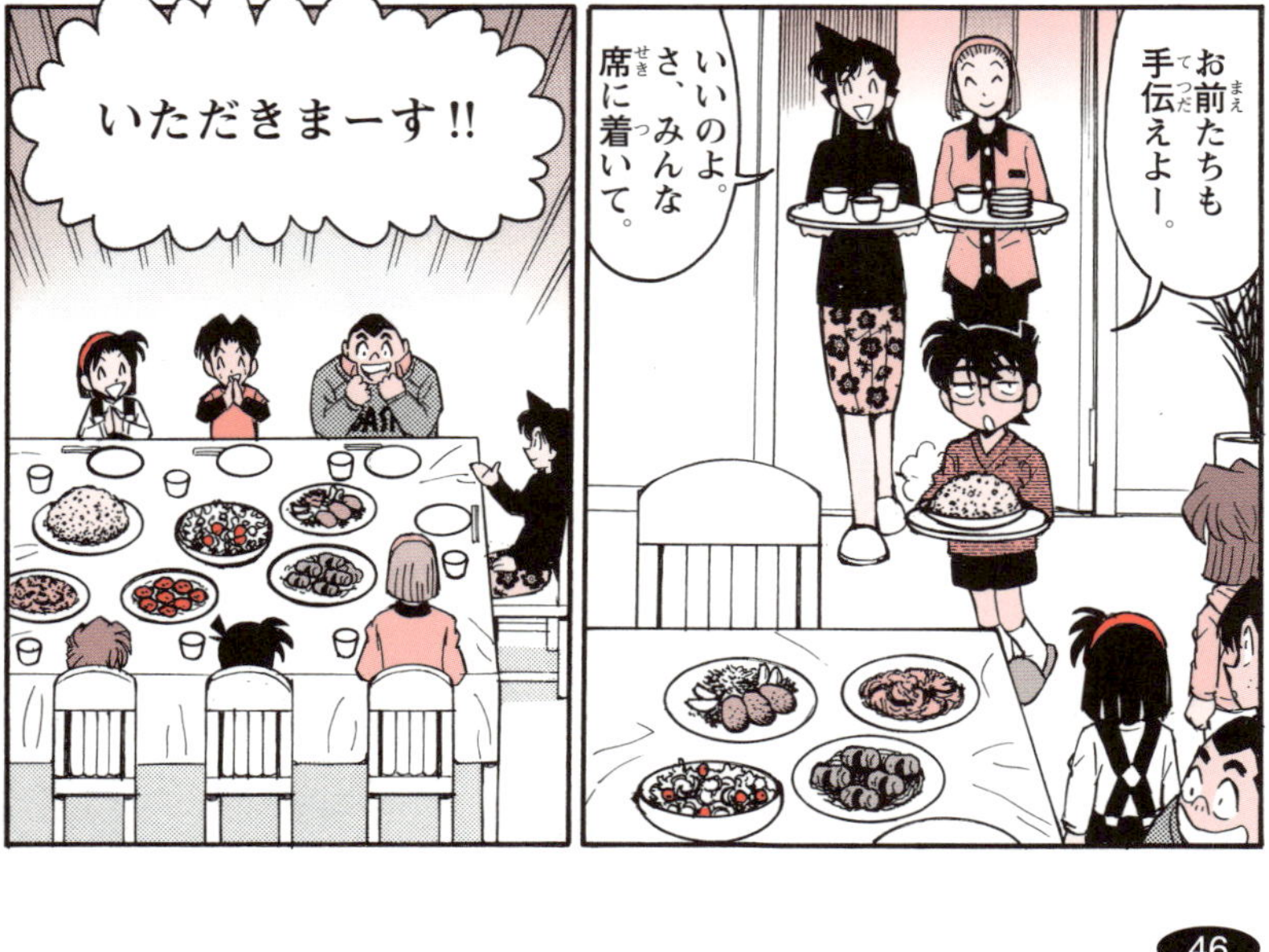

お前《まえ》たちも手伝《てつだ》えよー。
いいのよ。さ、みんな席《せき》に着《つ》いて。
いただきまーす!!

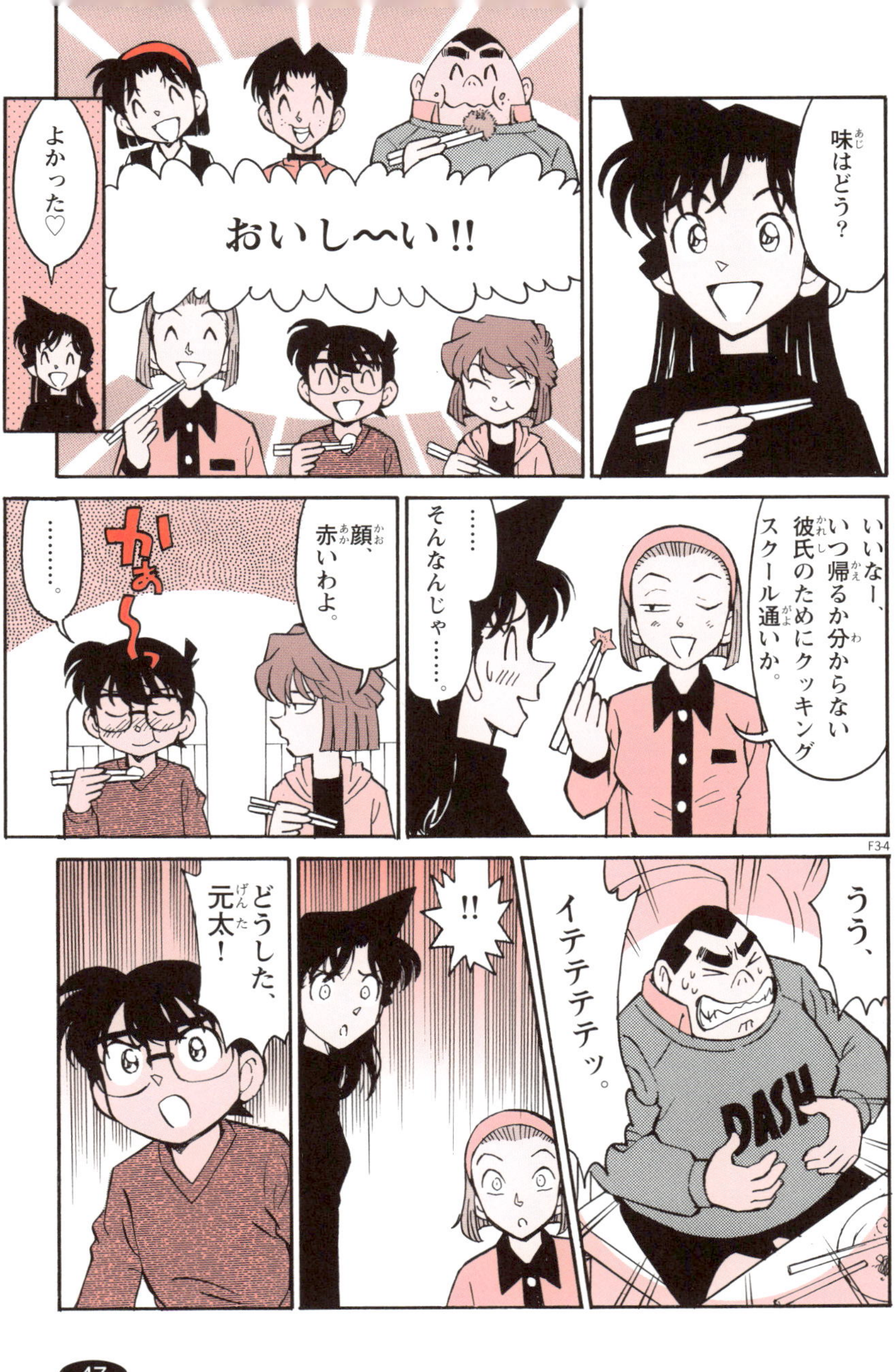

味《あじ》はどう？
おいし〜い!!
よかった♡
いいなー、いつ帰《かえ》るか分《わ》からない彼氏《かれし》のためにクッキングスクール通《がよ》いか。
……そんなんじゃ……。
顔《かお》、赤《あか》いわよ。
かぁ〜っ
……。
うう、イテテテテッ。
!!
どうした、元太《げんた》！
DASH

F3-4

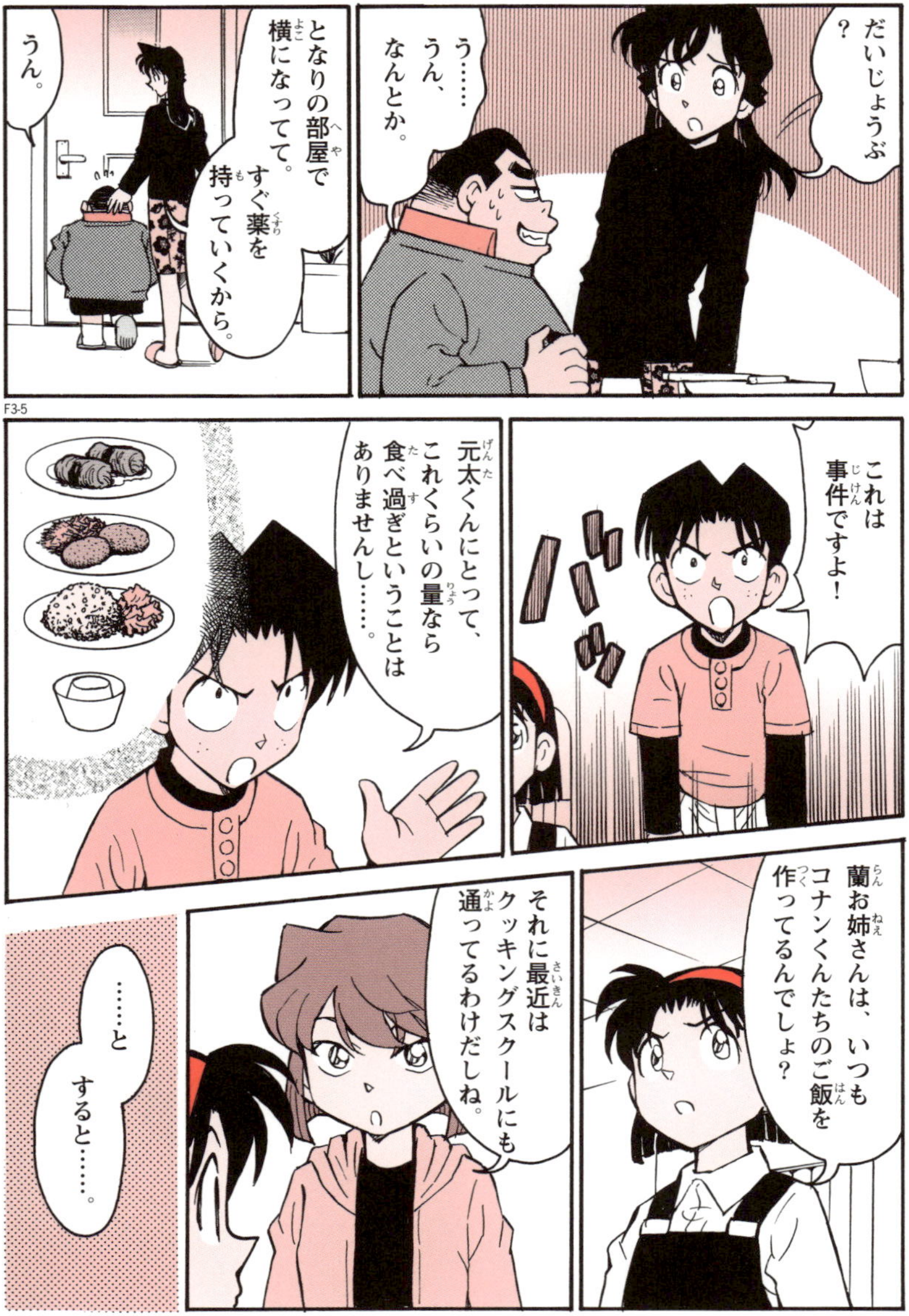
だいじょうぶ？
う……うん、なんとか。
となりの部屋《へや》で横《よこ》になってて。すぐ薬《くすり》を持《も》っていくから。
うん。
F3-5
これは事件《じけん》ですよ！
バッ
元太《げんた》くんにとって、これくらいの量《りょう》なら食《た》べ過《す》ぎということはありませんし……。
蘭《らん》お姉《ねえ》さんは、いつもコナンくんたちのご飯《はん》を作《つく》ってるんでしょ？
それに最近《さいきん》はクッキングスクールにも通《かよ》ってるわけだしね。
……とすると……。

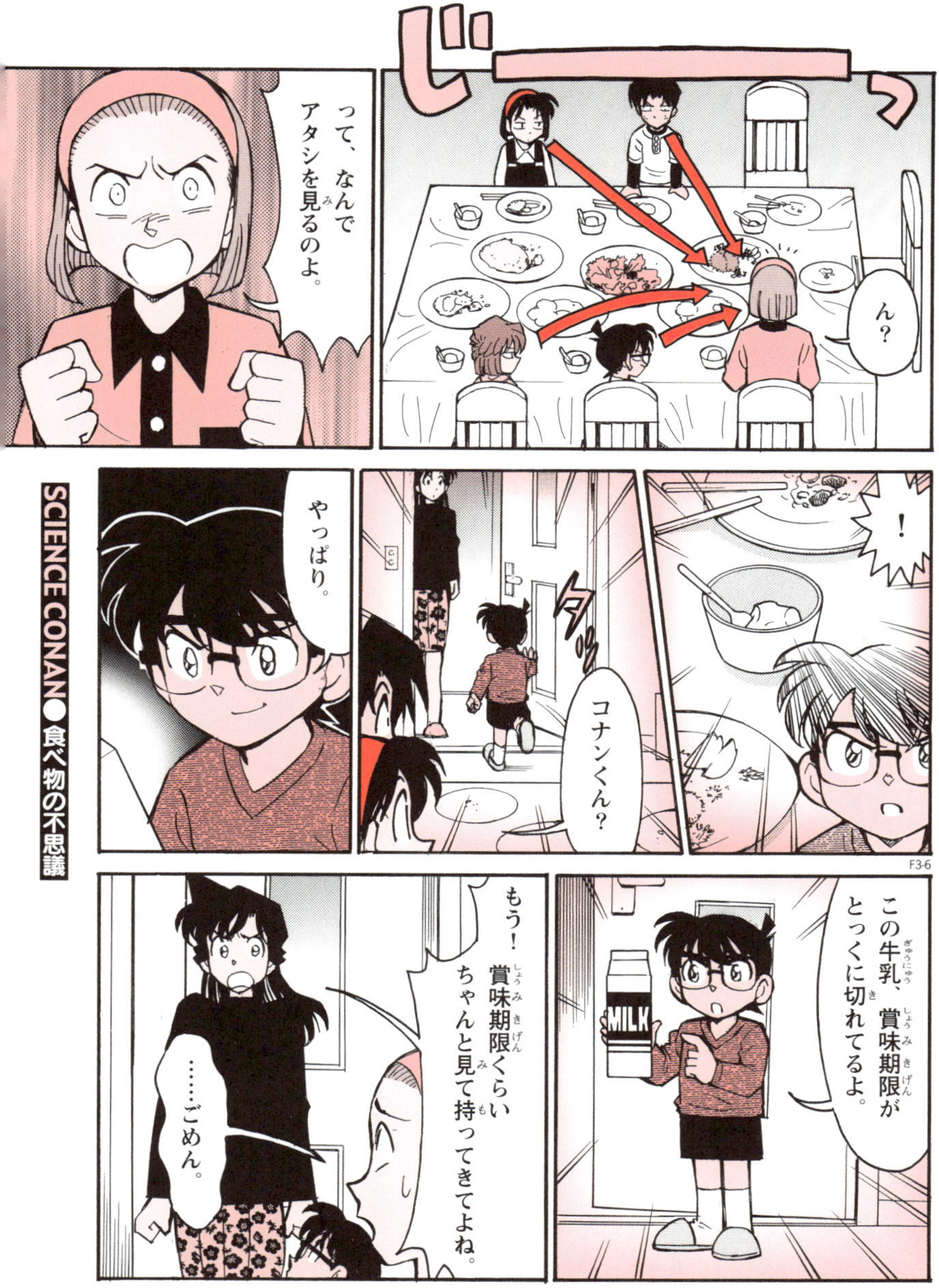
じーっ
ん?
って、なんでアタシを見《み》るのよ。
!
コナンくん?
やっぱり。
この牛乳《ぎゅうにゅう》、賞《しょう》味《み》期《き》限《げん》がとっくに切《き》れてるよ。
MILK
もう!賞《しょう》味《み》期《き》限《げん》くらいちゃんと見《み》て持《も》ってきてよね。
……ごめん。
F3-6

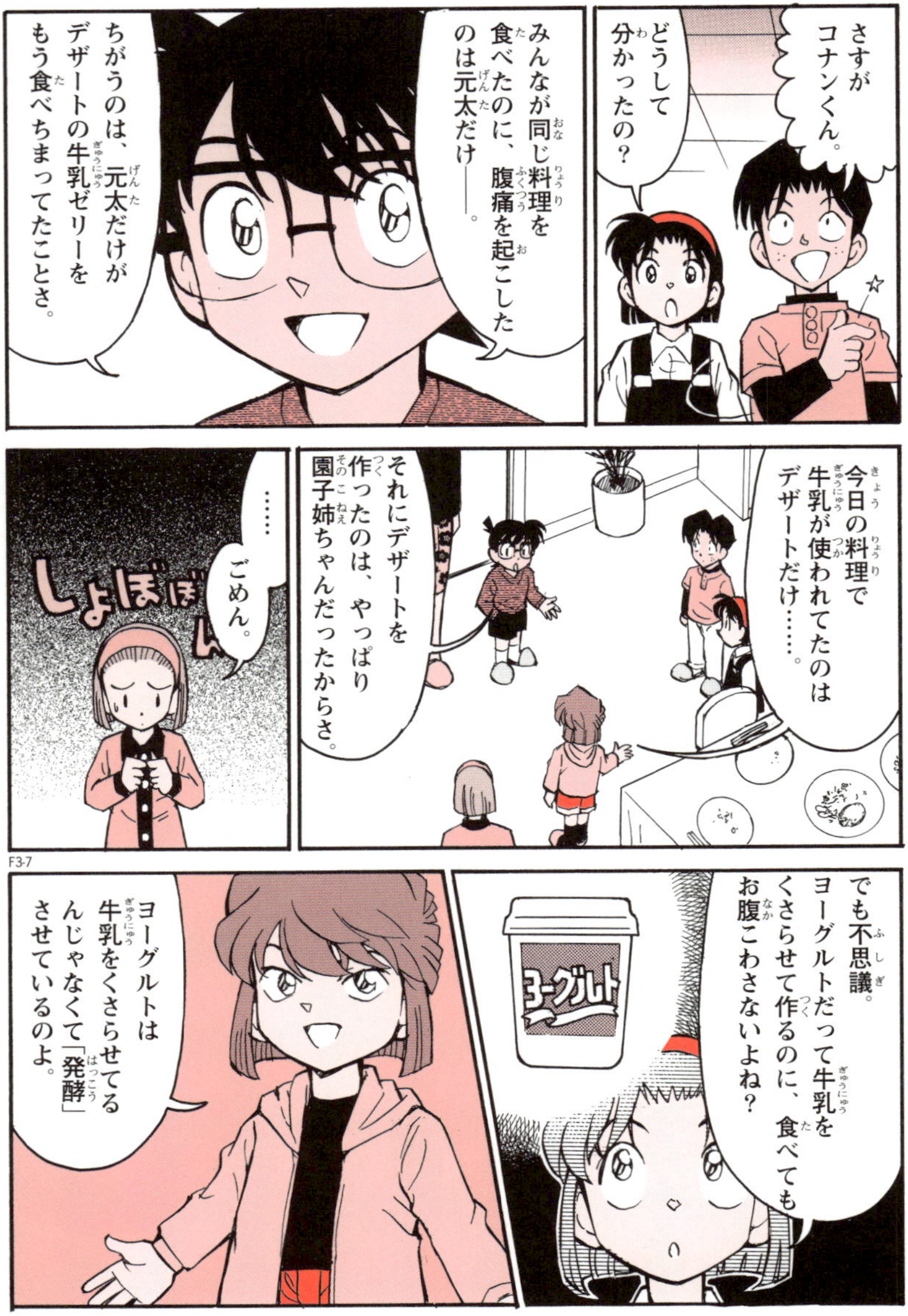
さすがコナンくん。

どうして分《わ》かったの？

みんなが同《おな》じ料理《りょうり》を食《た》べたのに、腹痛《ふくつう》を起《お》こしたのは元太《げんた》だけ――。

ちがうのは、元太《げんた》だけがデザートの牛乳《ぎゅうにゅう》ゼリーをもう食《た》べちまってたことさ。

今日《きょう》の料理《りょうり》で牛乳《ぎゅうにゅう》が使《つか》われてたのはデザートだけ……。

それにデザートを作《つく》ったのは、やっぱり園子姉《そのこねえ》ちゃんだったからさ。

……

ごめん。

しょぼぼん
でも不思議《ふしぎ》。ヨーグルトだって牛乳《ぎゅうにゅう》をくさらせて作《つく》るのに、食《た》べてもお腹《なか》こわさないよね？

ヨーグルト
ヨーグルトは牛乳《ぎゅうにゅう》をくさらせてるんじゃなくて「発酵《はっこう》」させているのよ。

F3-7

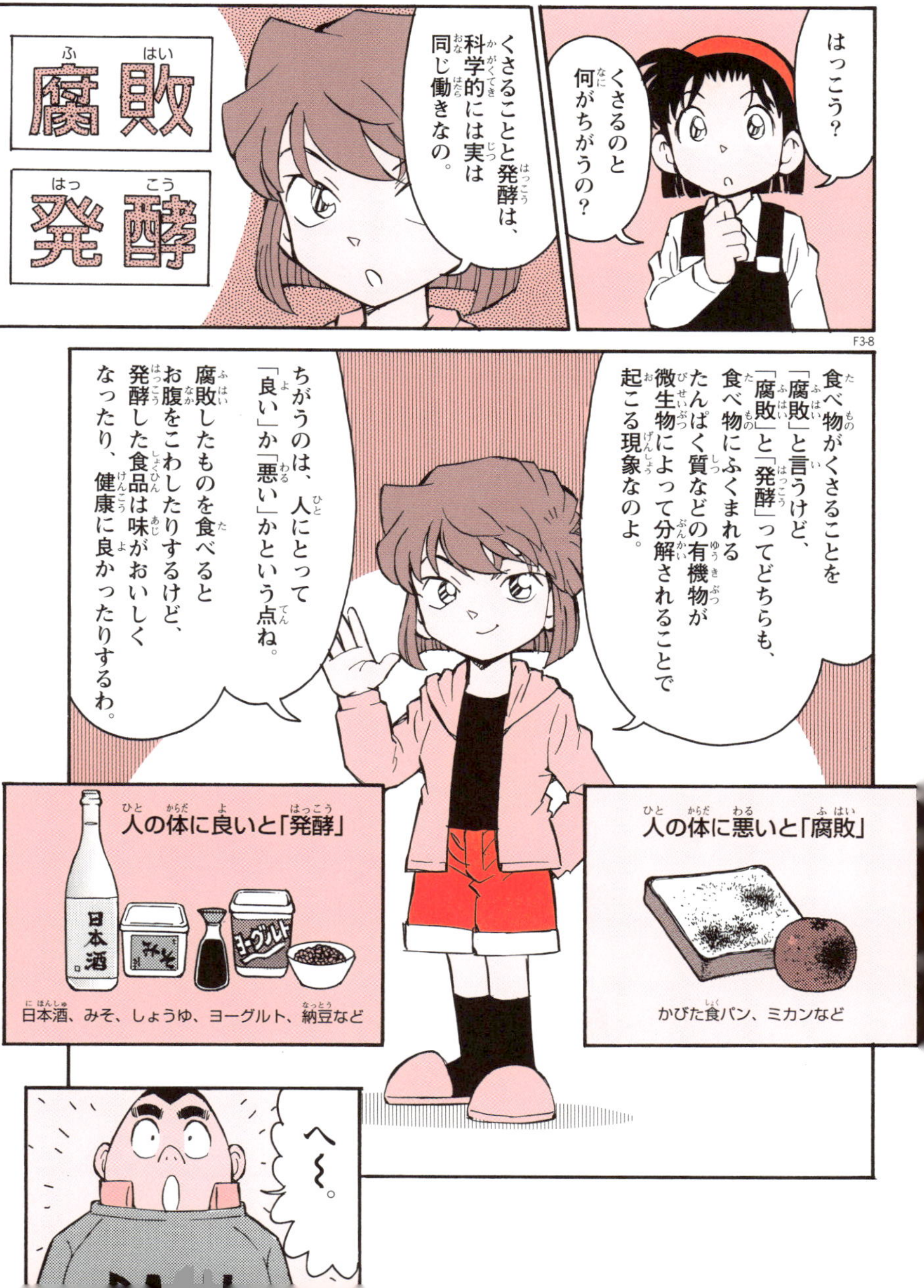
はっこう？
くさるのと何《なに》がちがうの？
くさることと発酵《はっこう》は、科学的《かがくてき》には実《じつ》は同《おな》じ働《はたら》きなの。
腐敗《ふはい》
発酵《はっこう》
食《た》べ物《もの》がくさることを「腐敗《ふはい》」と言《い》うけど、「発酵《はっこう》」ってどちらも、食《た》べ物《もの》にふくまれるたんぱく質《しつ》などの有機物《ゆうきぶつ》が微生物《びせいぶつ》によって分解《ぶんかい》されることで起《お》こる現象《げんしょう》なのよ。
ちがうのは、人《ひと》にとって「良《よ》い」か「悪《わる》い」かという点《てん》ね。腐敗《ふはい》したものを食《た》べるとお腹《なか》をこわしたりするけど、発酵《はっこう》した食品《しょくひん》は味《あじ》がおいしくなったり、健康《けんこう》に良《よ》かったりするわ。
人《ひと》の体《からだ》に悪《わる》いと「腐敗《ふはい》」
かびた食《しょく》パン、ミカンなど
人《ひと》の体《からだ》に良《よ》いと「発酵《はっこう》」
日本酒
みそ
ヨーグルト
日本酒《にほんしゅ》、みそ、しょうゆ、ヨーグルト、納豆《なっとう》など
へ～。

F3-8

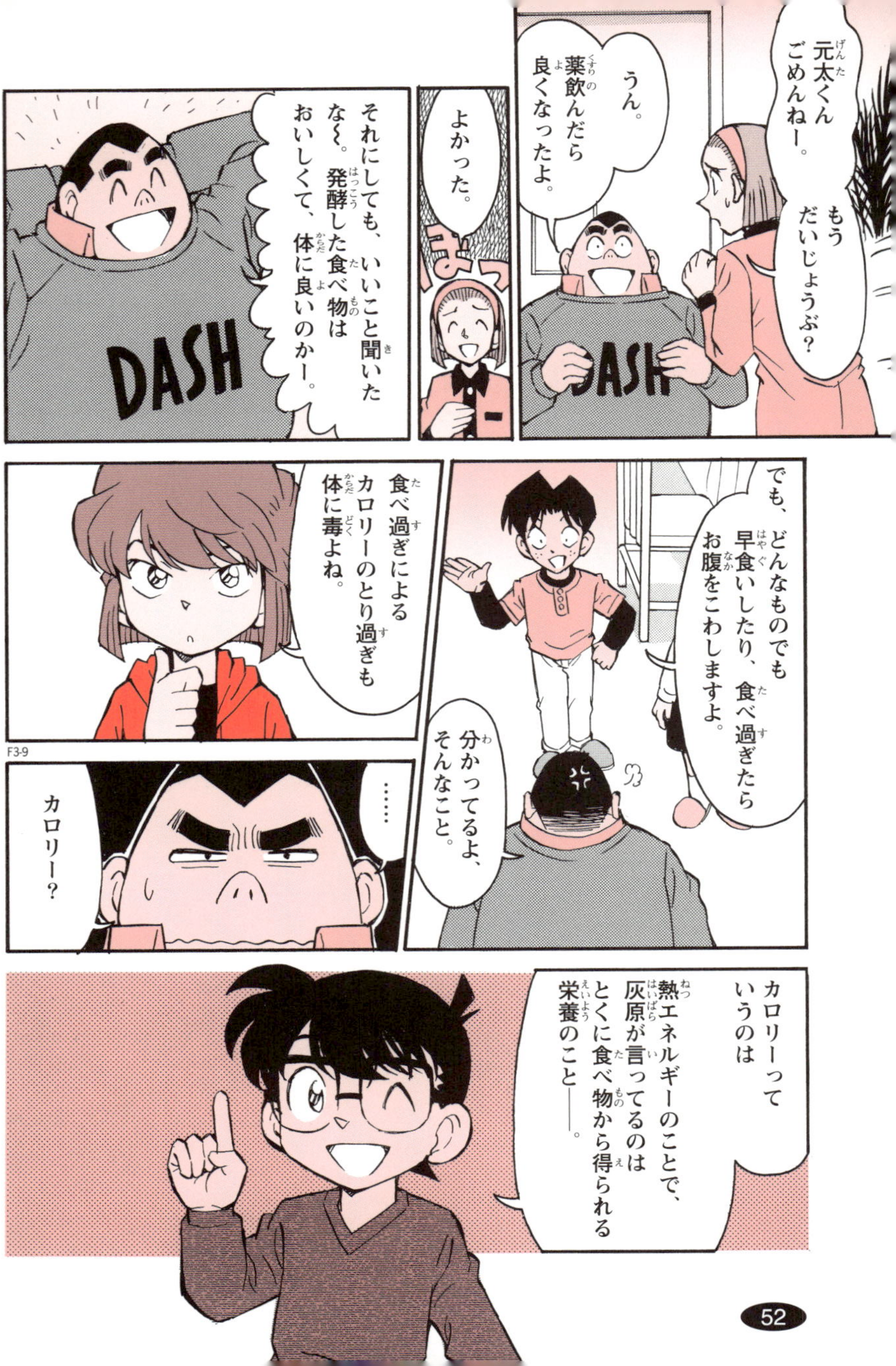

元太《げんた》くん ごめんねー。

もう だいじょうぶ？

うん。 薬《くすり》飲《の》んだら 良《よ》くなったよ。

よかった。

ぽっ
それにしても、いいこと聞《き》いたな～。 発酵《はっこう》した食《た》べ物《もの》は おいしくて、 体《からだ》に良《よ》いのかー。

でも、どんなものでも 早食《はやぐ》いしたり、食《た》べ過《す》ぎたら お腹《なか》をこわしますよ。

分《わ》かってるよ、 そんなこと。

食《た》べ過《す》ぎによる カロリーのとり過《す》ぎも 体《からだ》に毒《どく》よね。

……

カロリー？

カロリーって いうのは 熱《ねつ》エネルギーのことで、 灰原《はいばら》が言《い》ってるのは とくに食《た》べ物《もの》から得《え》られる 栄養《えいよう》のこと——。

F3-9

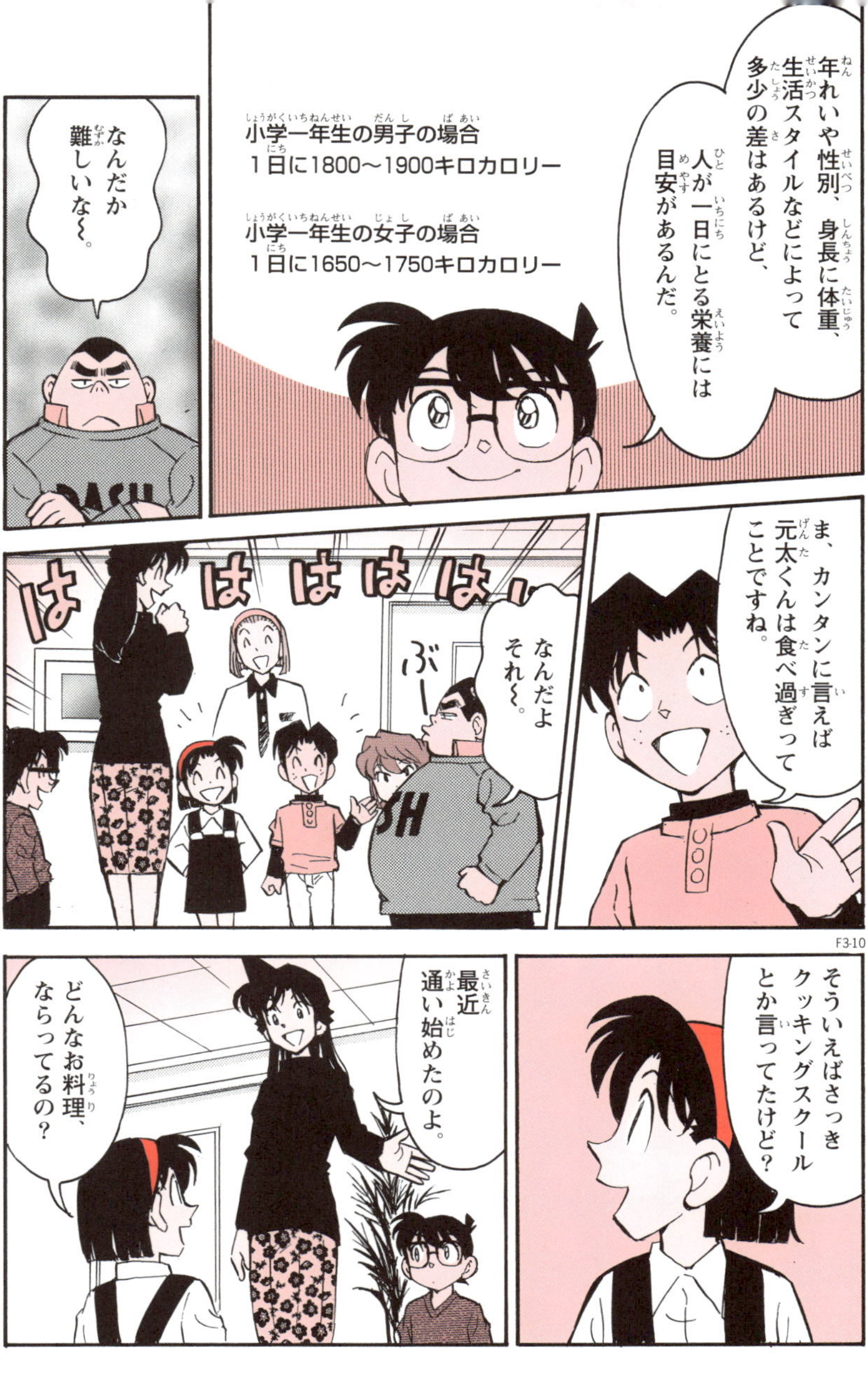
年《ねん》れいや性別《せいべつ》、身長《しんちょう》に体重《たいじゅう》、
生活《せいかつ》スタイルなどによって
多少《たしょう》の差《さ》はあるけど、
人《ひと》が一日《いちにち》にとる栄養《えいよう》には
目安《めやす》があるんだ。
小学一年生《しょうがくいちねんせい》の男子《だんし》の場合《ばあい》
1日《にち》に1800〜1900キロカロリー
小学一年生《しょうがくいちねんせい》の女子《じょし》の場合《ばあい》
1日《にち》に1650〜1750キロカロリー
なんだか難《むずか》しいな〜。
ま、カンタンに言《い》えば元太《げんた》くんは食《た》べ過《す》ぎってことですね。
ははははは
なんだよそれ〜。
ぶー
そういえばさっきクッキングスクールとか言《い》ってたけど？
最近《さいきん》通《かよ》い始《はじ》めたのよ。
どんなお料理《りょうり》、ならってるの？

F3-10

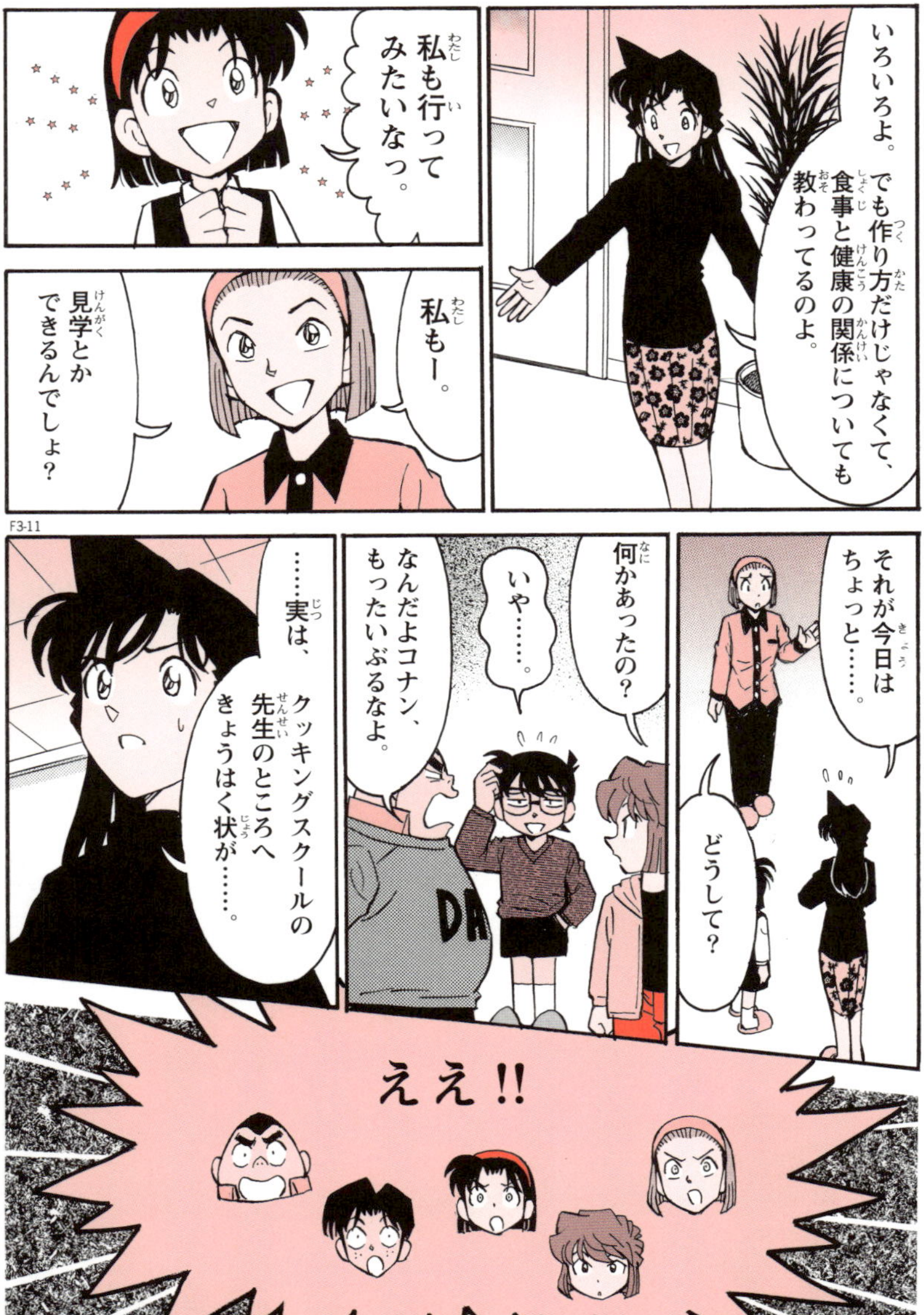

いろいろよ。でも作《つく》り方《かた》だけじゃなくて、食事《しょくじ》と健康《けんこう》の関係《かんけい》についても教《おそ》わってるのよ。

私《わたし》も行《い》ってみたいなっ。

私《わたし》もー。

見学《けんがく》とかできるんでしょ?

それが今日《きょう》はちょっと……。

どうして?

何《なに》かあったの?

いや……。

なんだよコナン、もったいぶるなよ。

……実《じつ》は、
クッキングスクールの先生《せんせい》のところへきょうはく状《じょう》が……。

ええ!!

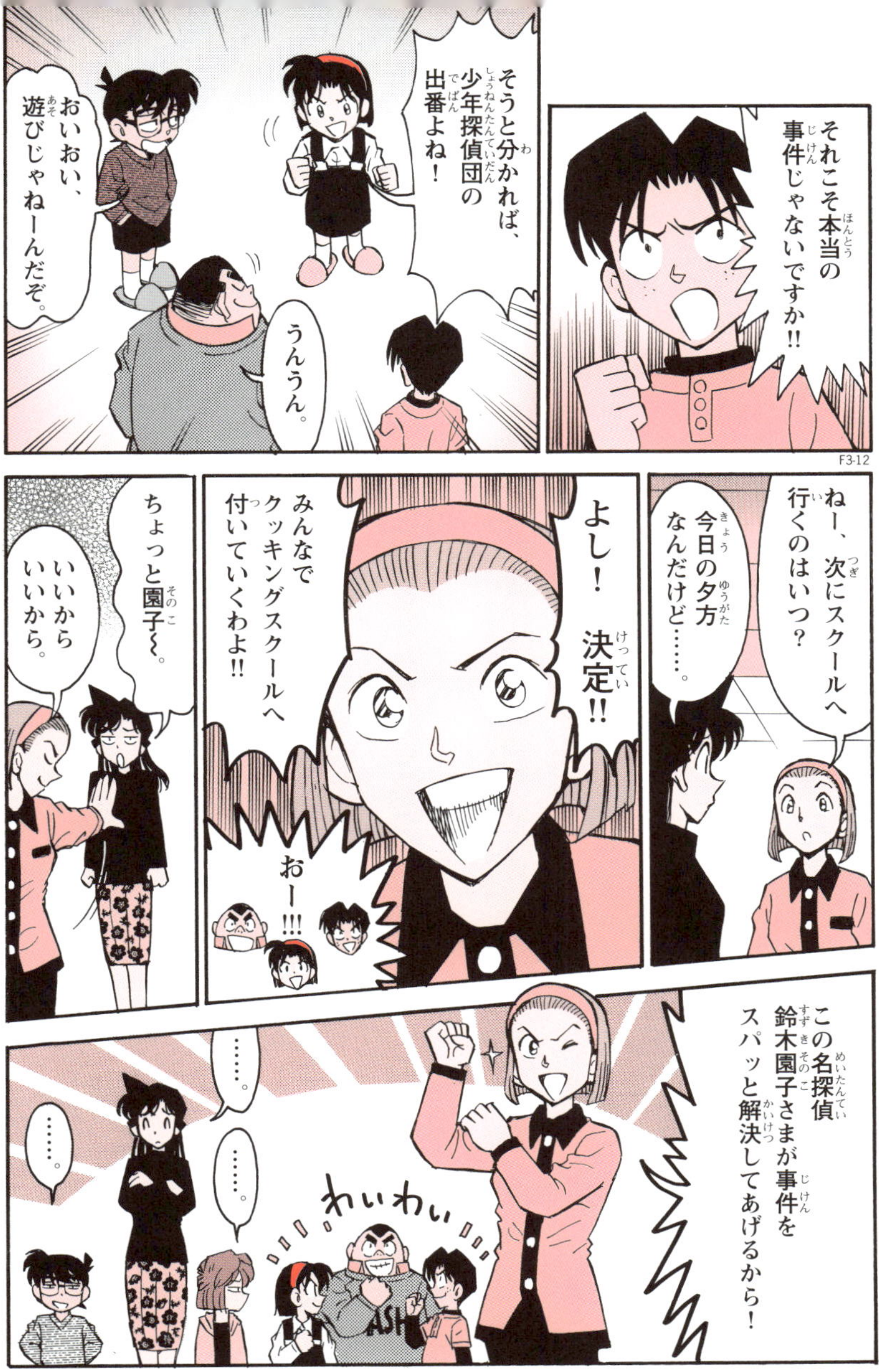
それこそ本当《ほんとう》の事件《じけん》じゃないですか!!
そうと分《わ》かれば、少年探偵団《しょうねんたんていだん》の出番《でばん》よね！
うんうん。
おいおい、遊《あそ》びじゃねーんだぞ。
ねー、次《つぎ》にスクールへ行《い》くのはいつ？
今日《きょう》の夕方《ゆうがた》なんだけど……。
よし！決定《けってい》!!
みんなでクッキングスクールへ付《つ》いていくわよ!!
おー!!!
ちょっと園子《そのこ》〜。
いいからいいから。
この名探偵《めいたんてい》鈴木園子《すずきそのこ》さまが事件《じけん》をスパッと解決《かいけつ》してあげるから！
わいわい
……。
……。
……。

F3-12

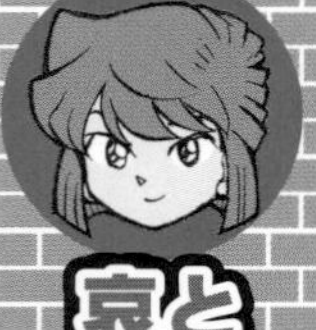

哀《あい》と実験《じっけん》！

ヨーグルトを作《つく》ってみよう！

牛乳《ぎゅうにゅう》がヨーグルトに大変身《だいへんしん》！ 発酵食品《はっこうしょくひん》は身近《みぢか》なもので作《つく》れるのよ。
この実験《じっけん》は火《ひ》を使《つか》うから、おとなの人《ひと》といっしょにやってね。

用意《ようい》するもの

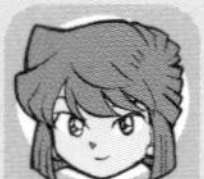

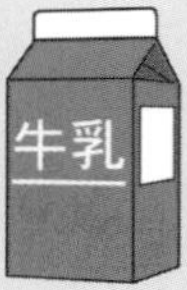

牛乳《ぎゅうにゅう》

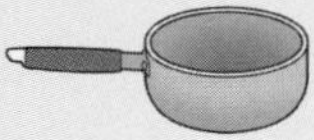

なべ

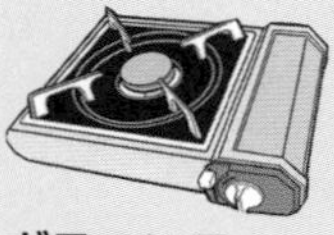

ガスコンロ

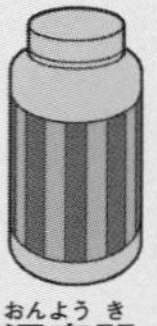

保温容器《ほおんようき》

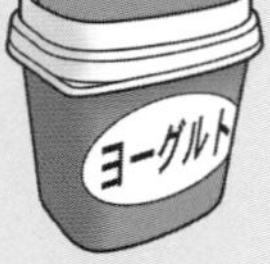

ヨーグルト

ヤケドに注意《ちゅうい》してね！

① 温《あたた》めた牛乳《ぎゅうにゅう》にヨーグルトを加《くわ》える

牛乳《ぎゅうにゅう》200ccを火《ひ》にかけ、50℃くらいになるまで温《あたた》める。火《ひ》を止《と》めたら、ヨーグルトを大《おお》さじ2杯《はい》加《くわ》え、かきまぜよう。

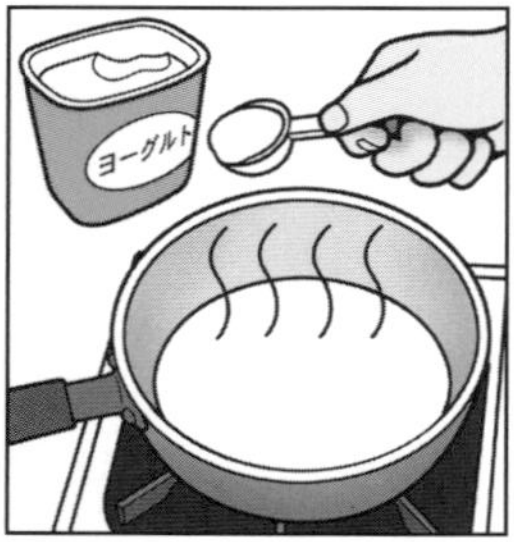

② 保温容器《ほおんようき》に入《い》れて保温《ほおん》しよう

温《あたた》かいまま、保温容器《ほおんようき》に移《うつ》し、8～12時間《じかん》保温《ほおん》しよう。なるべく冷《さ》めないように、毛布《もうふ》などで包《つつ》むといいよ。

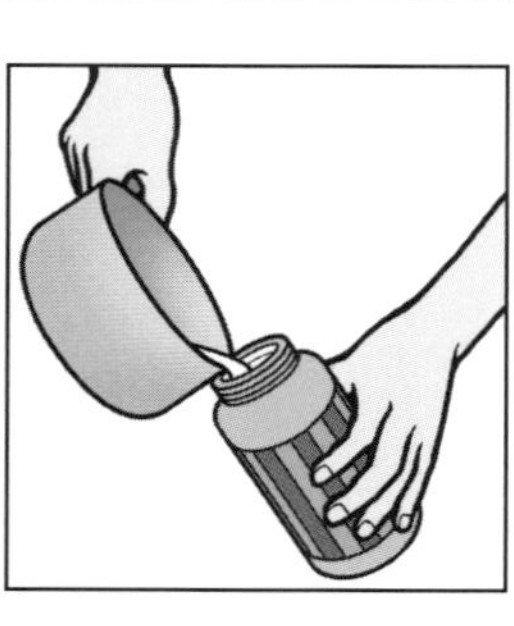

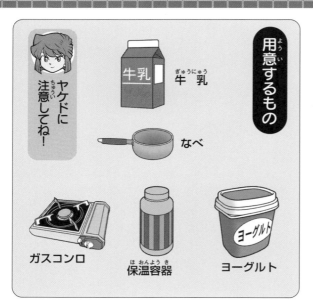

③ 保温容器《ほおんようき》から取《と》り出《だ》そう

8〜12時間《じかん》経《た》ったら、容器《ようき》から中身《なかみ》を取《と》り出《だ》してみよう。牛乳《ぎゅうにゅう》が固《かた》まっていたら大成功《だいせいこう》！ハチミツや好《す》きなフルーツを加《くわ》えて、みんなで食《た》べてみよう。

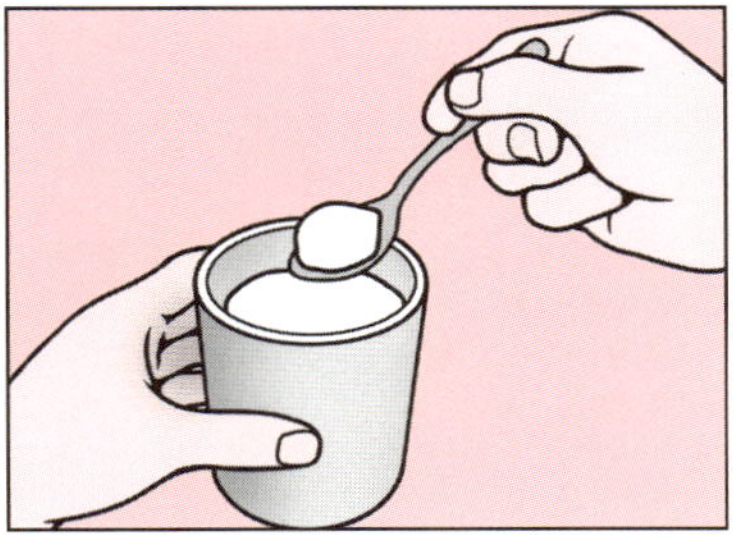

教《おし》えて哀《あい》ちゃん！

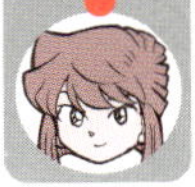

牛乳《ぎゅうにゅう》がヨーグルトになるのはどうして？

ヨーグルトの中《なか》には「乳酸菌《にゅうさんきん》」という菌《きん》が入《はい》っているの。この菌《きん》が、牛乳《ぎゅうにゅう》にふくまれる糖分《とうぶん》を分解《ぶんかい》して乳酸《にゅうさん》という物質《ぶっしつ》を作《つく》り、さらに、乳酸《にゅうさん》が牛乳《ぎゅうにゅう》のたんぱく質《しつ》を固《かた》めることによって、ヨーグルトが出来《でき》たのよ。これはつまり、牛乳《ぎゅうにゅう》が発酵《はっこう》した、ということなの。

この乳酸菌《にゅうさんきん》は温度《おんど》が35〜38℃で最《もっと》も活発《かっぱつ》に働《はたら》くの。50℃に温《あたた》めたなべの中《なか》身《み》を保温容器《ほおんようき》に移《うつ》すと、だいたいこの温度《おんど》になるから、保温容器《ほおんようき》の中《なか》で発酵《はっこう》が進《すす》むのよ。

乳酸菌《にゅうさんきん》って何《なに》？

乳酸菌《にゅうさんきん》は、牛乳《ぎゅうにゅう》を発《はっ》酵《こう》させてヨーグルトを作《つく》るのに欠《か》かせないもの。自然《しぜん》界《かい》のあらゆるところにいて、人間《にんげん》の腸《ちょう》の中《なか》にもいるものよ。

また、乳酸菌《にゅうさんきん》は善玉菌《ぜんだまきん》とも呼《よ》ばれているわ。悪玉《あくだま》菌《きん》のように体《からだ》に悪《わる》いものを作《つく》ることがなく、食《た》べ物《もの》の腐敗《ふはい》を防《ふせ》ぐなど、体《からだ》にとってもいい菌《きん》なの。消化《しょうか》を助《たす》ける働《はたら》きもするから、牛乳《ぎゅうにゅう》を飲《の》むとお腹《なか》がゴロゴロするという人《ひと》でも、ヨーグルトならおすすめよ。

善玉菌《ぜんだまきん》と悪玉菌《あくだまきん》のちがい

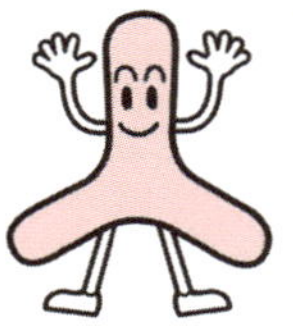

善玉菌《ぜんだまきん》（乳酸菌《にゅうさんきん》など）

消化《しょうか》・吸収《きゅうしゅう》を助《たす》けたり、病気《びょうき》に対《たい》する抵《てい》抗力《こうりょく》をつけるなど、体《からだ》にいい菌《きん》。

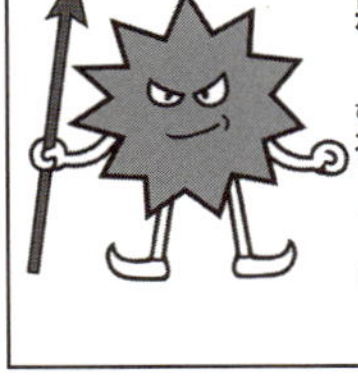

悪玉菌《あくだまきん》

病気《びょうき》などのもとになるものを作《つく》る、体《からだ》に悪《わる》い菌《きん》。

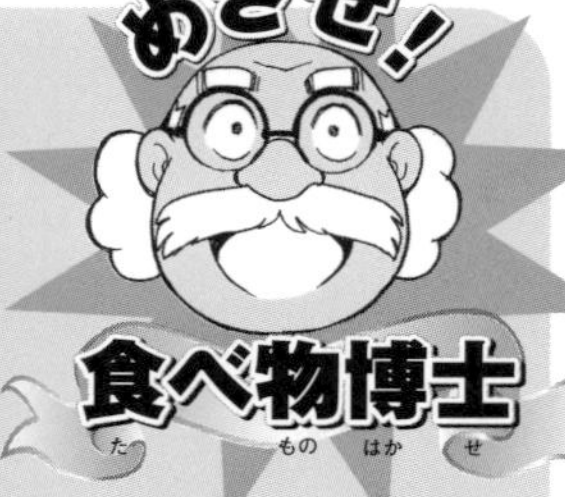

めざせ！食《た》べ物《もの》博士《はかせ》

食《た》べ物《もの》を発酵《はっこう》させる微生物《びせいぶつ》

発酵《はっこう》を行《おこな》う微生物《びせいぶつ》は一般的《いっぱんてき》に、細菌《さいきん》、酵母《こうぼ》、カビの3種類《しゅるい》に分《わ》けられている。それぞれの働《はたら》きと、発酵《はっこう》によって作《つく》られる食《た》べ物《もの》について見《み》ていこう。

細菌《さいきん》

細菌《さいきん》はバクテリアともいわれ、発酵《はっこう》すると、食《た》べ物《もの》を酸《す》っぱくしたり、ねばねばさせるなどの働《はたら》きをする。

前《ぜん》ページの実験《じっけん》で、牛《ぎゅう》乳《にゅう》を発酵《はっこう》させた乳酸菌《にゅうさんきん》も細菌《さいきん》の仲間《なかま》。だから、出《で》来《き》たヨーグルトを食《た》べたら酸味《さんみ》があったはずだ。乳酸菌《にゅうさんきん》は、ヨーグルトのほか、漬《つ》け物《もの》の熟成《じゅくせい》などにも役立《やくだ》っている。

また、ねばねばした食《た》べ物《もの》の代表的《だいひょうてき》なものとして納豆《なっとう》がある。納豆菌《なっとうきん》という細菌《さいきん》が大豆《だいず》を発酵《はっこう》させ、ねばねば糸《いと》を引《ひ》く納豆《なっとう》になるんだ。

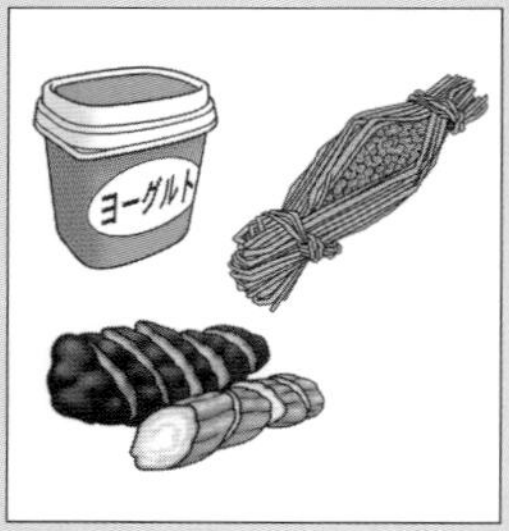

酵母《こうぼ》

酵母《こうぼ》は主《おも》にアルコール発《はっ》酵《こう》する微生物《びせいぶつ》。日本酒《にほんしゅ》やパン、みそ、しょうゆなどの発酵《はっこう》や熟成《じゅくせい》に役立《やくだ》つんだ。

自家製《じかせい》パンを作《つく》る実験《じっけん》で使《つか》ったイースト菌《きん》のように、糖類《とうるい》を取《と》りこみ、代《か》わりにアルコールと二酸化炭《にさんかたん》素《そ》を出《だ》すのが酵母《こうぼ》の特《とく》徴《ちょう》。例《たと》えば、お米《こめ》など糖《とう》類《るい》をふくむものからお酒《さけ》ができるのも、この酵母《こうぼ》の働《はたら》きのおかげだ。

ちなみに、パンがお酒《さけ》にならなかったのは、パン生地《きじ》に糖分《とうぶん》が少《すこ》ししかふくまれていないからなんだよ。

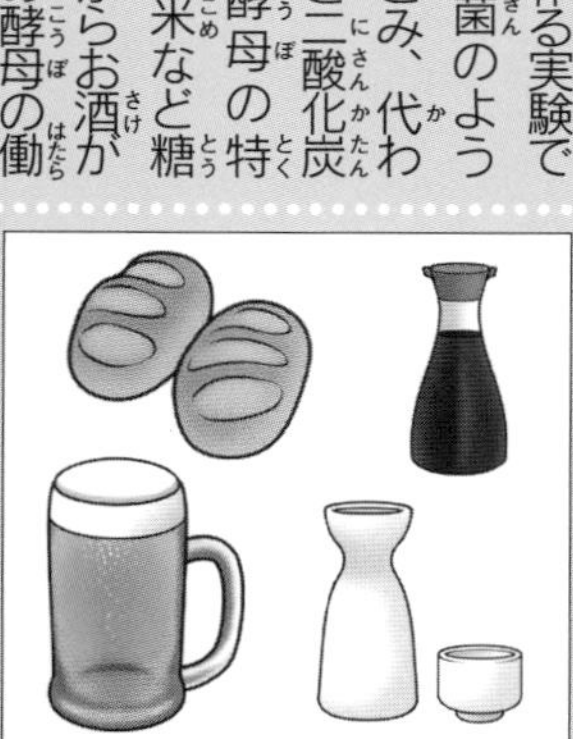

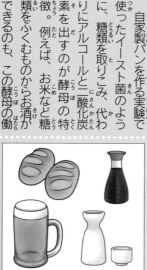

カビ

カビというと、「食《た》べ物《もの》を悪《わる》くする」というイメージが強《つよ》いけど、ちゃんと発酵《はっこう》して、食《た》べ物《もの》の役《やく》に立《た》つことも多《おお》いんだ。

食《た》べ物《もの》を発酵《はっこう》させるカビの大部分《だいぶぶん》はコウジカビの仲間《なかま》で、酵母《こうぼ》とともにお酒《さけ》やみそなどを作《つく》るのに欠《か》かせない。ほかにも、カツオブシの香《かお》りやうま味《み》もカビの働《はたら》きによるものだし、白《しろ》カビチーズや青《あお》カビチーズもカビによって熟成《じゅくせい》させた食《た》べ物《もの》なんだ。食《た》べ物《もの》以外《いがい》では、ペニシリンという薬《くすり》を作《つく》る時《とき》などにも、カビの働《はたら》きを利用《りよう》しているね。

でも、やはり「くさること」と「発酵《はっこう》」はちがう。例《たと》えば、おもちにつくカビなど、食《た》べ物《もの》を長《なが》いあいだ放《ほお》っておくことでついたカビは、体《からだ》に悪《わる》いものが多《おお》いから、むやみに食《た》べてはいけないよ。

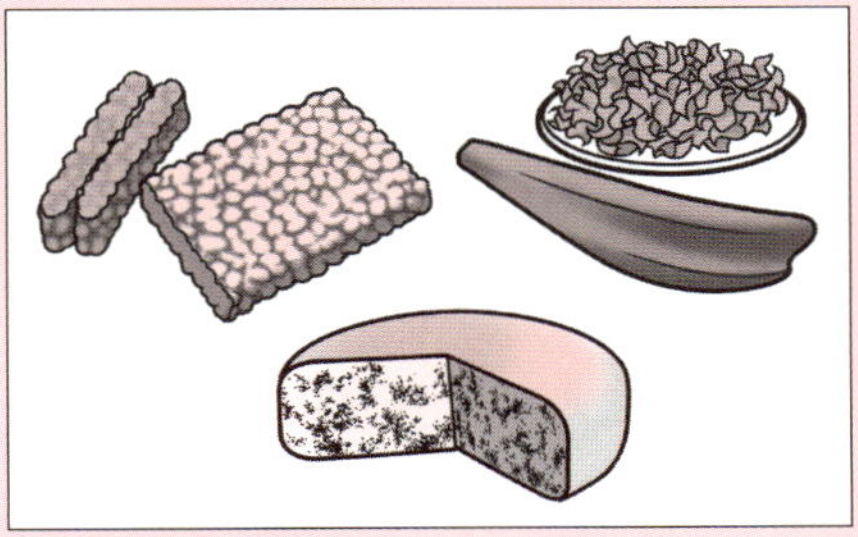

インドネシアの納豆《なっとう》「テンペ」

インドネシアの伝統的《でんとうてき》な食《た》べ物《もの》にテンペがある。納豆《なっとう》と同《おな》じように大豆《だいず》を発酵《はっこう》させて作《つく》るが、納豆《なっとう》が納豆菌《なっとうきん》（細菌《さいきん》）の働《はたら》きを利用《りよう》するのに対《たい》し、テンペはテンペ菌《きん》というカビの働《はたら》きを利用《りよう》している。それぞれのちがいは、下《した》の表《ひょう》を見《み》てね。

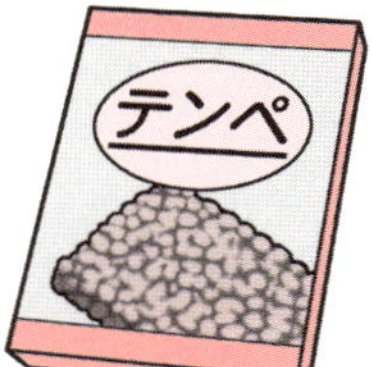

	テンペ	納豆《なっとう》
ねばり	なし	あり
におい	ごく弱《よわ》い	強《つよ》い
味《あじ》	あっさり	うま味《み》が強《つよ》い
微生物《びせいぶつ》	カビ	細菌《さいきん》
発酵時間《はっこうじかん》	30℃で約《やく》24時間《じかん》	40℃で約《やく》18時間《じかん》

もとになる材料《ざいりょう》が同《おな》じでも、発酵《はっこう》させる微生物《びせいぶつ》によってこんなちがいがある。納豆《なっとう》が苦手《にがて》な人《ひと》でも、テンペなら食《た》べられるかもしれないね。

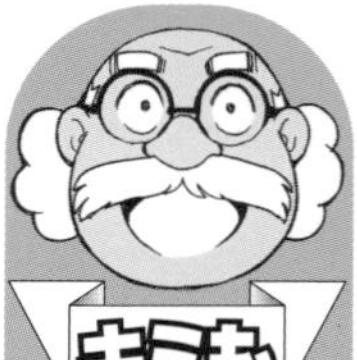

キミも実験《じっけん》!

フルーツゼリーを作《つく》ってみよう！

発酵《はっこう》のほかにも、ゼラチンの特徴《とくちょう》を利用《りよう》すれば液体《えきたい》を固《かた》めることができる。
この実験《じっけん》は火《ひ》を使《つか》うから、おとなの人《ひと》とやろう。

用意《ようい》するもの

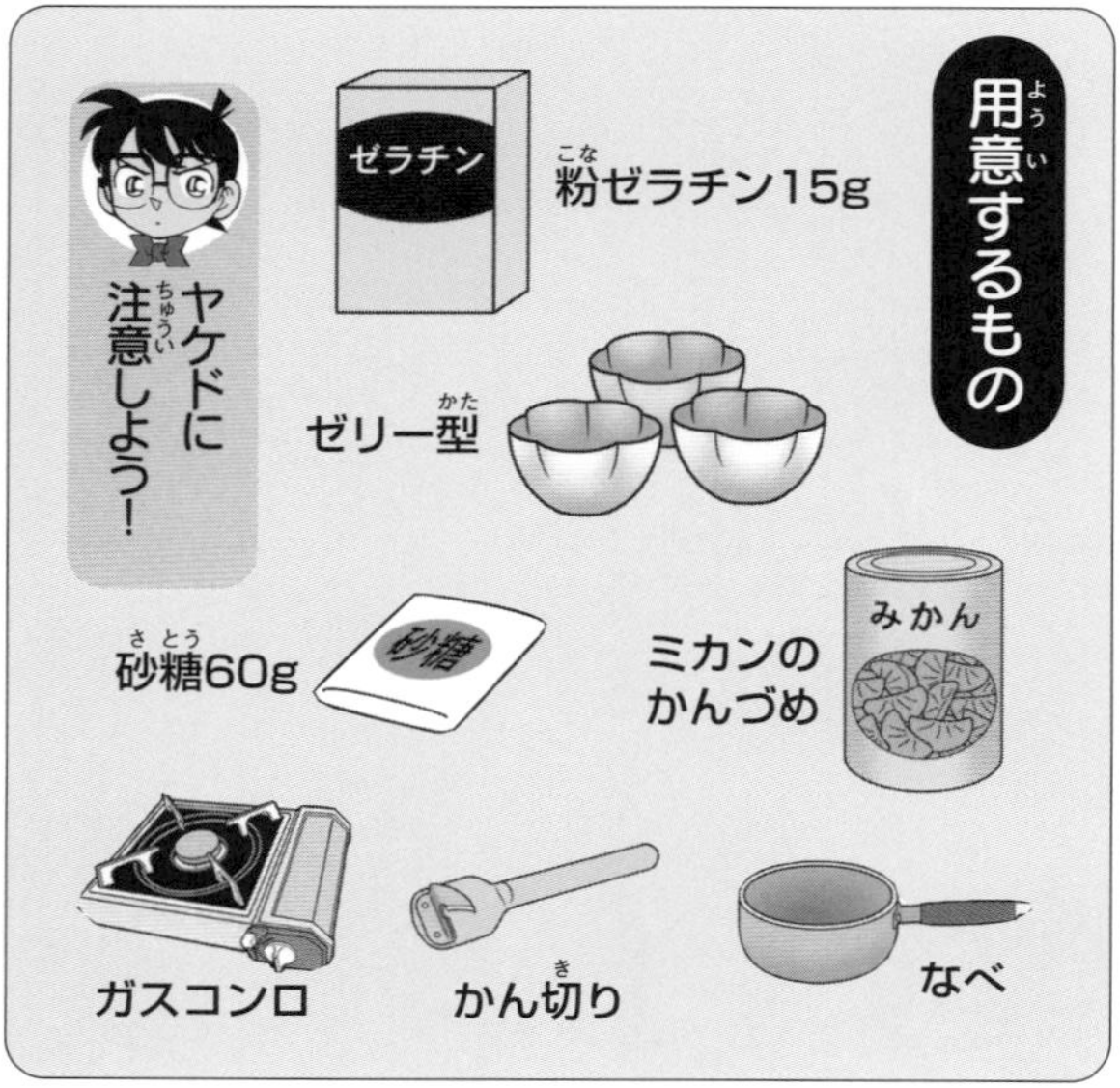
ヤケドに注意《ちゅうい》しよう！
ゼラチン
粉《こな》ゼラチン15g
ゼリー型《かた》
みかん
ミカンのかんづめ
砂糖
砂糖《さとう》60g
ガスコンロ
かん切《き》り
なべ

① ゼラチンを溶《と》かそう

水《みず》150ccを入《い》れたなべを火《ひ》にかける。そこへ、あらかじめ水《みず》でふやかした粉《こな》ゼラチンを入《い》れ、弱火《よわび》で温《あたた》めながら溶《と》かそう。

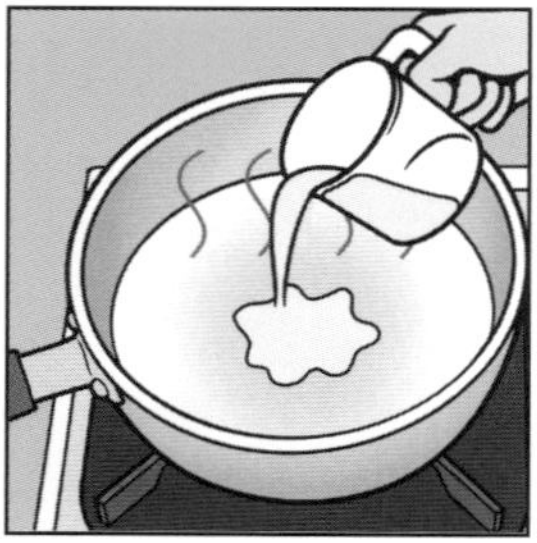

② ゼラチンにほかの材料《ざいりょう》を加《くわ》えよう

粉《こな》ゼラチンが溶《と》けたら、砂糖《さとう》60gを加《くわ》え、弱火《よわび》で溶《と》かす。さらに水《みず》200ccとかんづめのシロップ100ccを加《くわ》える。

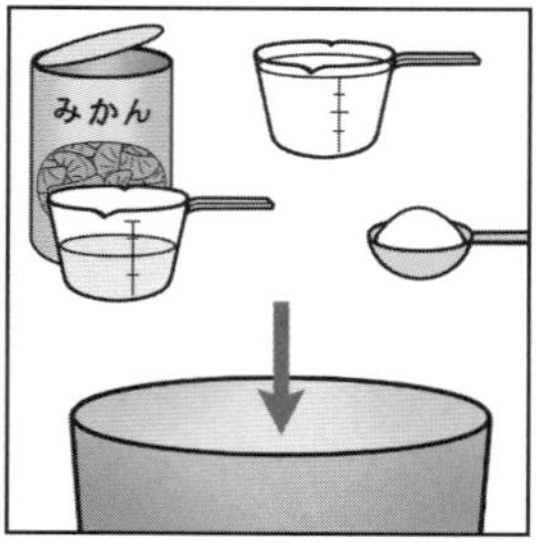
みかん

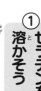

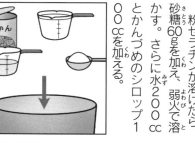

③ゼリー型《かた》に入《い》れて冷《ひ》やそう

ゼリー型《かた》を水《みず》でぬらし、かんづめのミカンを入《い》れよう。そこへ、冷《さ》ましたなべの中身《なかみ》を流《なが》し入《い》れ、冷蔵庫《れいぞうこ》で冷《ひ》やせば出来上《できあ》がり。

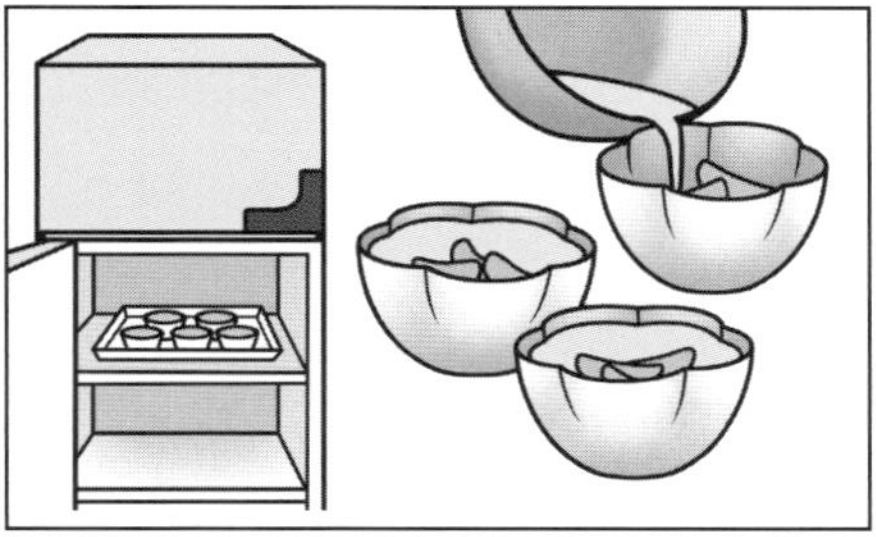

教《おし》えて博士《はかせ》！

ゼラチンって何《なに》？

動物《どうぶつ》の骨《ほね》や皮《かわ》などにふくまれるたんぱく質《しつ》から作《つく》られたもので、温《あたた》めると溶《と》けるんだ。

ここで問題《もんだい》

ゼリーは、入《い》れるフルーツによって固《かた》まらないことがある。そのフルーツは次《つぎ》のどれ？
①バナナ、②イチゴ、③パイナップル。実験《じっけん》して答《こた》えをみつけよう。
（答《こた》えは113ページ）

寒天《かんてん》でも液体《えきたい》は固《かた》まる

実験《じっけん》ではゼラチンを使《つか》ったけど、寒天《かんてん》もゼラチンと同《おな》じように、お湯《ゆ》に溶《と》かしてから冷《さ》ますと固《かた》まるんだ。寒天《かんてん》は35～40℃で固《かた》まるから、冷蔵庫《れいぞうこ》で冷《ひ》やさなくてもOK《オーケー》だよ。

体《からだ》にやさしい寒天《かんてん》

ゼラチンは、動物《どうぶつ》のたんぱく質《しつ》から作《つく》られるのでカロリーがある。一方《いっぽう》の寒天《かんてん》は、テングサという海《かい》そうから作《つく》られるので、カロリーはゼロ。ダイエットに効果的《こうかてき》だ。そのうえ食物《しょくもつ》せんいがたくさんふくまれているから、お腹《なか》の中《なか》の不要《ふよう》な物《もの》を取《と》り去《さ》ってくれる働《はたら》きもあるんだよ。

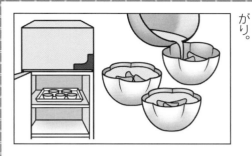

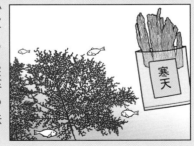

FILE ファイル 4

調理《ちょうり》の仕方《しかた》で卵《たまご》が変身《へんしん》!!

クッキングスクールへ向《む》かうとちゅう、元太《げんた》がおいしそうなたまごサンドを発見《はっけん》!
「たまごサンドなんて、卵《たまご》をゆでるだけ」と光彦《みつひこ》は言《い》うが……。

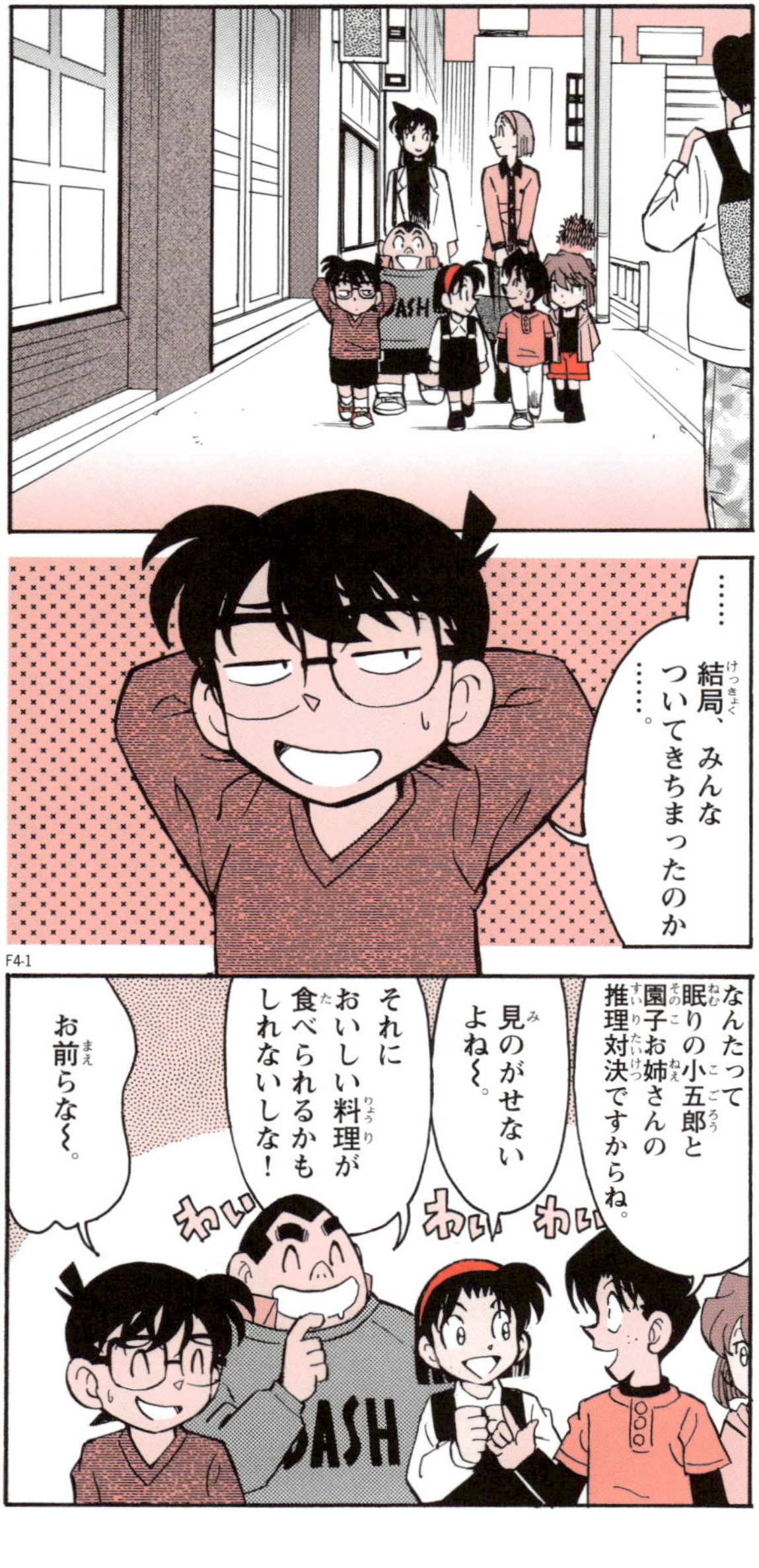
……結局《けっきょく》、みんなついてきちまったのか……。
なんたって眠《ねむ》りの小五郎《こごろう》と園子《そのこ》お姉《ねえ》さんの推理対決《すいりたいけつ》ですからね。
見《み》のがせないよね～。
それにおいしい料理《りょうり》が食《た》べられるかもしれないしな!
わい
わい
わい
お前《まえ》らな～。

F4-1

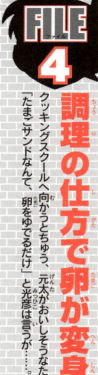

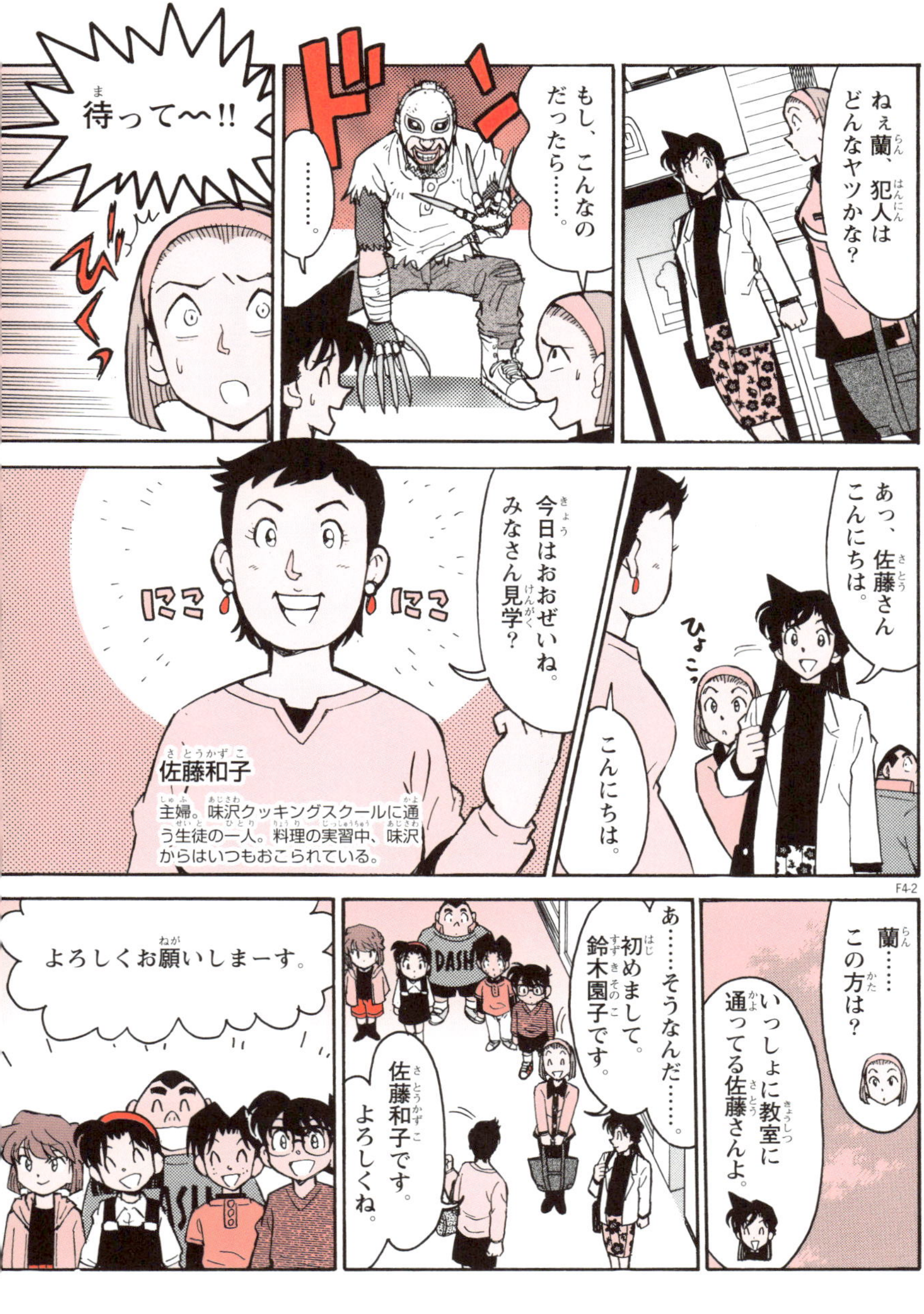
ねぇ蘭《らん》、犯人《はんにん》はどんなヤツかな？

もし、こんなのだったら……。

ドン
………。

待《ま》って〜!!

びくっ
あっ、佐藤《さとう》さんこんにちは。

ひょこっ
こんにちは。

今日《きょう》はおおぜいね。みなさん見学《けんがく》？

にこにこ
佐藤和子《さとうかずこ》
主婦《しゅふ》。味沢《あじさわ》クッキングスクールに通《かよ》う生徒《せいと》の一人《ひとり》。料理《りょうり》の実習中《じっしゅうちゅう》、味沢《あじさわ》からはいつもおこられている。

蘭《らん》……この方《かた》は？

いっしょに教室《きょうしつ》に通《かよ》ってる佐藤《さとう》さんよ。

あ……そうなんだ……。初《はじ》めまして。鈴木園子《すずきそのこ》です。

佐藤和子《さとうかずこ》です。よろしくね。

よろしくお願《ねが》いしまーす。

F4-2

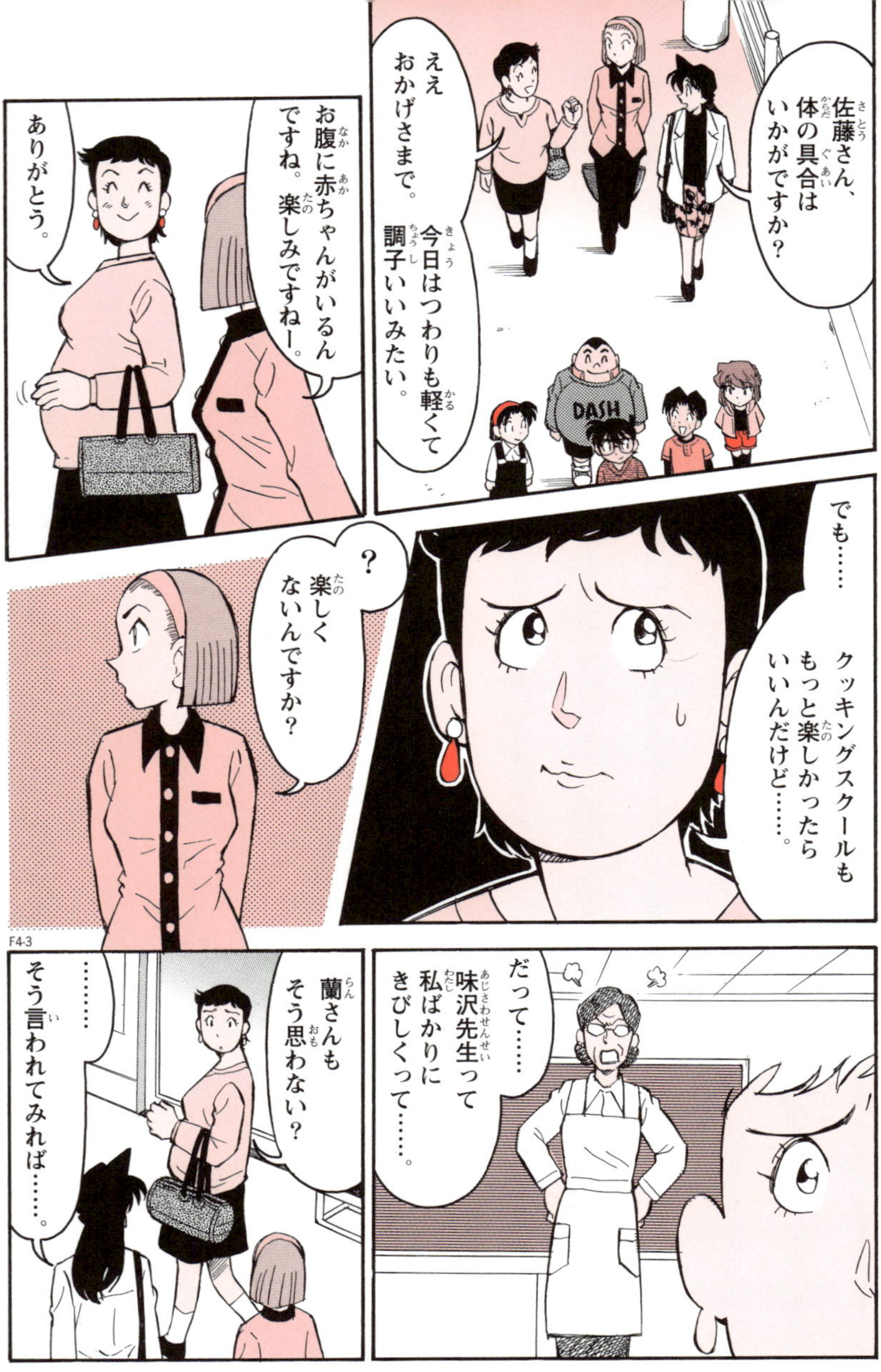

佐藤《さとう》さん、体《からだ》の具合《ぐあい》はいかがですか?
ええ おかげさまで。今日《きょう》はつわりも軽《かる》くて調子《ちょうし》いいみたい。
お腹《なか》に赤《あか》ちゃんがいるんですね。楽《たの》しみですねー。
ありがとう。
でも……
クッキングスクールももっと楽《たの》しかったらいいんだけど……。
?
楽《たの》しくないんですか?
だって……味沢先生《あじさわせんせい》って私《わたし》ばかりにきびしくって……。
蘭《らん》さんもそう思《おも》わない?
……
そう言《い》われてみれば……。

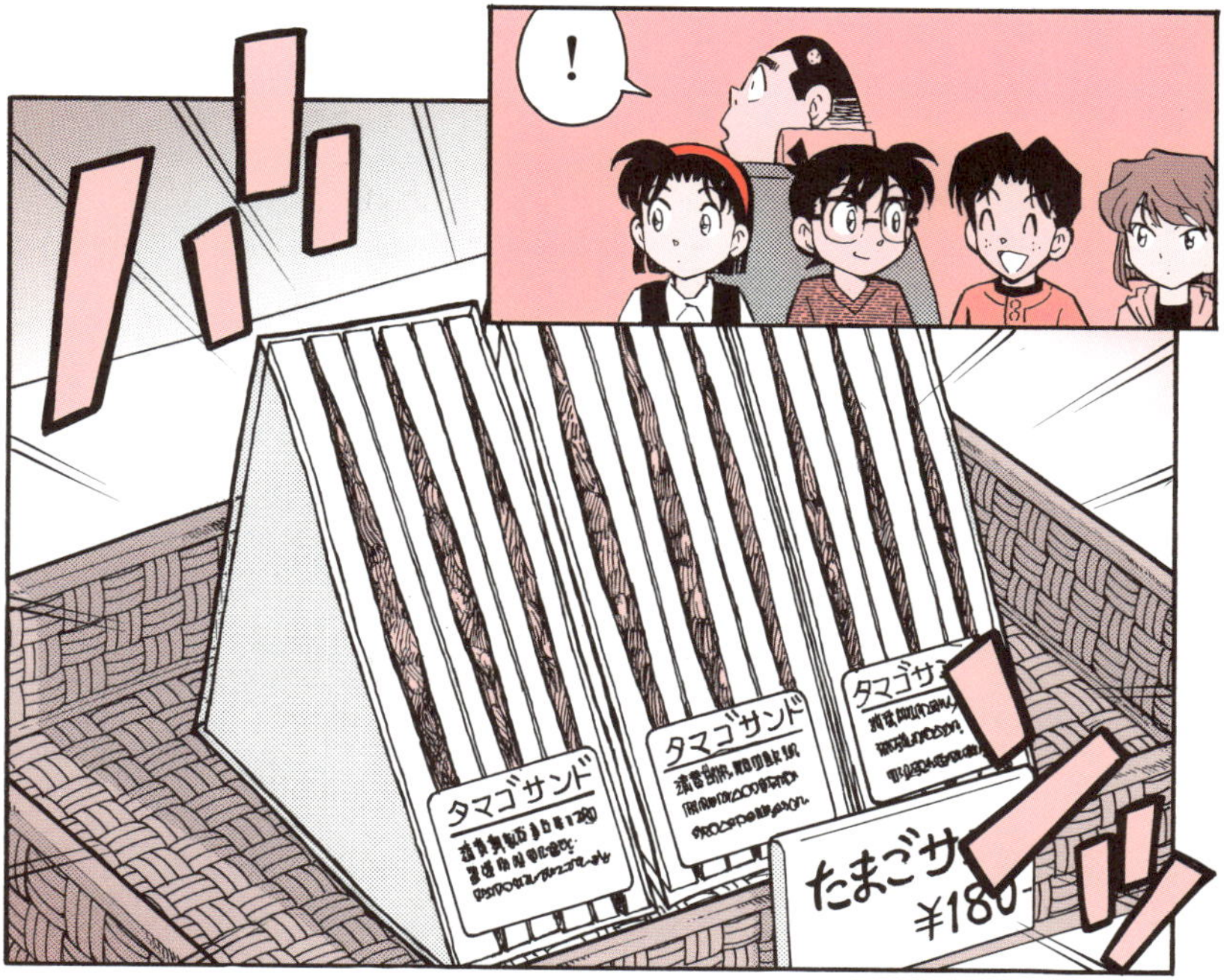
!
タマゴサンド
タマゴサンド
タマゴサ
たまごサ
¥180-

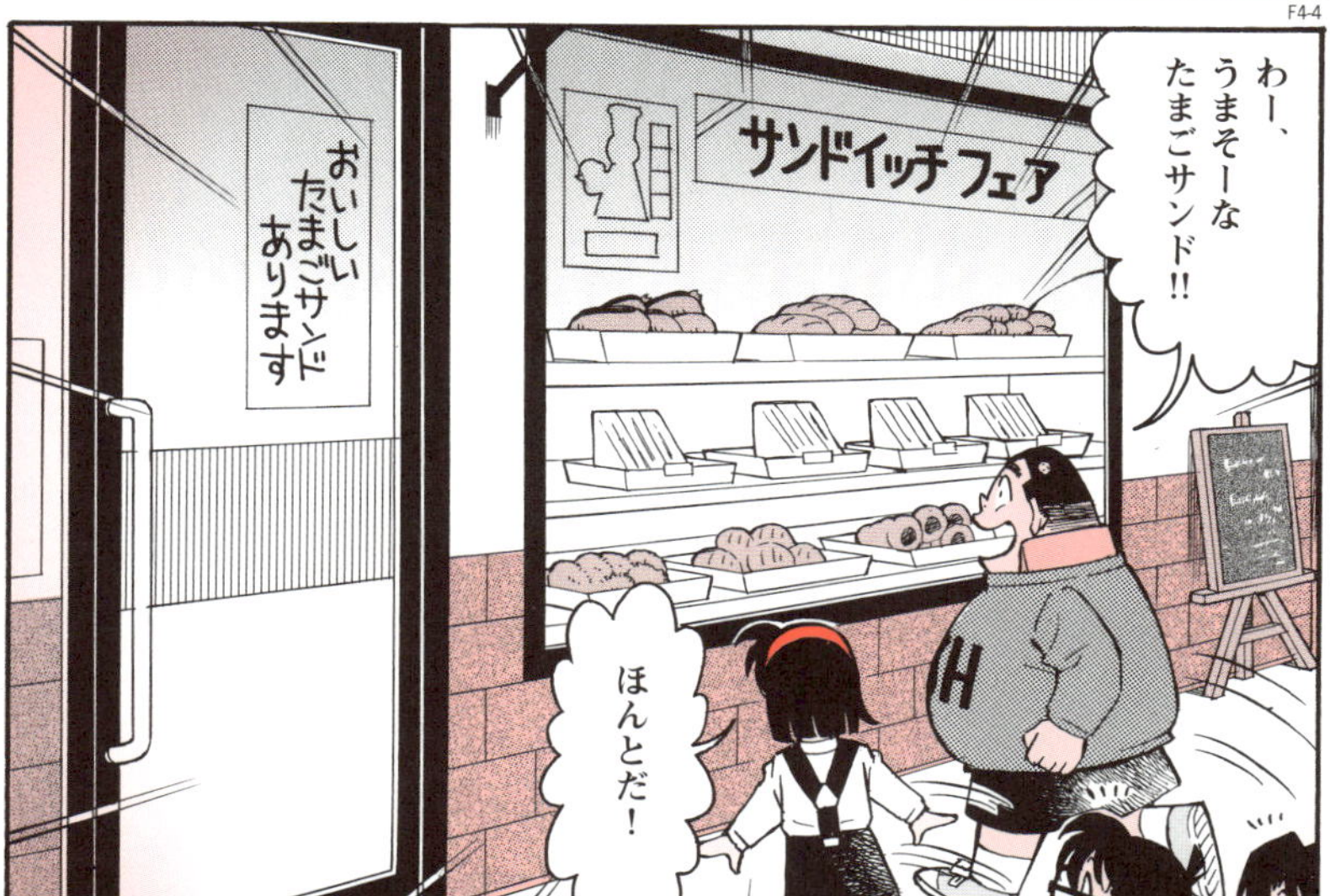
わー、うまそーなたまごサンド!!
サンドイッチフェア
おいしいたまごサンドあります
ほんとだ！

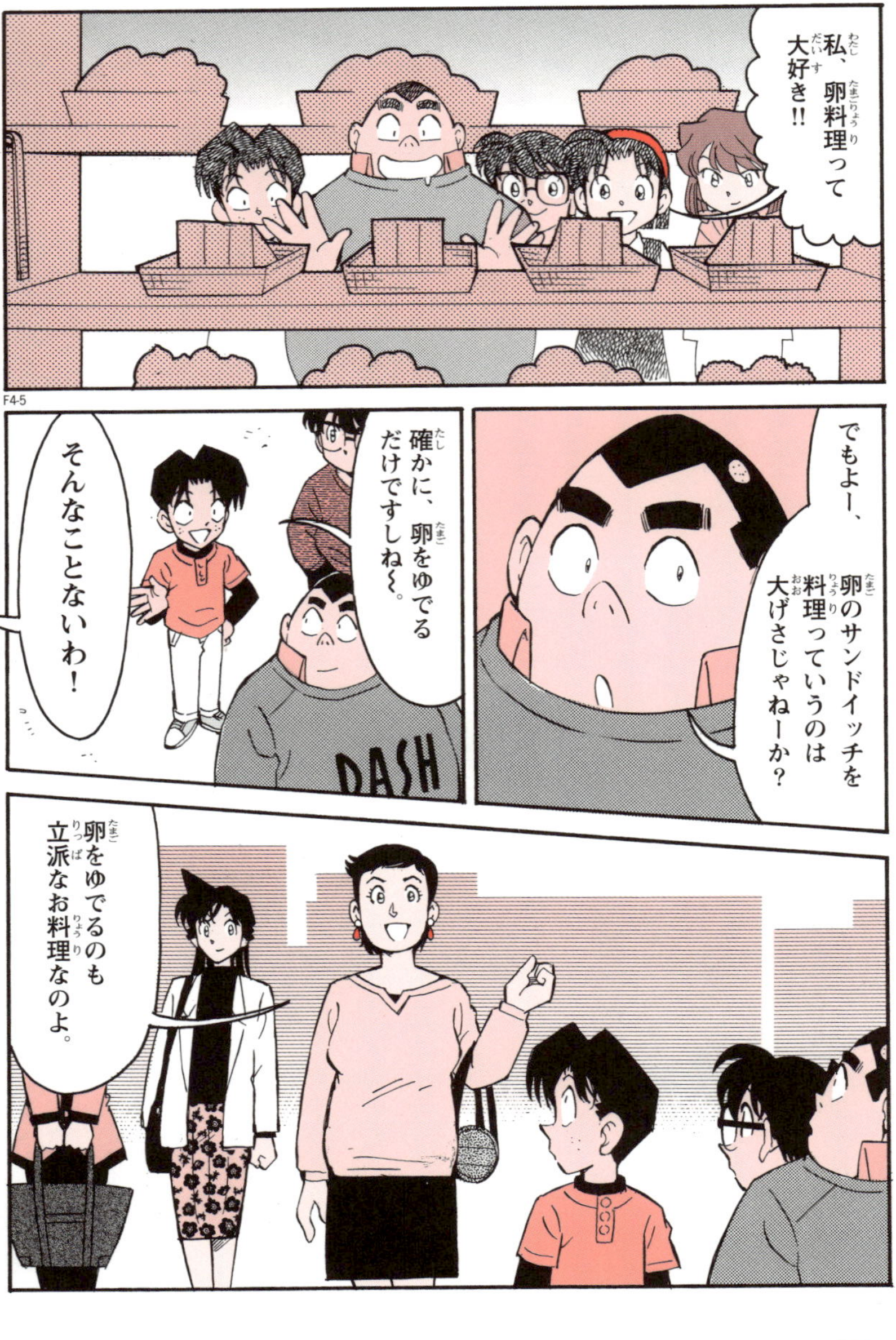
私《わたし》、卵料理《たまごりょうり》って大好《だいす》き!!
でもよー、卵《たまご》のサンドイッチを料理《りょうり》っていうのは大《おお》げさじゃねーか？
確《たし》かに、卵《たまご》をゆでるだけですしね〜。
そんなことないわ！
卵《たまご》をゆでるのも立派《りっぱ》なお料理《りょうり》なのよ。
DASH

F4-5

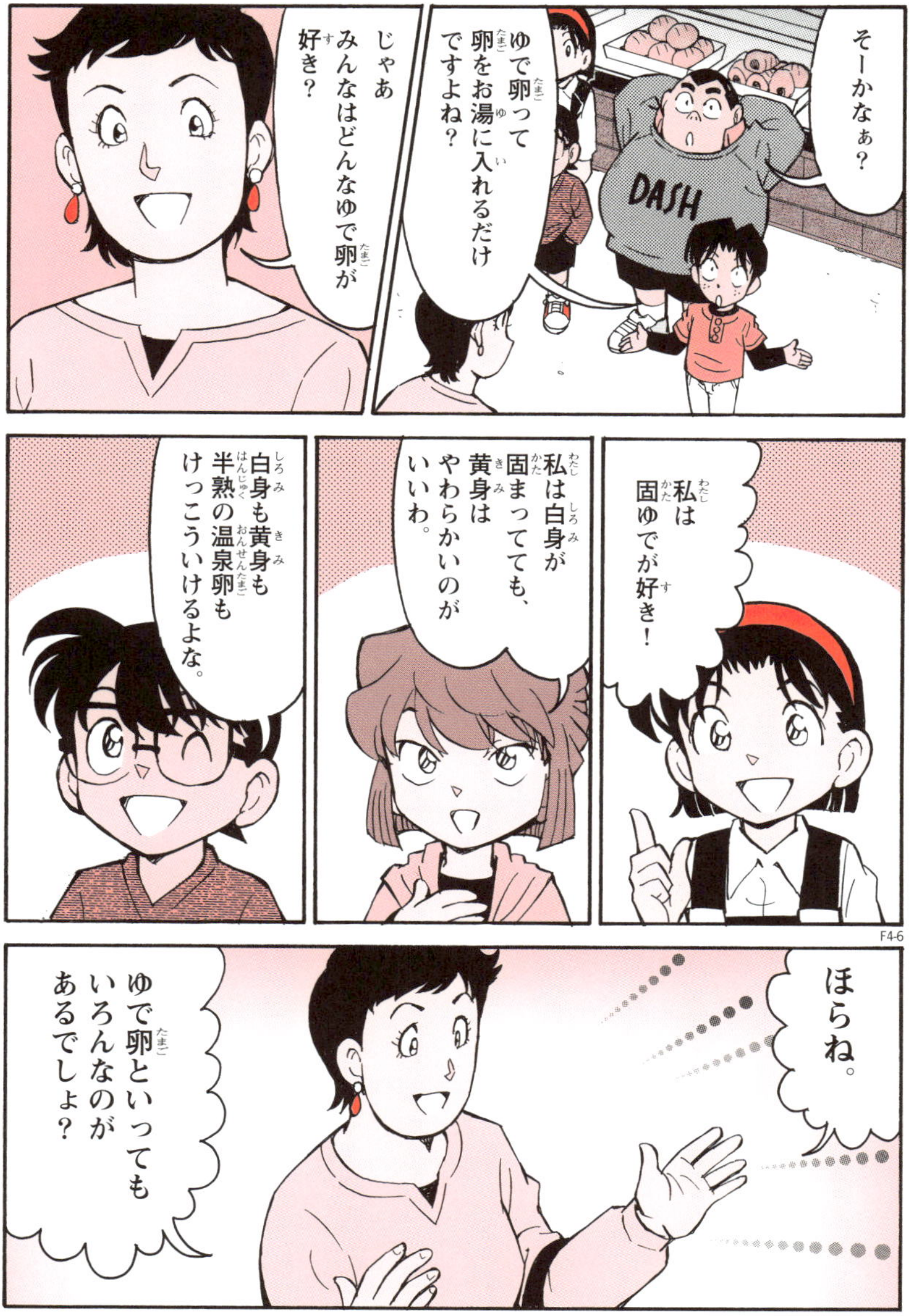

そーかなぁ？
DASH
ゆで卵《たまご》って卵《たまご》をお湯《ゆ》に入《い》れるだけですよね？
じゃあ みんなはどんなゆで卵《たまご》が好《す》き？
私《わたし》は固《かた》ゆでが好《す》き！
私《わたし》は白身《しろみ》が固《かた》まってても、黄身《きみ》はやわらかいのがいいわ。
白身《しろみ》も黄身《きみ》も半熟《はんじゅく》の温泉卵《おんせんたまご》もけっこういけるよな。
ほらね。
ゆで卵《たまご》といってもいろんなのがあるでしょ？

F4-6

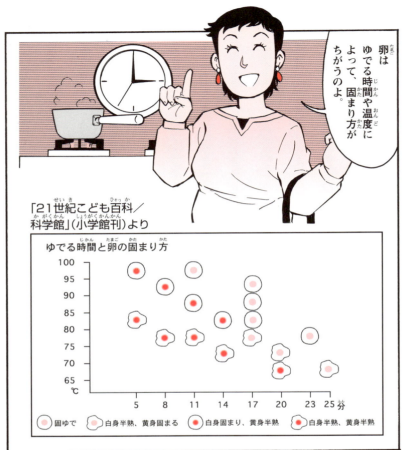

「21世紀《せいき》こども百科《ひゃっか》／科学館《かがくかん》」（小学館刊《しょうがくかんかん》）より

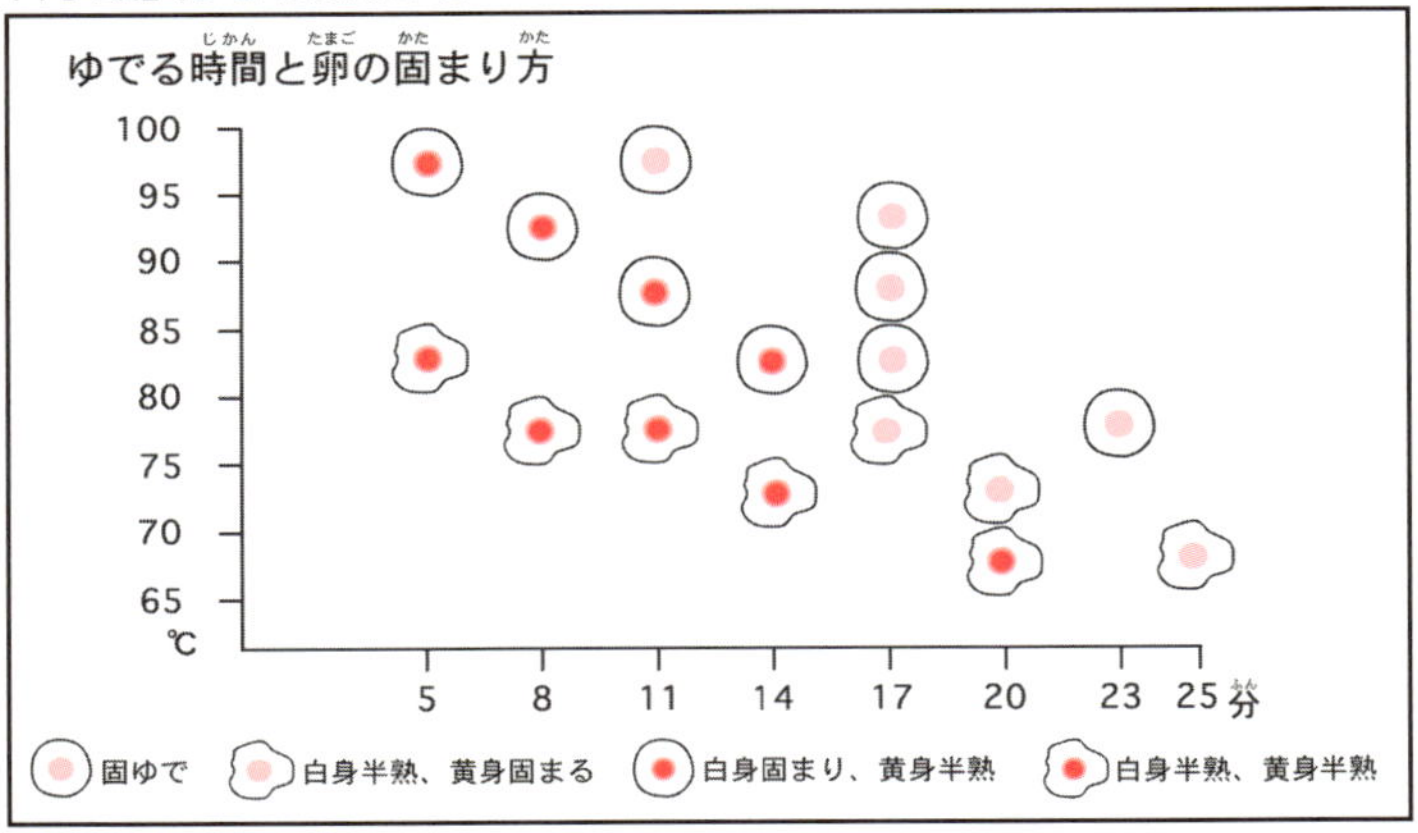

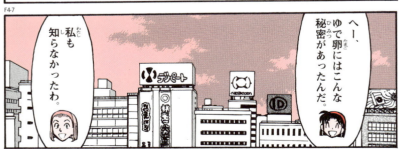

F4-7

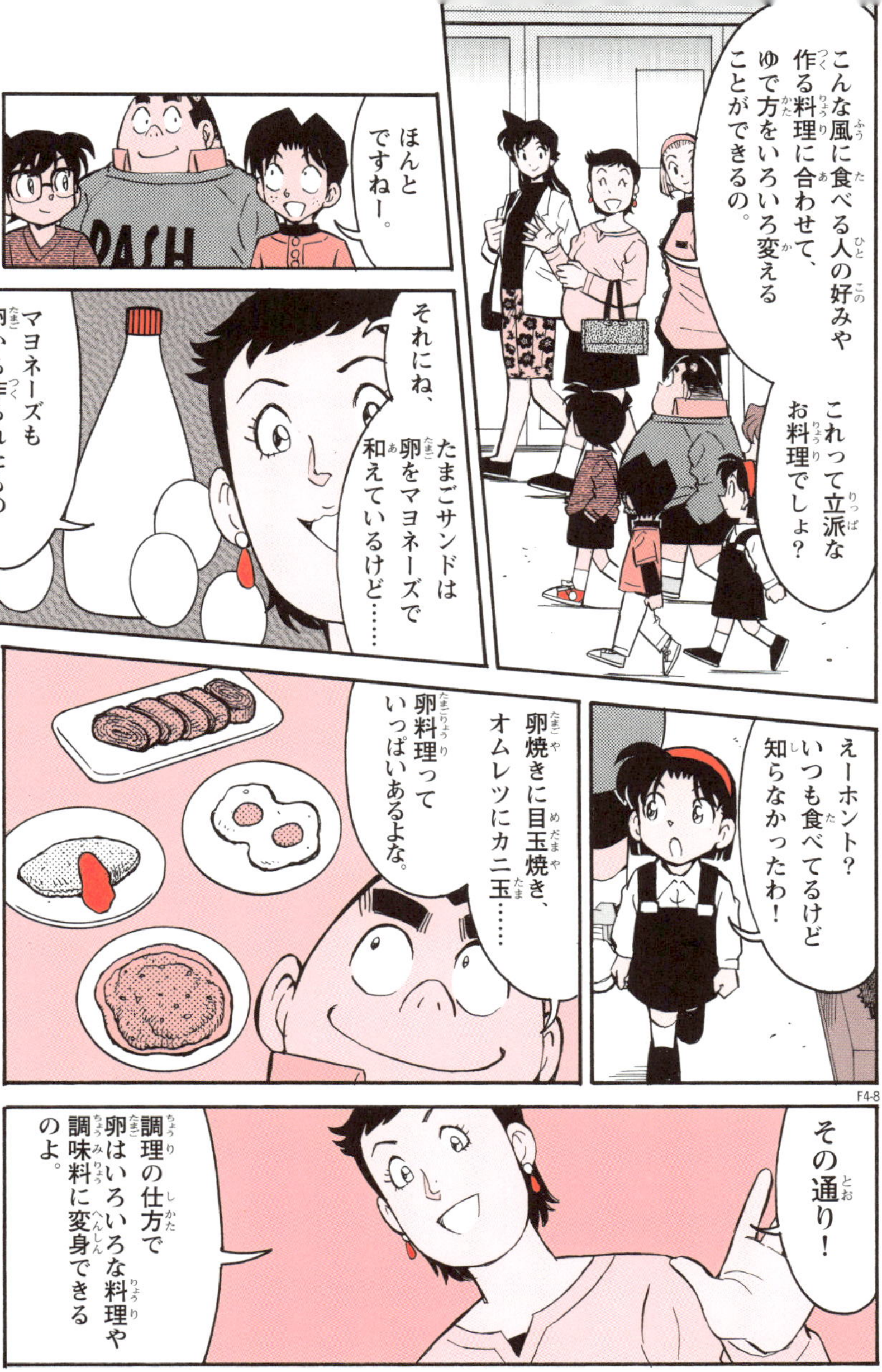
こんな風《ふう》に食《た》べる人《ひと》の好《この》みや作《つく》る料理《りょうり》に合《あ》わせて、ゆで方《かた》をいろいろ変《か》えることができるの。

これって立派《りっぱ》なお料理《りょうり》でしょ？

ほんとですねー。

それにね、たまごサンドは卵《たまご》をマヨネーズで和《あ》えているけど……

マヨネーズも卵《たまご》から作《つく》られたものなのよ。

えーホント？いつも食《た》べてるけど知《し》らなかったわ！

卵焼《たまごや》きに目玉焼《めだまや》き、オムレツにカニ玉《たま》……

卵料理《たまごりょうり》っていっぱいあるよな。

その通《とお》り！

調理《ちょうり》の仕方《しかた》で卵《たまご》はいろいろな料理《りょうり》や調味料《ちょうみりょう》に変身《へんしん》できるのよ。

F4-8

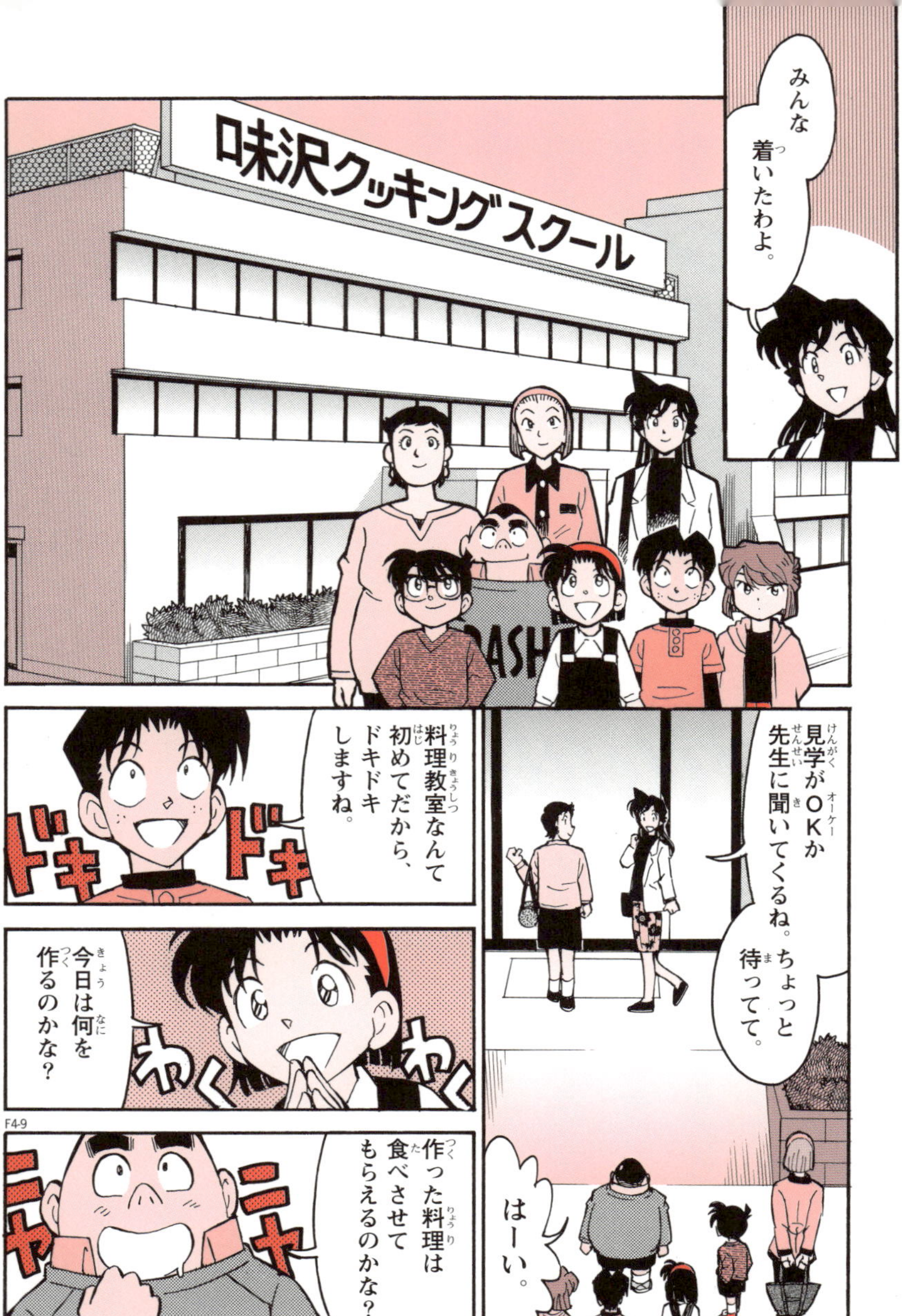
みんな着《つ》いたわよ。
味沢クッキングスクール
見学《けんがく》がOK《オーケー》か先生《せんせい》に聞《き》いてくるね。
ちょっと待《ま》ってて。
料理教室《りょうりきょうしつ》なんて初《はじ》めてだから、ドキドキしますね。
ドキドキ
今日《きょう》は何《なに》を作《つく》るのかな？
わくわく
はーい。
作《つく》った料理《りょうり》は食《た》べさせてもらえるのかな？
ニヤニヤ

F4-9

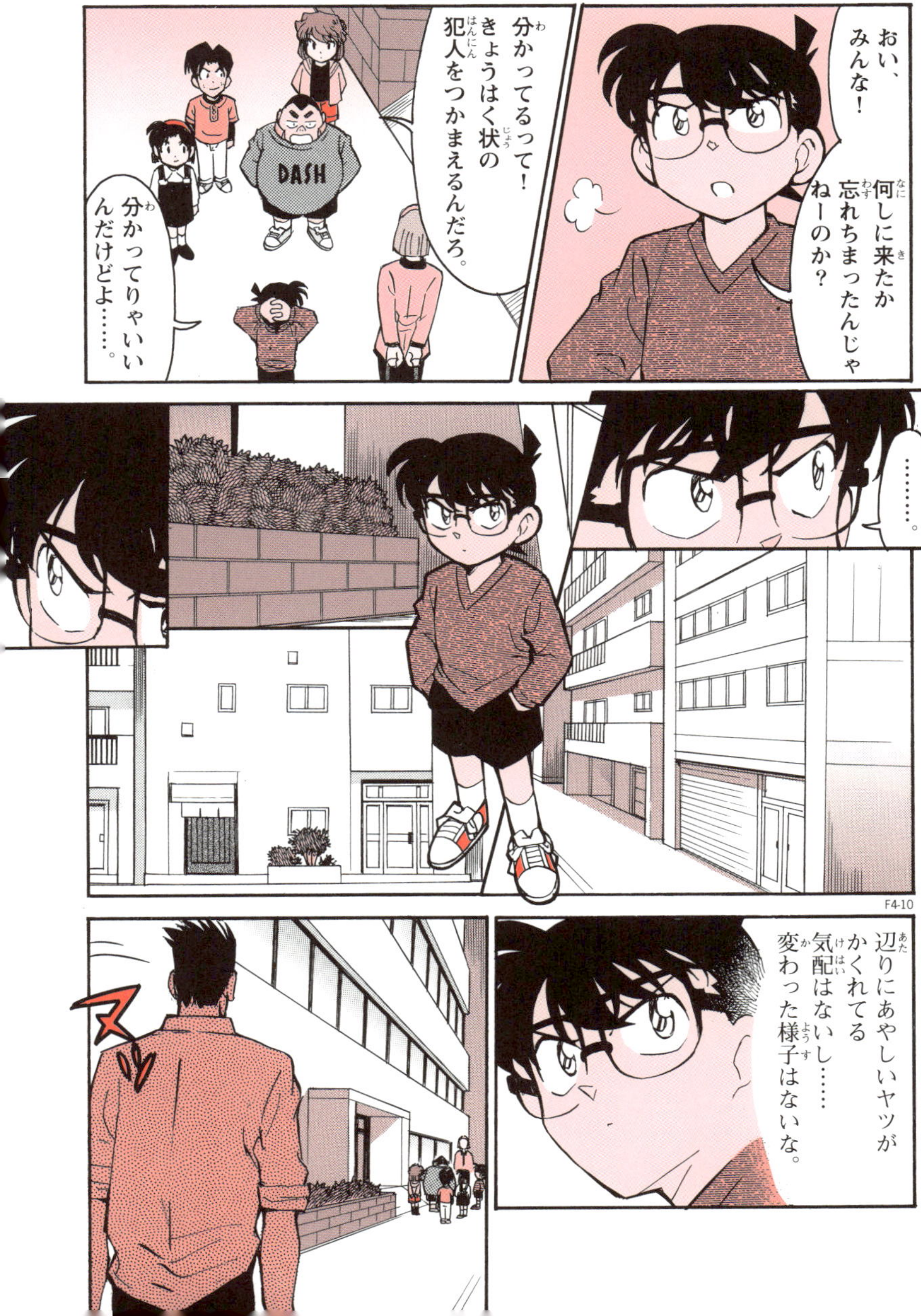

おい、みんな！
何《なに》しに来《き》たか忘《わす》れちまったんじゃねーのか？
分《わ》かってるって！きょうはく状《じょう》の犯人《はんにん》をつかまえるんだろ。
分《わ》かってりゃいいんだけどよ……。
………。
F4-10
辺《あた》りにあやしいヤツがかくれてる気配《けはい》はないし……変《か》わった様子《ようす》はないな。

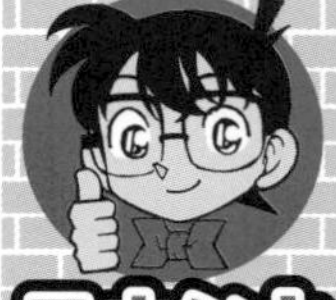

コナンと実験《じっけん》!

ゆで卵《たまご》を作《つく》ってみよう!

ゆでる時間《じかん》を変《か》えて、固《かた》さがちがうゆで卵《たまご》を作《つく》ろう。
この実験《じっけん》は火《ひ》を使《つか》うから、おとなの人《ひと》とやってね。

実験《じっけん》でのゆで時《じ》間《かん》は目安《めやす》だから、いろいろ試《ため》してみよう!

用意《ようい》するもの

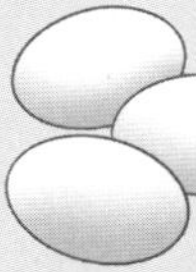

卵《たまご》×3個《こ》

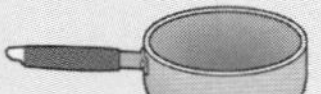

なべ

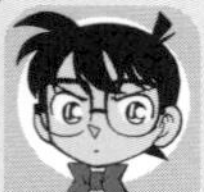

ヤケドに注意《ちゅうい》!

① なべに卵《たまご》と水《みず》を入《い》れよう

3個《こ》の卵《たまご》をなべの中《なか》にならべ、卵《たまご》がかくれるくらいの水《みず》を入《い》れる。

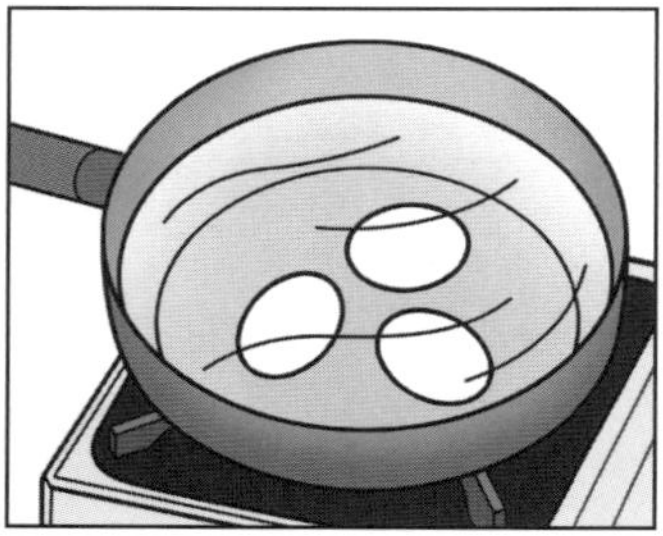

② お湯《ゆ》をわかして卵《たまご》をゆでよう

なべを火《ひ》にかけて、卵《たまご》をゆでる。ふっとうしたら火《ひ》を弱《よわ》めよう。

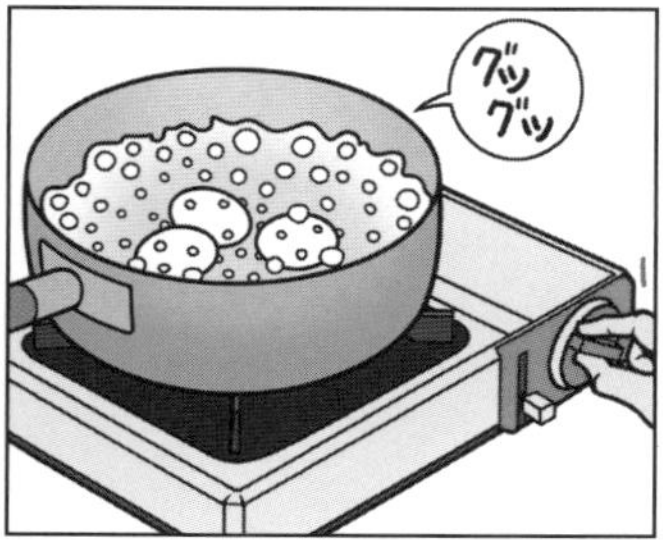

③ 時間《じかん》を計《はか》って卵《たまご》を取《と》り出《だ》そう

ふっとう後《ご》3分《ぷん》、7分《ふん》、12分《ふん》ごとに卵《たまご》を一《ひと》つずつ取《と》り出《だ》し、水《みず》につける。

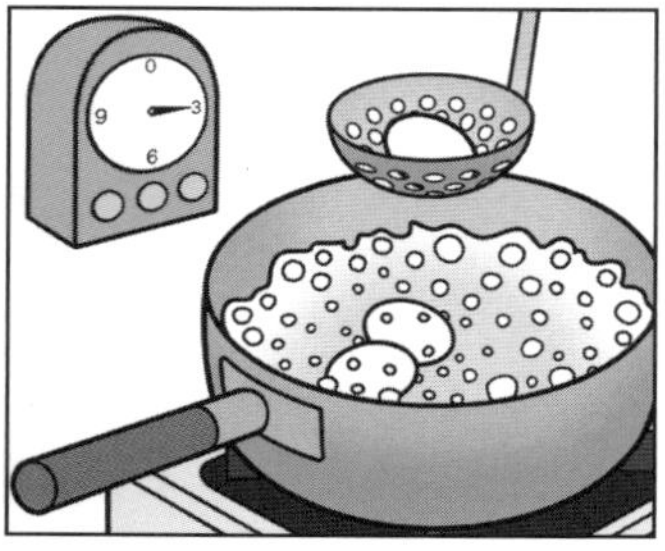

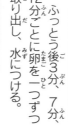

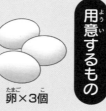

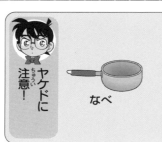

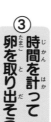

④カラをむいて卵《たまご》の中身《なかみ》を見《み》てみよう

卵《たまご》が冷《ひ》えたら、カラをむいて中身《なかみ》を見《み》てみよう。ふっとうしてから3分後《ぶんご》に取《と》り出《だ》した卵《たまご》は、中身《なかみ》がかなりやわらかいから、割《わ》る時《とき》に注意《ちゅうい》してね。

ふっとうしてから3分《ぶん》

白身《しろみ》は固《かた》まっているが、黄身《きみ》はドロドロ。カラの上《うえ》の方《ほう》を割《わ》り、スプーンですくって食《た》べよう。

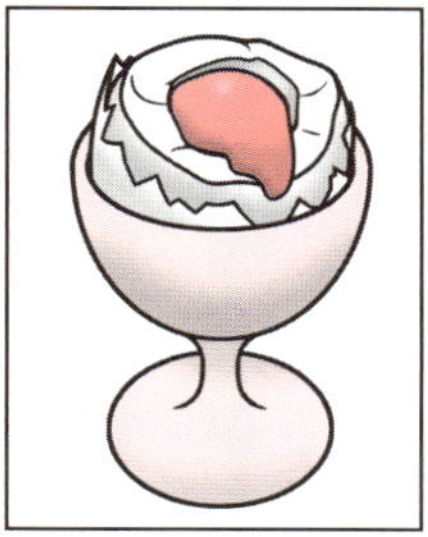

ふっとうしてから7分《ふん》

半熟卵《はんじゅくたまご》と呼《よ》ばれるのがこれ。白身《しろみ》は固《かた》まり、黄身《きみ》は半熟《はんじゅく》のゆで卵《たまご》。

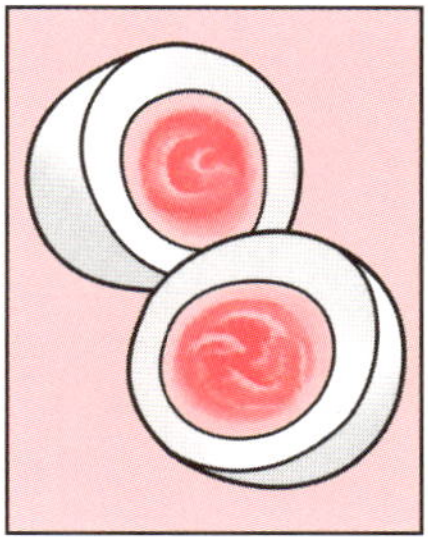

ふっとうしてから12分《ふん》

白身《しろみ》も黄身《きみ》も固《かた》まった、固《かた》ゆで卵《たまご》。みんなはどのゆで卵《たまご》が気《き》に入《い》ったかな？

教《おし》えて和子《かずこ》さん！

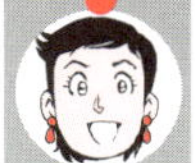

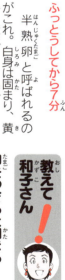

卵《たまご》をゆでると固《かた》まるのはどうして？

キミたちはもう、ファイル1と2を読《よ》んで、たんぱく質《しつ》について学習《がくしゅう》したと思《おも》うけど、卵《たまご》にもたんぱく質《しつ》がふくまれているの。たんぱく質《しつ》には、熱《ねつ》で固《かた》まる「凝固性《ぎょうこせい》」という特徴《とくちょう》があって、卵《たまご》をゆでると固《かた》まるのは、そのためなのよ。

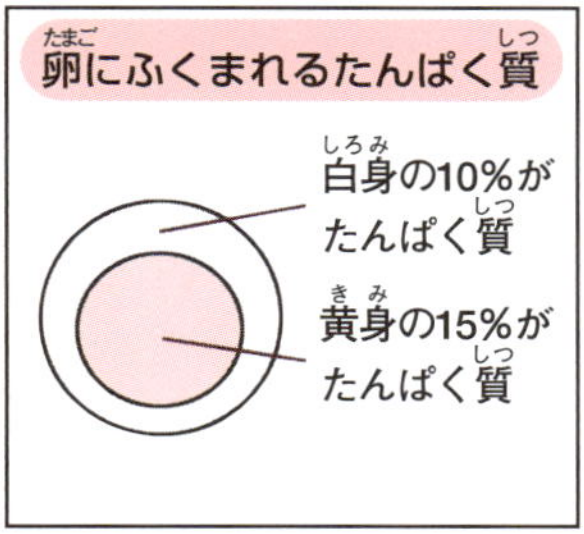
卵《たまご》にふくまれるたんぱく質《しつ》
白身《しろみ》の10%がたんぱく質《しつ》
黄身《きみ》の15%がたんぱく質《しつ》

温泉卵《おんせんたまご》はどうやって作《つく》るの？

温泉卵《おんせんたまご》は、黄身《きみ》が固《かた》まり、白身《しろみ》が半熟《はんじゅく》のゆで卵《たまご》。「温泉《おんせん》」という名前《なまえ》のとおり、ふっとうしたお湯《ゆ》だと、こういう風《ふう》にはならないの。温泉卵《おんせんたまご》を作《つく》るには、35～75℃のお湯《ゆ》で20～30分《ぷん》間《かん》ゆでればいいのよ。白身《しろみ》と黄身《きみ》が、温度《おんど》によって固《かた》まり方《かた》がちがうことを利用《りよう》して作《つく》るゆで卵《たまご》なの。

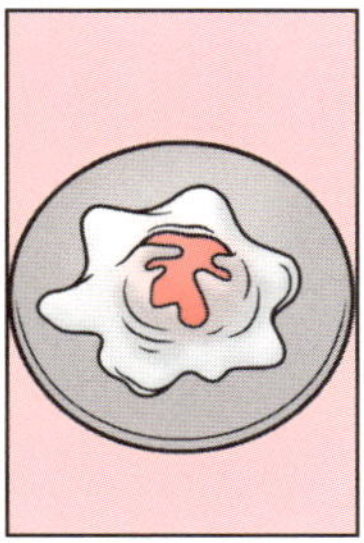

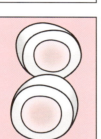

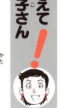

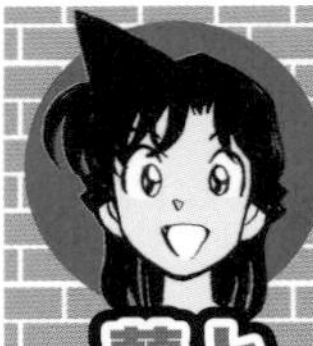

蘭《らん》と実験《じっけん》！

マヨネーズを作《つく》ってみよう！

マヨネーズ作《づく》りは体力《たいりょく》が必要《ひつよう》よ。最後《さいご》までがんばって、おいしいマヨネーズを作《つく》ってね。

用意《ようい》するもの

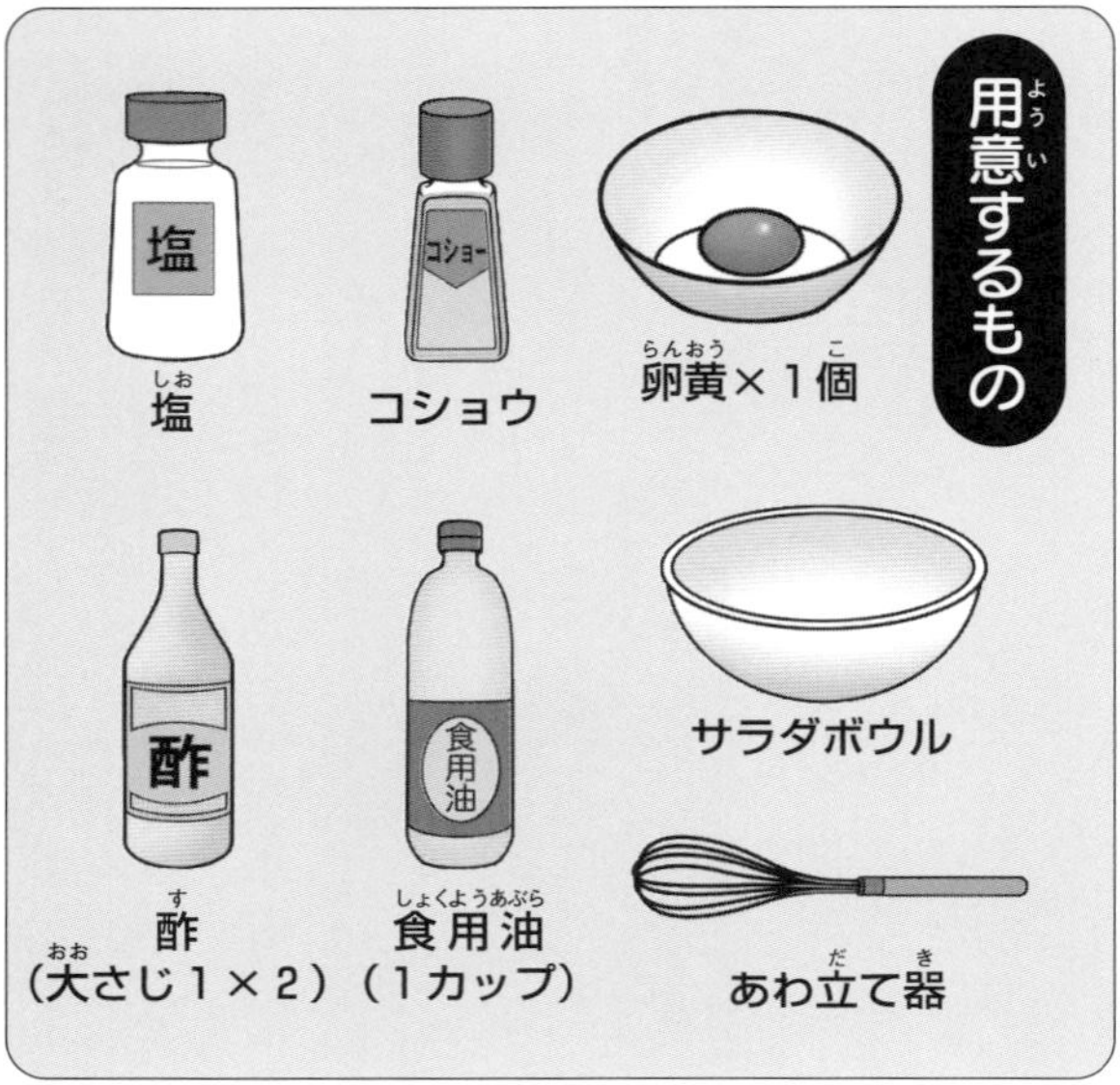
塩
コショー
塩《しお》
コショウ
卵黄《らんおう》×1個《こ》
酢
食用油
サラダボウル
酢《す》
（大《おお》さじ1×2）
食用油《しょくようあぶら》
（1カップ）
あわ立《だ》て器《き》

① ボウルに材料《ざいりょう》を入《い》れて混《ま》ぜよう

サラダボウルに卵黄《らんおう》1個《こ》と適量《てきりょう》の塩《しお》、コショウを入《い》れ、あわ立《だ》て器《き》でよくかき混《ま》ぜる。

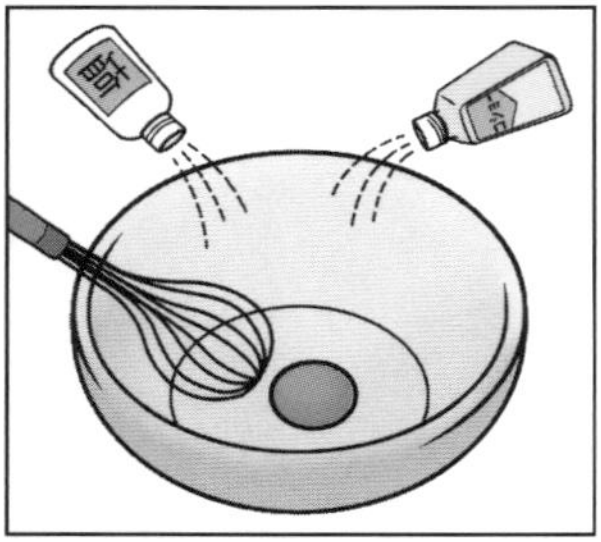

② 酢《す》を加《くわ》え、さらに混《ま》ぜよう

ボールの中身《なかみ》がクリームのようになったら酢《す》を加《くわ》え、あわ立《だ》て器《き》を使《つか》って、さらにかき混《ま》ぜる。

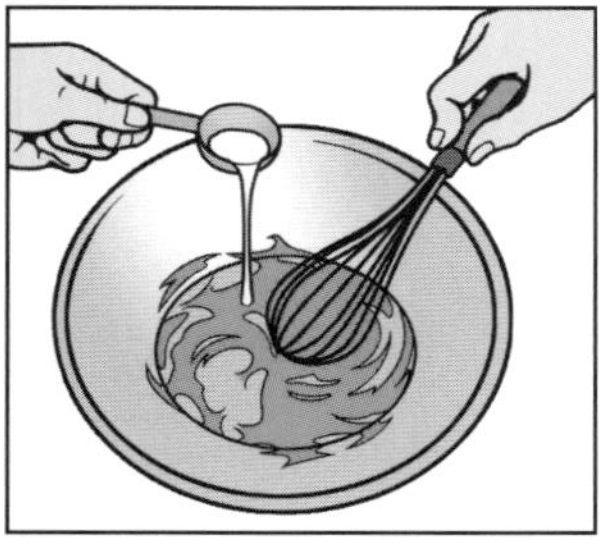

③ 食用油《しょくようあぶら》を加《くわ》え、さらに混《ま》ぜよう

食用油《しょくようあぶら》を少《すこ》しずつ加《くわ》えながら、よくかき混《ま》ぜる。食用油《しょくようあぶら》が分離《ぶんり》してしまうようなら、卵黄《らんおう》をもう1個《こ》足《た》して、さらにかき混《ま》ぜよう。

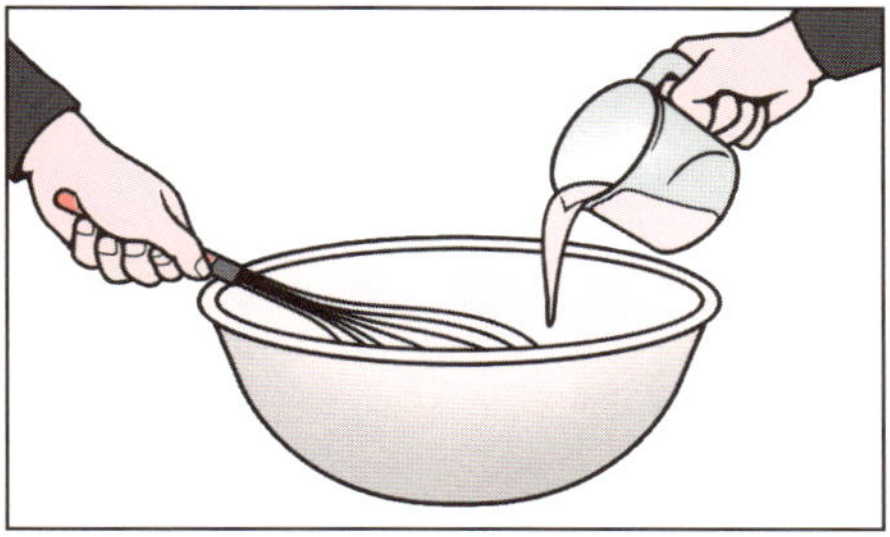

④ 最後《さいご》に酢《す》を加《くわ》えてかき混《ま》ぜよう

最後《さいご》に酢《す》を加《くわ》えて混《ま》ぜれば出来上《できあ》がり。実験《じっけん》で作《つく》ったパンやゆで卵《たまご》、マヨネーズで、キミも自家製《じかせい》たまごサンドを作《つく》ってみよう!

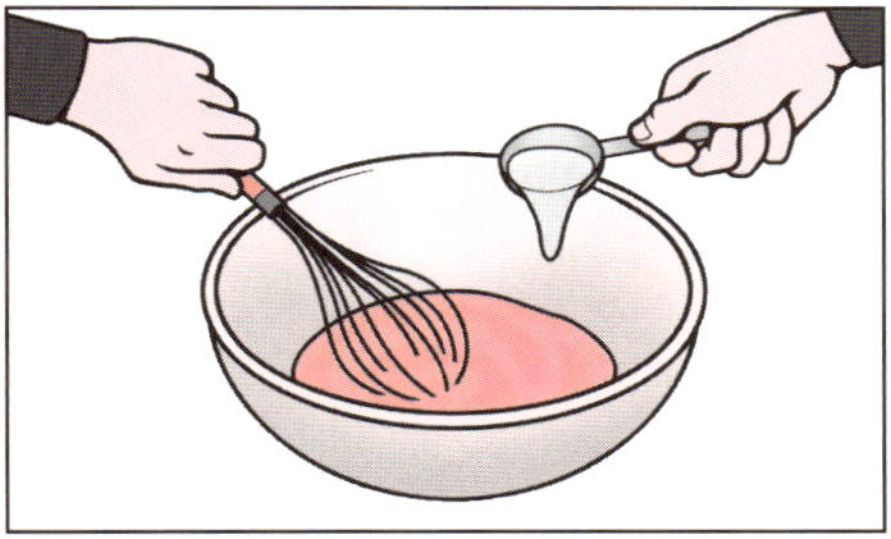

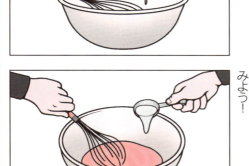

教《おし》えて和子《かずこ》さん!

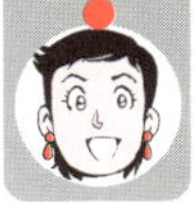

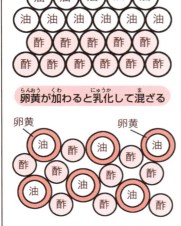

酢《す》と油《あぶら》が混《ま》ざるのはどうして?

水《みず》と油《あぶら》は、混《ま》ぜようとしても混《ま》ざらないよね。同《おな》じように酢《す》と油《あぶら》も、何《なに》もしなければ混《ま》ざらないの。では、マヨネーズにすると、なぜ酢《す》と油《あぶら》が混《ま》ざるのかしら?

実験《じっけん》では、卵黄《らんおう》をかき混《ま》ぜた時《とき》に、白《しろ》いねばりのある物《もの》が出来《でき》たよね? 実《じっ》は、それが酢《す》と油《あぶら》が混《ま》ざるヒミツ。卵黄《らんおう》が油《あぶら》の表面《ひょうめん》にまくを作《つく》って、酢《す》とまざりやすくなるようにしているの。このような働《はたら》きを「乳化《にゅうか》」、そして卵黄《らんおう》のように乳化《にゅうか》させる働《はたら》きを持《も》つ物《もの》を「乳化剤《にゅうかざい》」と呼《よ》ぶのよ。

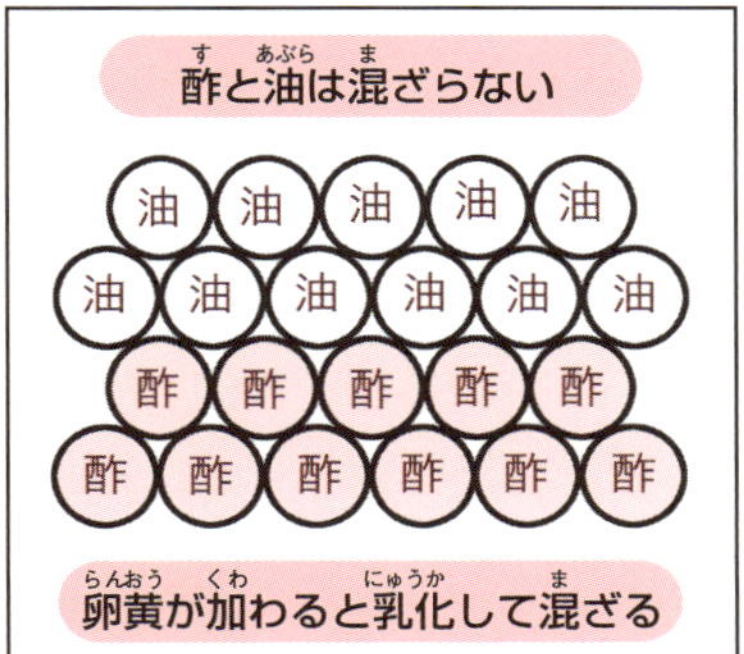
酢《す》と油《あぶら》は混《ま》ざらない
油
酢
卵黄《らんおう》が加《くわ》わると乳化《にゅうか》して混《ま》ざる
卵黄
油
酢

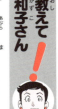

めざせ！

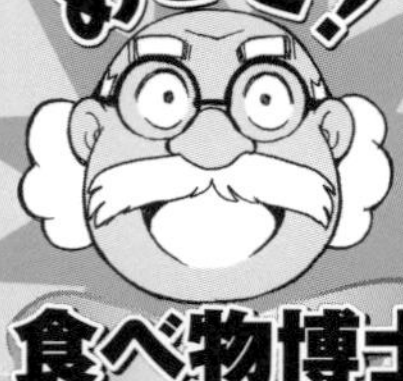

食《た》べ物《もの》博士《はかせ》

マヨネーズについて学《まな》ぼう

身近《みぢか》にあるけど、意外《いがい》と知《し》らないマヨネーズのアレコレについて学《まな》ぼう。しっかり覚《おぼ》えて、お父《とう》さんやお母《かあ》さんにも教《おし》えてあげよう！

マヨネーズのルーツ

18世紀《せいき》の半《なか》ば、地中海《ちちゅうかい》に浮《う》かぶスペインのメノルカ島《とう》。当時《とうじ》イギリス領《りょう》だったこの島《しま》をフランス軍《ぐん》が攻撃《こうげき》したんだ。その時《とき》の総司令官《そうしれいかん》リシュリュー公爵《こうしゃく》が、島《しま》のマオンという町《まち》で食事《しょくじ》をとろうしたら、肉料理《にくりょうり》に見慣《みな》れないソースがかかっていた。これがマヨネーズのルーツと言《い》われている。

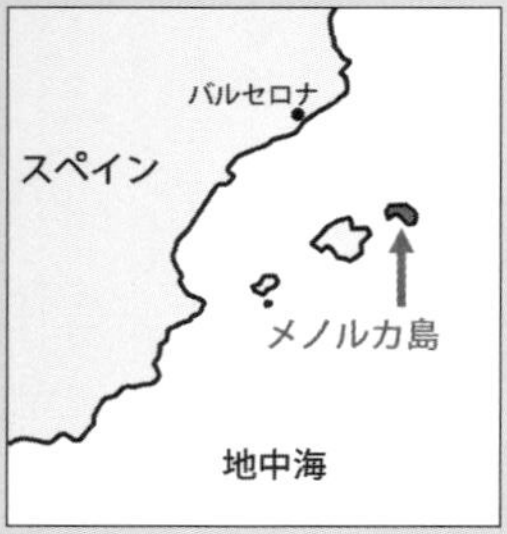

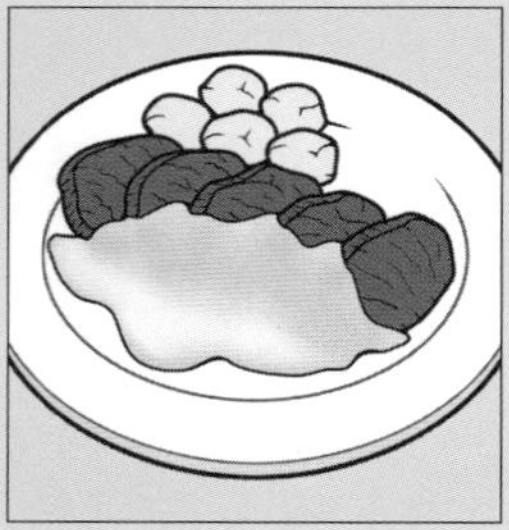

公爵《こうしゃく》はこのソースをとても気《き》に入《い》って、帰国後《きこくご》、パリで「マオンのソース」と紹介《しょうかい》。人《ひと》びとから「マオンネーズ」と呼《よ》ばれた。その後《ご》、このソースが各地《かくち》に伝《つた》わるうちに呼《よ》び方《かた》が変《へん》化《か》し、「マヨネーズ」という名前《なまえ》になったそうだ。

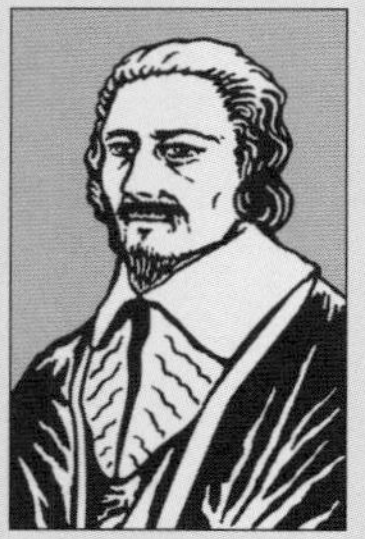

日本人《にっぽんじん》とマヨネーズ

スペインから世界《せかい》に広《ひろ》まったマヨネーズが、日本《にっぽん》で食《た》べられるようになったのは、大正時代《たいしょうじだい》の末《すえ》ごろといわれている。始《はじ》めのうちは、頭《あたま》につける整髪料《せいはつりょう》とまちがえる人《ひと》もいたとか。そんなマヨネーズも今《いま》では食卓《しょくたく》に欠《か》かせない物《もの》になり、日本人《にっぽんじん》は1人当《りあ》たり、年間約《ねんかんやく》1・8kgも消費《しょうひ》しているんだ。

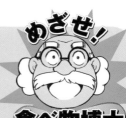

マヨネーズは保存食《ほぞんしょく》

マヨネーズを作《つく》る実験《じっけん》で用意《ようい》したものから分《わ》かるように、マヨネーズには酢《す》と塩《しお》が使《つか》われている。この酢《す》には、食《た》べ物《もの》をくさらせる細菌《さいきん》を殺《ころ》す力《ちから》があり、塩《しお》には、細菌《さいきん》が増《ふ》えるのをおさえる力《ちから》があるんだ。

ある実験《じっけん》によると、マヨネーズの中《なか》に病気《びょうき》のもとになる菌《きん》を入《い》れ、菌《きん》の数《かず》を観察《かんさつ》し続《つづ》けたところ、24時間以内《じかんいない》にはすべての菌《きん》が死《し》んでしまったそうだ。

でも、調理《ちょうり》に使《つか》った場合《ばあい》は、素材《そざい》から出《で》る水分《すいぶん》のせいで、マヨネーズの殺菌《さっきん》力《りょく》は弱《よわ》まってしまう。だから、マヨネーズを使《つか》った料理《りょうり》でも、調理後《ちょうりご》は冷蔵庫《れいぞうこ》に入《い》れるなど低温《ていおん》で保存《ほぞん》し、できるだけ早《はや》めに食《た》べるようにしよう。

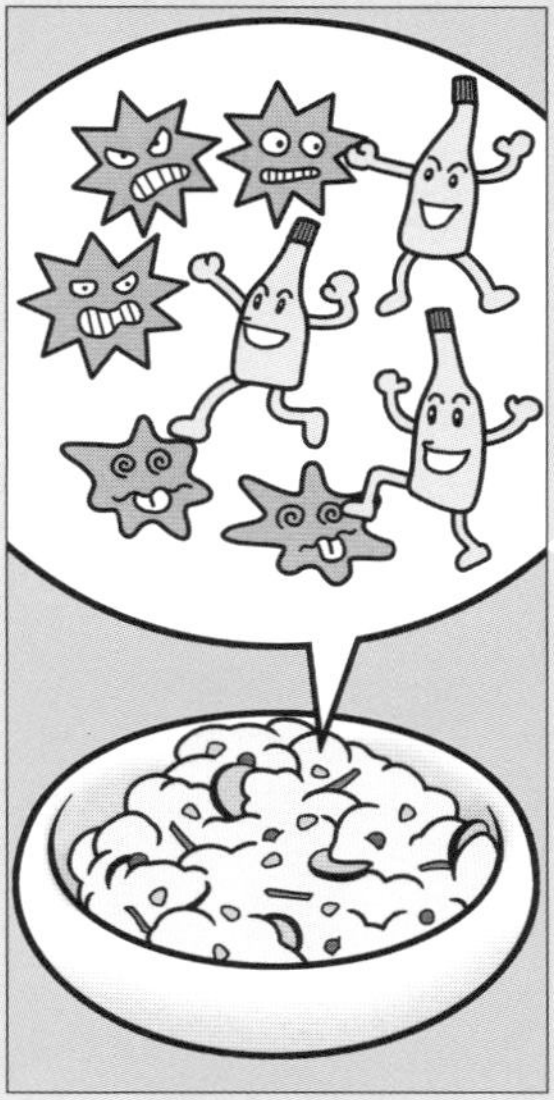

マヨネーズもドレッシング

日本農林規格《にほんのうりんきかく》（ＪＡＳ《ジャス》）では、マヨネーズも「ドレッシング」の仲間《なかま》として定《さだ》めている。ドレッシングには、マヨネーズと同《おな》じように乳化剤《にゅうかざい》を利用《りよう》して作《つく》られている物《もの》もあれば、水分《すいぶん》と油分《ゆぶん》が分《わ》かれている物《もの》もある。どの製品《せいひん》にも酢《す》と塩《しお》が使《つか》われているので殺菌作用《さっきんさよう》があるうえ、疲《つか》れをとったり、野菜《やさい》にふくまれている栄養《えいよう》の吸収《きゅうしゅう》をよくするなど、体《からだ》に良《い》い働《はたら》きを持《も》っているんだ。

【ドレッシングおよびドレッシングタイプ調味料《ちょうみりょう》の品質表示基準《ひんしつひょうじきじゅん》による分類《ぶんるい》】

ドレッシングおよびドレッシングタイプ調味料《ちょうみりょう》

- **ドレッシング**
  - **半固体状《はんこたいじょう》ドレッシング** マヨネーズなど
  - **乳化液体《にゅうかえきたい》ドレッシング** シーザーサラダドレッシングなど
  - **分離液状《ぶんりえきじょう》ドレッシング** フレンチドレッシングなど
- **ドレッシングタイプ調味料《ちょうみりょう》** ノンオイルタイプのドレッシングなど

卵《たまご》の豆知識《まめちしき》

ゆで過《す》ぎ卵《たまご》はくさい

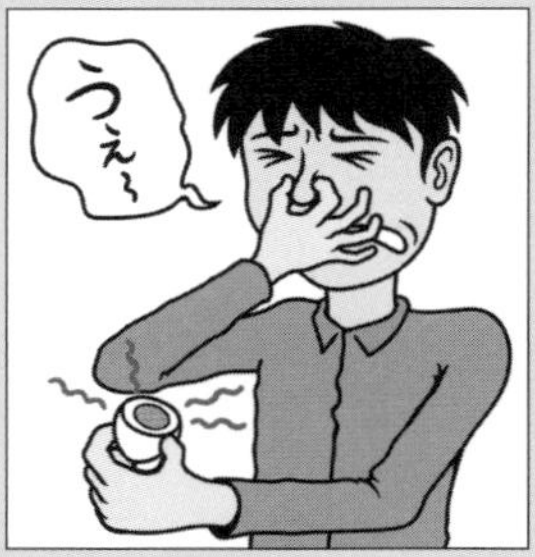
うぇ～

卵《たまご》をゆで過《す》ぎると、周《まわ》りが黒《くろ》っぽくなって、くさいにおいがする。これは、白身《しろみ》にふくまれる硫黄《いおう》が硫化水素《りゅうかすいそ》という気体《きたい》になり、黄身《きみ》にふくまれる鉄《てつ》と結《むす》びつくからなんだ。卵《たまご》はゆでた後《あと》は、すぐに水《みず》につけないと、余熱《よねつ》でゆで過《す》ぎと同《おな》じ状態《じょうたい》になってしまうから気《き》をつけよう。

あわ立《だ》つ卵《たまご》

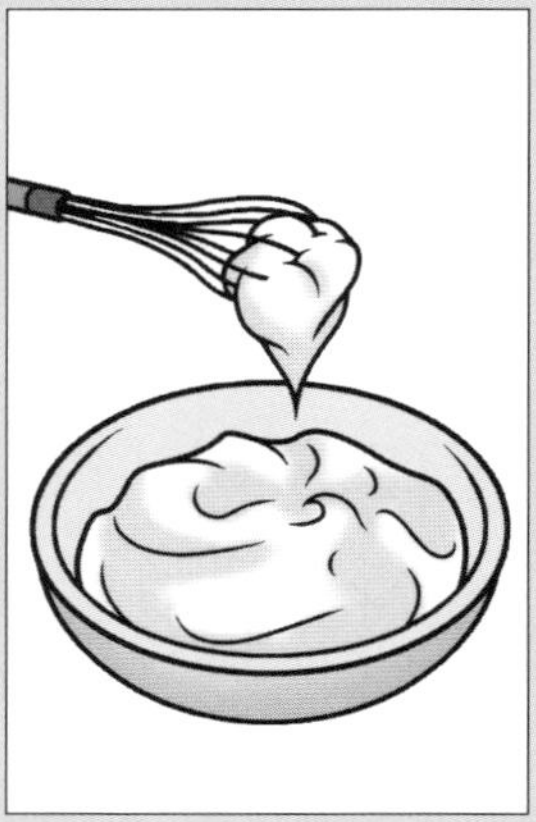

白身《しろみ》をあわ立《だ》て器《き》でかき混《ま》ぜると、角《かど》が立《た》ち「メレンゲ」と呼《よ》ばれるフワフワした物《もの》になる。メレンゲは、白身《しろみ》が空気《くうき》を取《と》りこんだあわの周《まわ》りに、たんぱく質《しつ》がまくを作《つく》っている状態《じょうたい》のものだ。だから、しっかりとしたあわになり、水《みず》にも溶《と》けないんだよ。メレンゲの特徴《とくちょう》は、お菓子作《かしづく》りなどによく利用《りよう》されている。このメレンゲを焼《や》くと、あわの中《なか》の空気《くうき》がふくらみ、ケーキなどをふくらますことができるんだ。さらに焼《や》くと、たんぱく質《しつ》が固《かた》まり、中《なか》の空気《くうき》を閉《と》じこめる役目《やくめ》をするんだよ。

【こんなお菓子《かし》にメレンゲが利用《りよう》されている！】

メレンゲ
スフレ
ムース
マシュマロ
スポンジケーキ

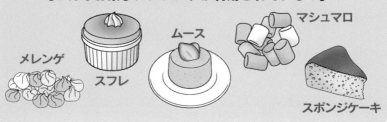

健康《けんこう》ブームから生《う》まれた調味料《ちょうみりょう》

最近《さいきん》は健康《けんこう》への意識《いしき》が高《たか》まり、食《た》べ物《もの》と健康《けんこう》の関係《かんけい》が注目《ちゅうもく》されている。いろいろな研究《けんきゅう》などから、塩分《えんぶん》や脂肪《しぼう》のとり過《す》ぎが病気《びょうき》などのもとになることが分《わ》かってきたので、とくに調味料《ちょうみりょう》に気《き》をつかう人《ひと》が増《ふ》えているようだ。キミの家《うち》では、どうだろうか？

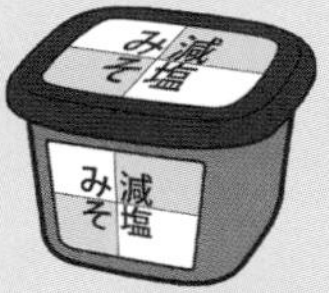

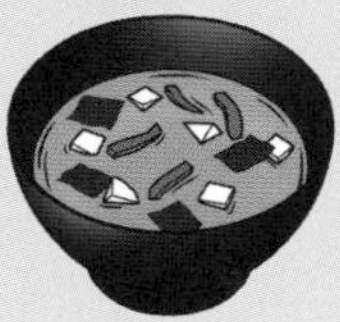

薄塩《うすじお》・減塩《げんえん》みそ

みそ汁《しる》という食文化《しょくぶんか》を持《も》つ日本人《にっぽんじん》にとって、みそは切《き》っても切《き》れない調味料《ちょうみりょう》。最近《さいきん》は「薄塩《うすじお》」や「減塩《げんえん》」などと書《か》かれている製品《せいひん》が人気《にんき》だが、実《じつ》はきちんと定《さだ》まった基準《きじゅん》はない。基準《きじゅん》がないから、「減塩《げんえん》」といっても、どれだけ塩《しお》を減《へ》らしたのかは製品《せいひん》によって異《こと》なるんだ。気《き》になる人《ひと》は、成分表示《せいぶんひょうじ》を確《たし》かめて、塩分《えんぶん》が10%前後《ぜんご》の製品《せいひん》を選《えら》ぶといいようだ。

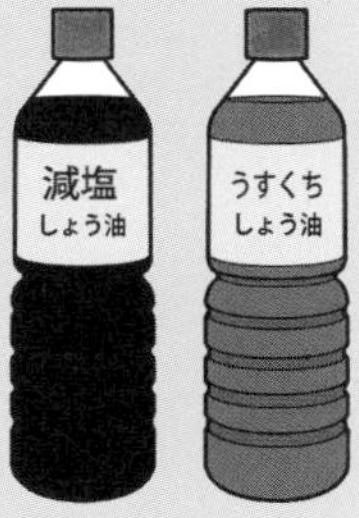

減塩《げんえん》しょう油《ゆ》

しょう油《ゆ》も、日本人《にっぽんじん》にはなじみ深《ぶか》い調味料《ちょうみりょう》。しょう油《ゆ》の塩分《えんぶん》はふつう16〜18%くらいだが、これを半分《はんぶん》の９%ほどにひかえた製品《せいひん》が「減塩《げんえん》しょう油《ゆ》」と呼《よ》ばれているようだ。また、「うす口《くち》しょう油《ゆ》」という製品《せいひん》もあるが、これは色《いろ》がうすいことを指《さ》しているので、塩分《えんぶん》がひかえられているわけではない。

マヨネーズ

材料《ざいりょう》に油《あぶら》を使《つか》っているマヨネーズだが、その注目度《ちゅうもくど》は高《たか》い。最近《さいきん》は、脂質《ししつ》をへらしてカロリーを半分《はんぶん》や1/4におさえた製品《せいひん》が登場《とうじょう》し、脂肪分《しぼうぶん》のとり過《す》ぎを気《き》にする人《ひと》たちの人気《にんき》を集《あつ》めているんだよ。

健康《けんこう》を意識《いしき》した料理《りょうり》はうす味《あじ》が基本《きほん》。でも食《た》べ過《す》ぎると、塩分《えんぶん》や脂肪分《しぼうぶん》をひかえたことにならなくなるので注意《ちゅうい》しよう。

FILE《ファイル》 5
味沢《あじさわ》への思《おも》いがけない挑戦《ちょうせん》!!

クッキングスクールでの実習《じっしゅう》が始《はじ》まった！　だが、味沢《あじさわ》のきびしい指導《しどう》に見学中《けんがくちゅう》のコナンたちもタジタジ。そこへ、ある人物《じんぶつ》がやってきて、事態《じたい》は思《おも》わぬ方向《ほうこう》へ……!?

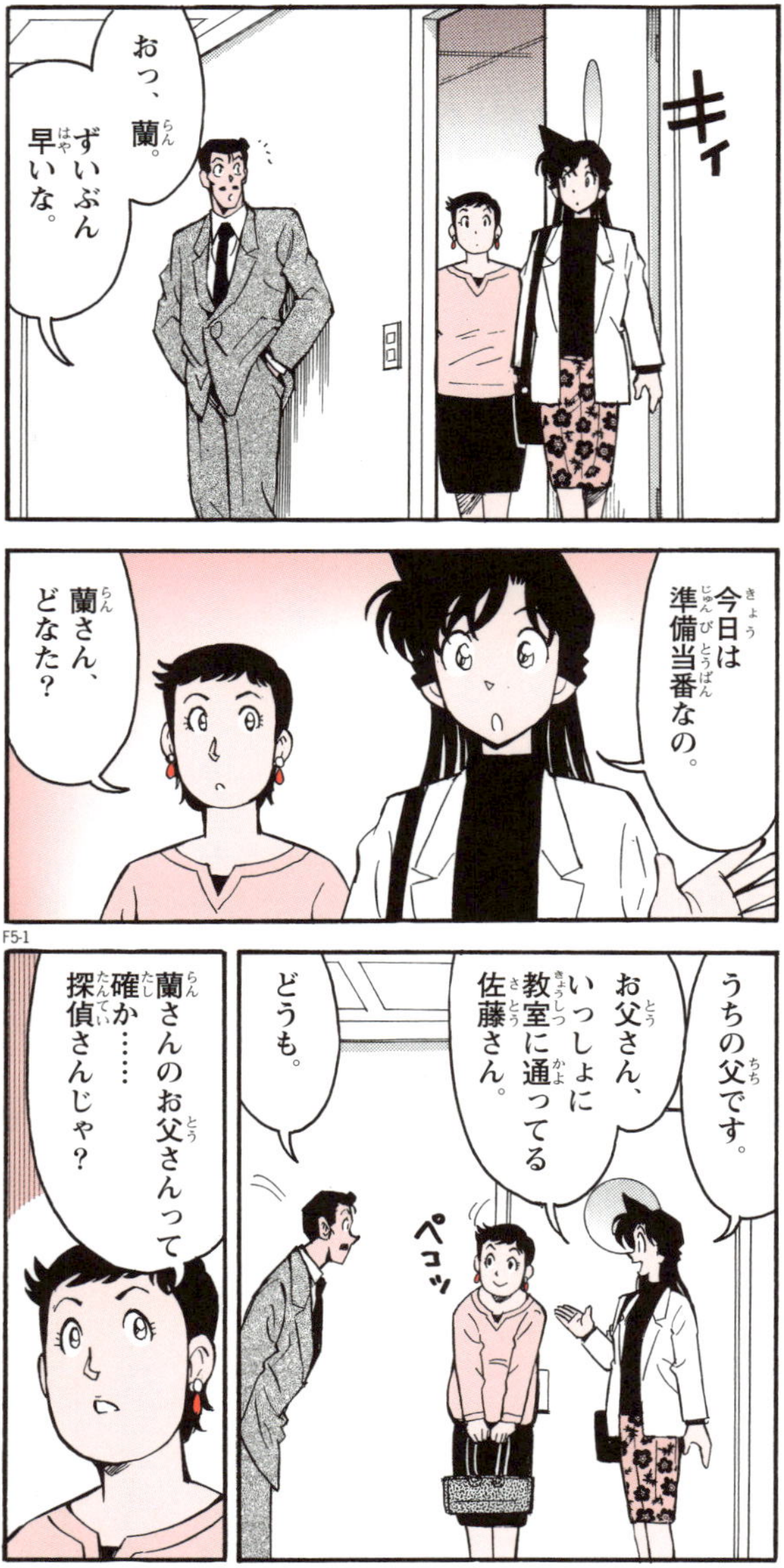
キィ
おっ、蘭《らん》。ずいぶん早《はや》いな。
今日《きょう》は準備《じゅんび》当番《とうばん》なの。
蘭《らん》さん、どなた？
うちの父《ちち》です。
お父《とう》さん、いっしょに教室《きょうしつ》に通《かよ》ってる佐藤《さとう》さん。
どうも。
ペコッ
蘭《らん》さんのお父《とう》さんって確《たし》か……探偵《たんてい》さんじゃ？

F5-1

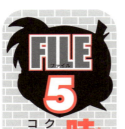

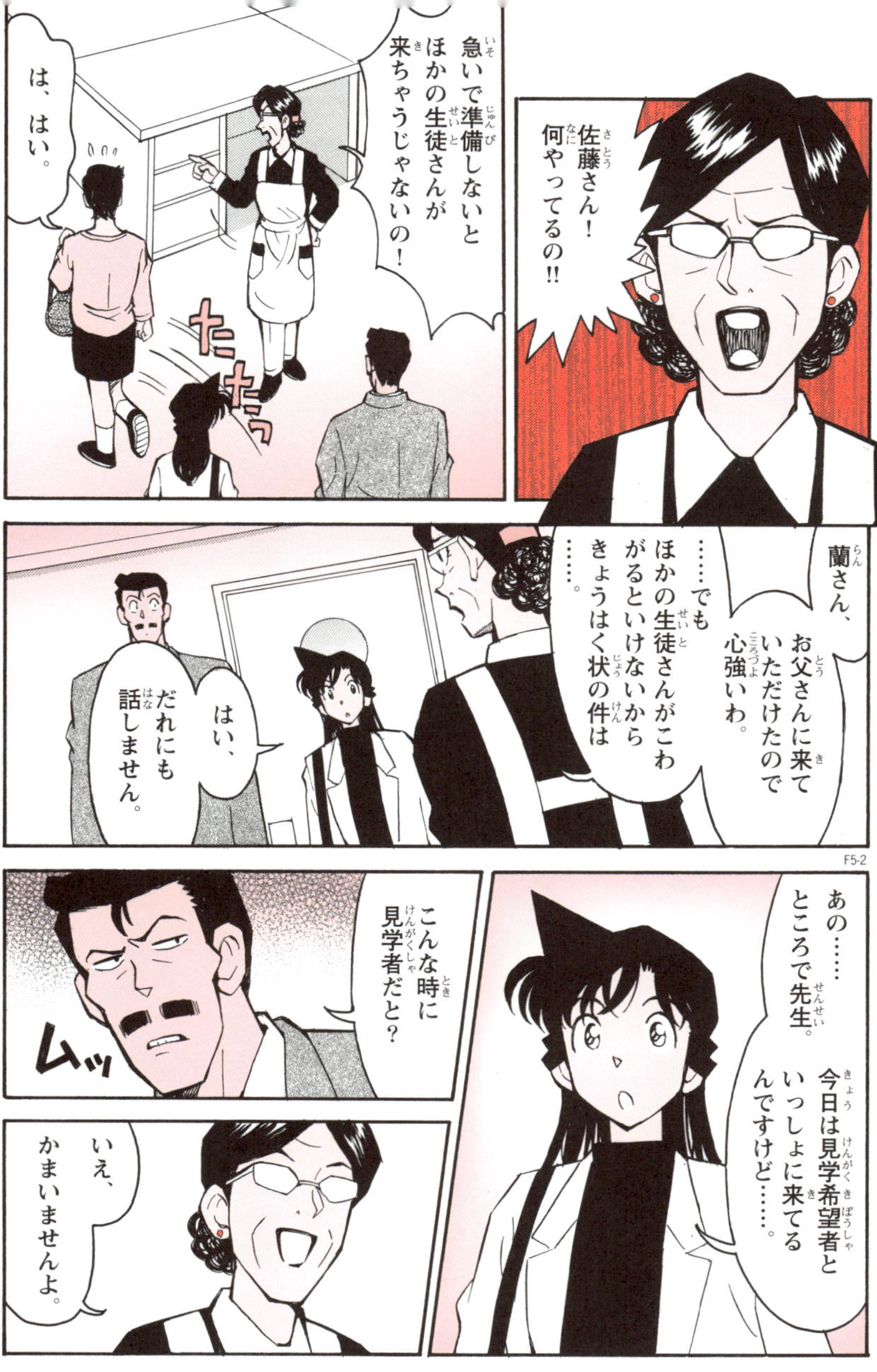
佐藤《さとう》さん！何《なに》やってるの!!
急《いそ》いで準備《じゅんび》しないとほかの生徒《せいと》さんが来《き》ちゃうじゃないの！
は、はい。
たたたっ
蘭《らん》さん、お父《とう》さんに来《き》ていただけたので心強《こころづよ》いわ。
……でもほかの生徒《せいと》さんがこわがるといけないからきょうはく状《じょう》の件《けん》は……。
はい、だれにも話《はな》しません。
あの……ところで先生《せんせい》。
今日《きょう》は見学希望者《けんがくきぼうしゃ》といっしょに来《き》てるんですけど……。
こんな時《とき》に見学者《けんがくしゃ》だと？
ムッ
いえ、かまいませんよ。

F5-2

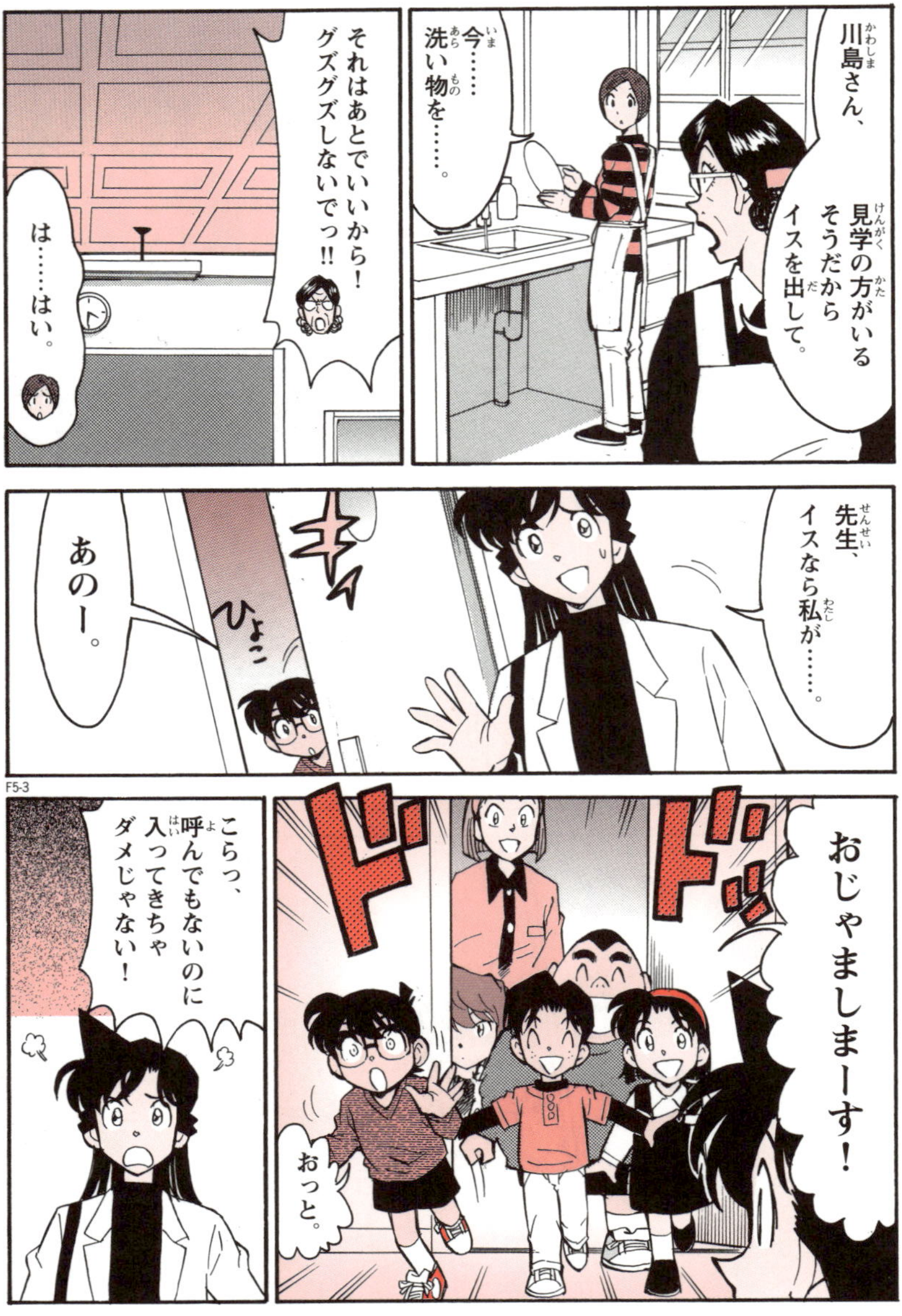
川島《かわしま》さん、見学《けんがく》の方《かた》がいるそうだからイスを出《だ》して。
今《いま》……洗《あら》い物《もの》を……。
それはあとでいいから！グズグズしないでっ!!
は……はい。
先生《せんせい》、イスなら私《わたし》が……。
ひょこ
あのー。
おじゃましまーす！
ドドッ
おっと。
こらっ、呼《よ》んでもないのに入《はい》ってきちゃダメじゃない！

F5-3

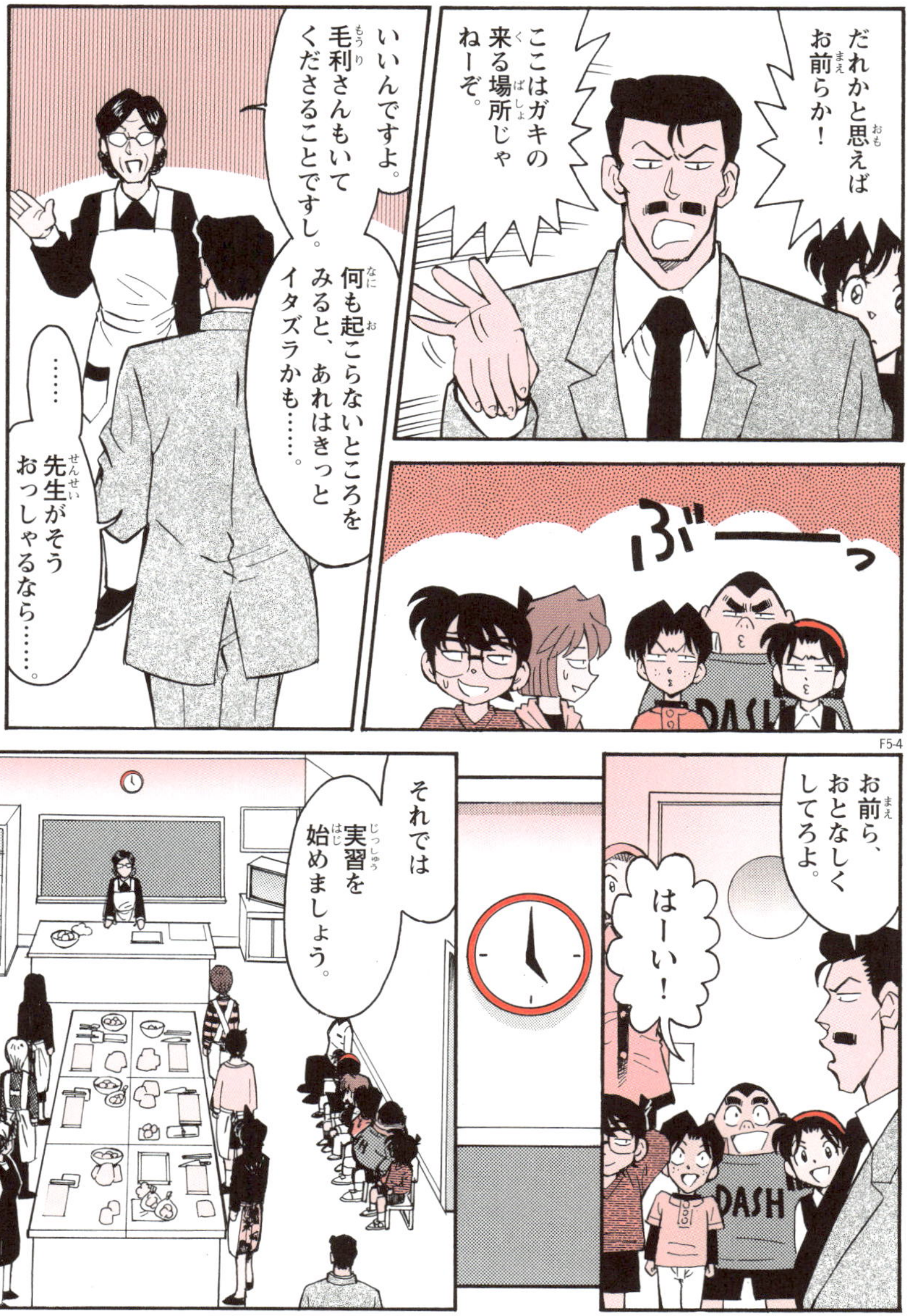
だれかと思《おも》えば
お前《まえ》らか！
ここはガキの来《く》る場所《ばしょ》じゃねーぞ。
いいんですよ。毛利《もうり》さんもいてくださることですし。
何《なに》も起《お》こらないところをみると、あれはきっとイタズラかも……。
……先生《せんせい》がそうおっしゃるなら……。
ぶ――っ
お前《まえ》ら、おとなしくしてろよ。
はーい！
それでは実習《じっしゅう》を始《はじ》めましょう。

F5-4

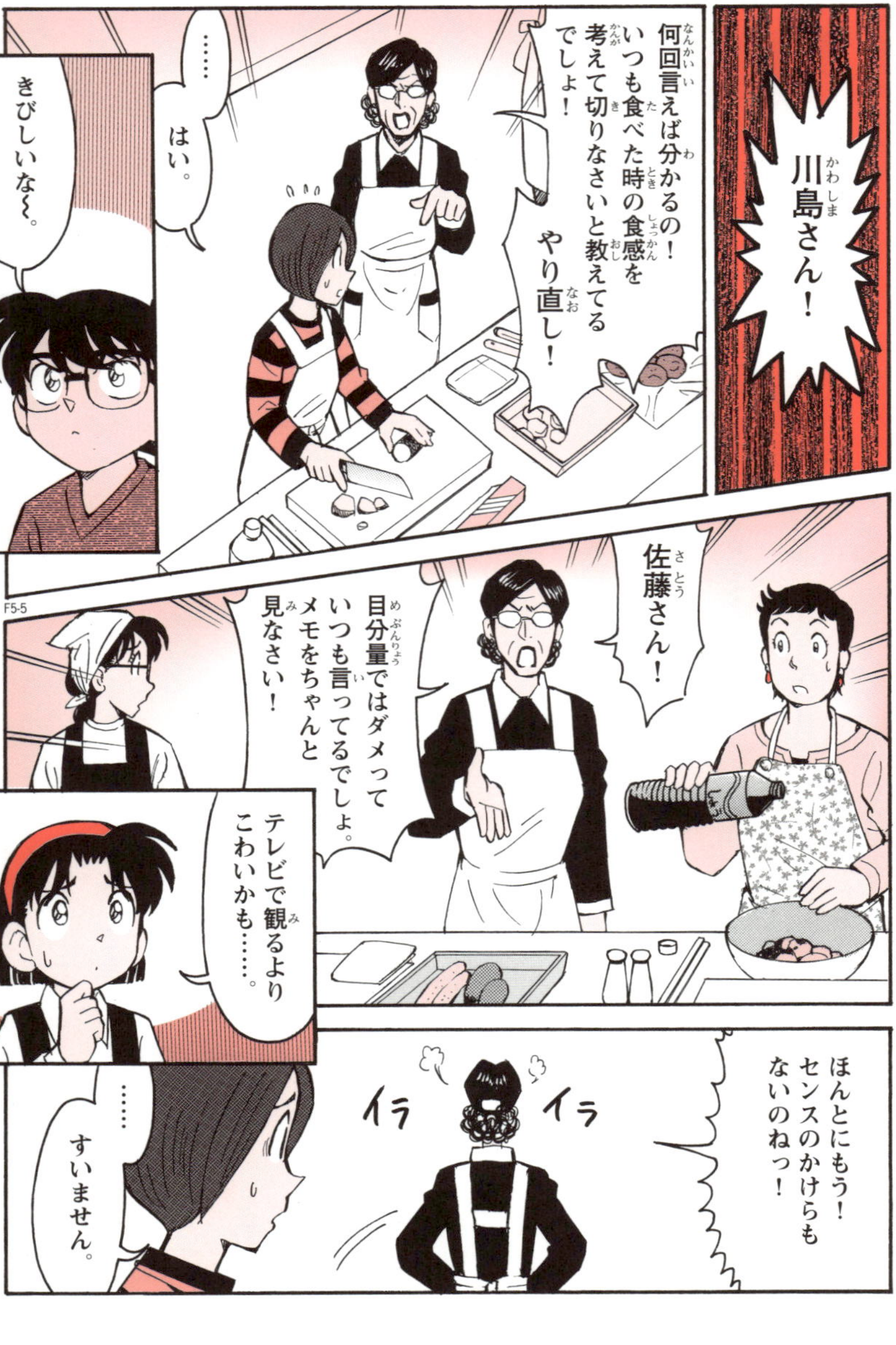
川島《かわしま》さん！
何回《なんかい》言《い》えば分《わ》かるの！いつも食《た》べた時《とき》の食感《しょっかん》を考《かんが》えて切《き》りなさいと教《おし》えてるでしょ！
やり直《なお》し！
……はい。
きびしいな〜。
佐藤《さとう》さん！
目分量《めぶんりょう》ではダメっていつも言《い》ってるでしょ。メモをちゃんと見《み》なさい！
テレビで観《み》るよりこわいかも……。
ほんとにもう！センスのかけらもないのねっ！
イラ イラ
……すいません。

F5-5

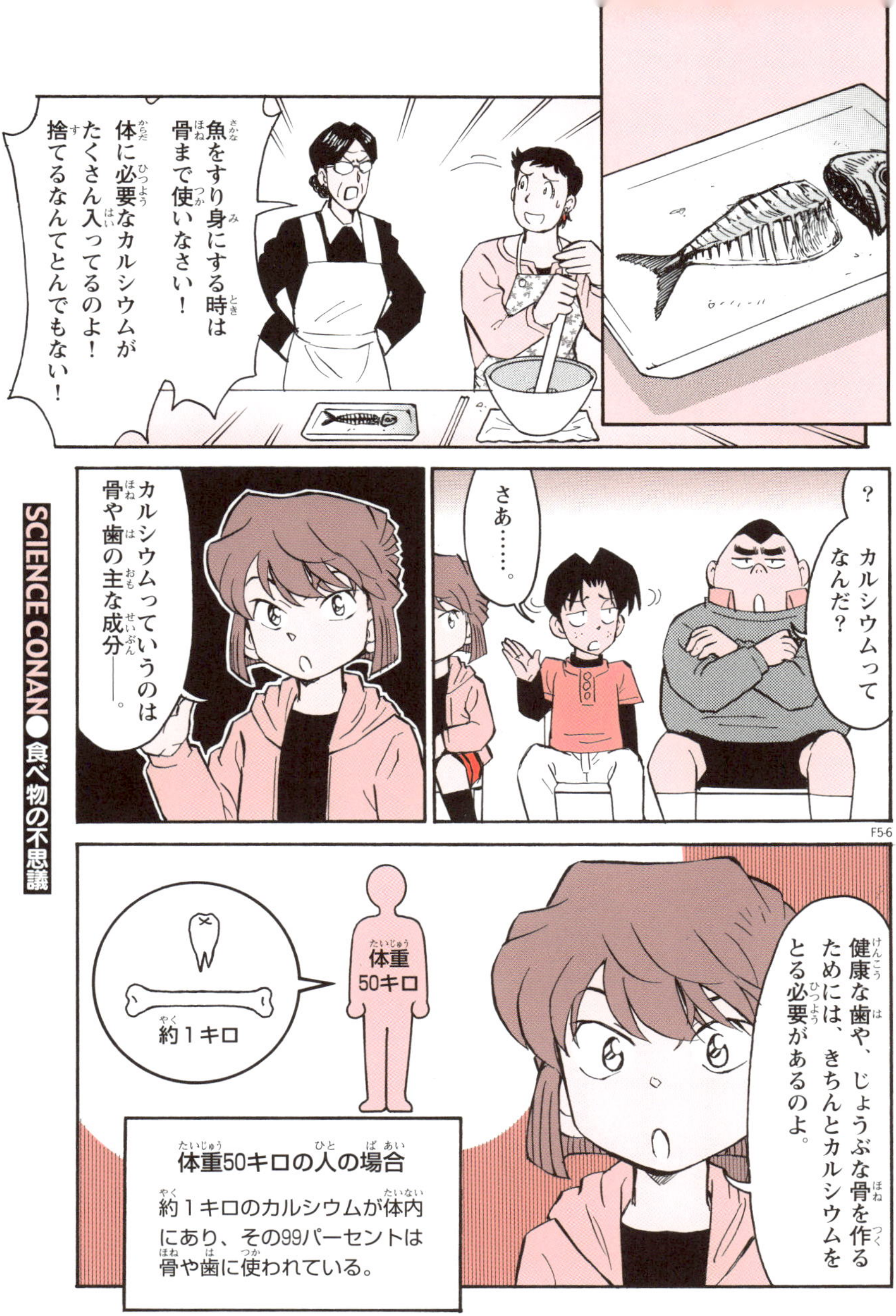
魚《さかな》をすり身《み》にする時《とき》は骨《ほね》まで使《つか》いなさい！
体《からだ》に必要《ひつよう》なカルシウムがたくさん入《はい》ってるのよ！
捨《す》てるなんてとんでもない！
？
カルシウムってなんだ？
さあ……。
カルシウムっていうのは骨《ほね》や歯《は》の主《おも》な成分《せいぶん》——。
F5-6
健康《けんこう》な歯《は》や、じょうぶな骨《ほね》を作《つく》るためには、きちんとカルシウムをとる必要《ひつよう》があるのよ。
約《やく》1キロ
体重《たいじゅう》
50キロ
体重《たいじゅう》50キロの人《ひと》の場合《ばあい》
約《やく》1キロのカルシウムが体内《たいない》にあり、その99パーセントは骨《ほね》や歯《は》に使《つか》われている。

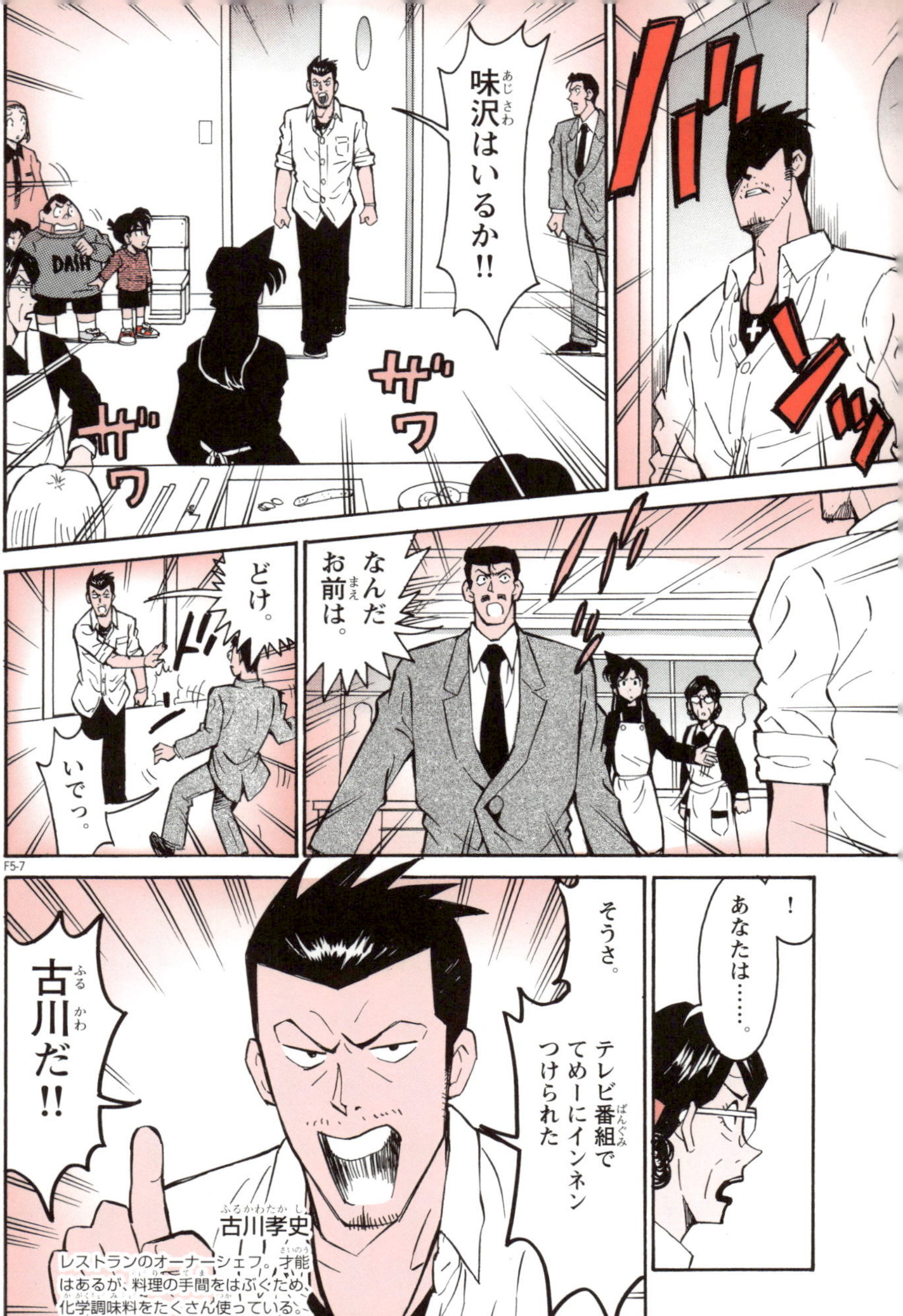
バン
味沢《あじさわ》はいるか!!
ザワ
ザワ
なんだお前《まえ》は。
どけ。
ド
いでっ。
!
あなたは……。
そうさ。
テレビ番組《ばんぐみ》でてめーにインネンつけられた
古川《ふるかわ》だ!!
古川孝史《ふるかわたかし》
レストランのオーナーシェフ。才能《さいのう》はあるが、料理《りょうり》の手間《てま》をはぶくため、化学調味料《かがくちょうみりょう》をたくさん使《つか》っている。

F5-7

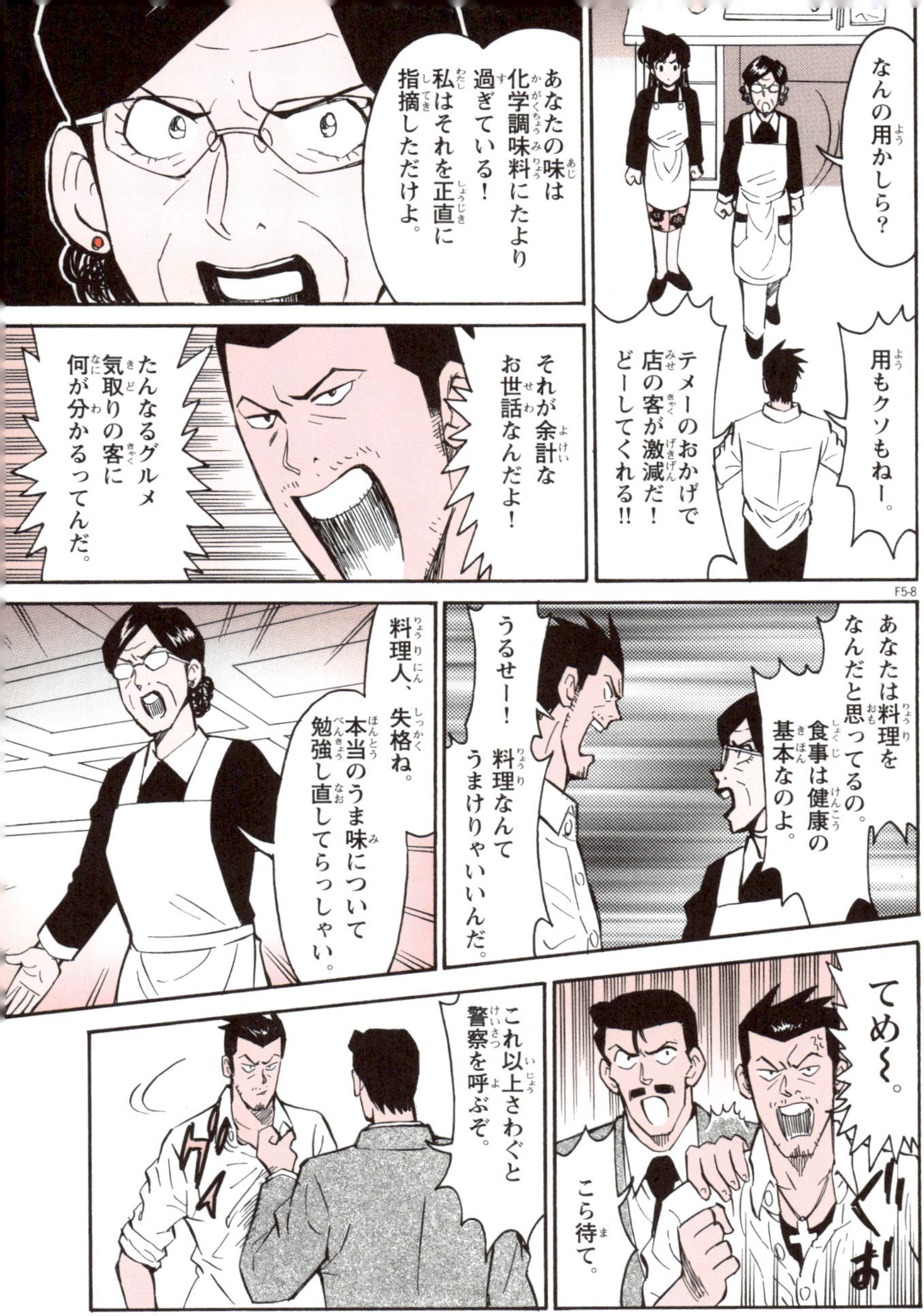
なんの用《よう》かしら？
あなたの味《あじ》は化学調味料《かがくちょうみりょう》にたより過《す》ぎている！私《わたし》はそれを正直《しょうじき》に指摘《してき》しただけよ。
用《よう》もクソもねー。
テメーのおかげで店《みせ》の客《きゃく》が激減《げきげん》だ！どーしてくれる!!
それが余計《よけい》なお世話《せわ》なんだよ！
たんなるグルメ気取《きど》りの客《きゃく》に何《なに》が分《わ》かるってんだ。
F5-8
あなたは料理《りょうり》をなんだと思《おも》ってるの。食事《しょくじ》は健康《けんこう》の基本《きほん》なのよ。
うるせー！料理《りょうり》なんてうまけりゃいいんだ。
料理人《りょうりにん》、失格《しっかく》ね。本当《ほんとう》のうま味《み》について勉強《べんきょう》し直《なお》してらっしゃい。
てめ〜。
こら待《ま》て。
これ以上《いじょう》さわぐと警察《けいさつ》を呼《よ》ぶぞ。

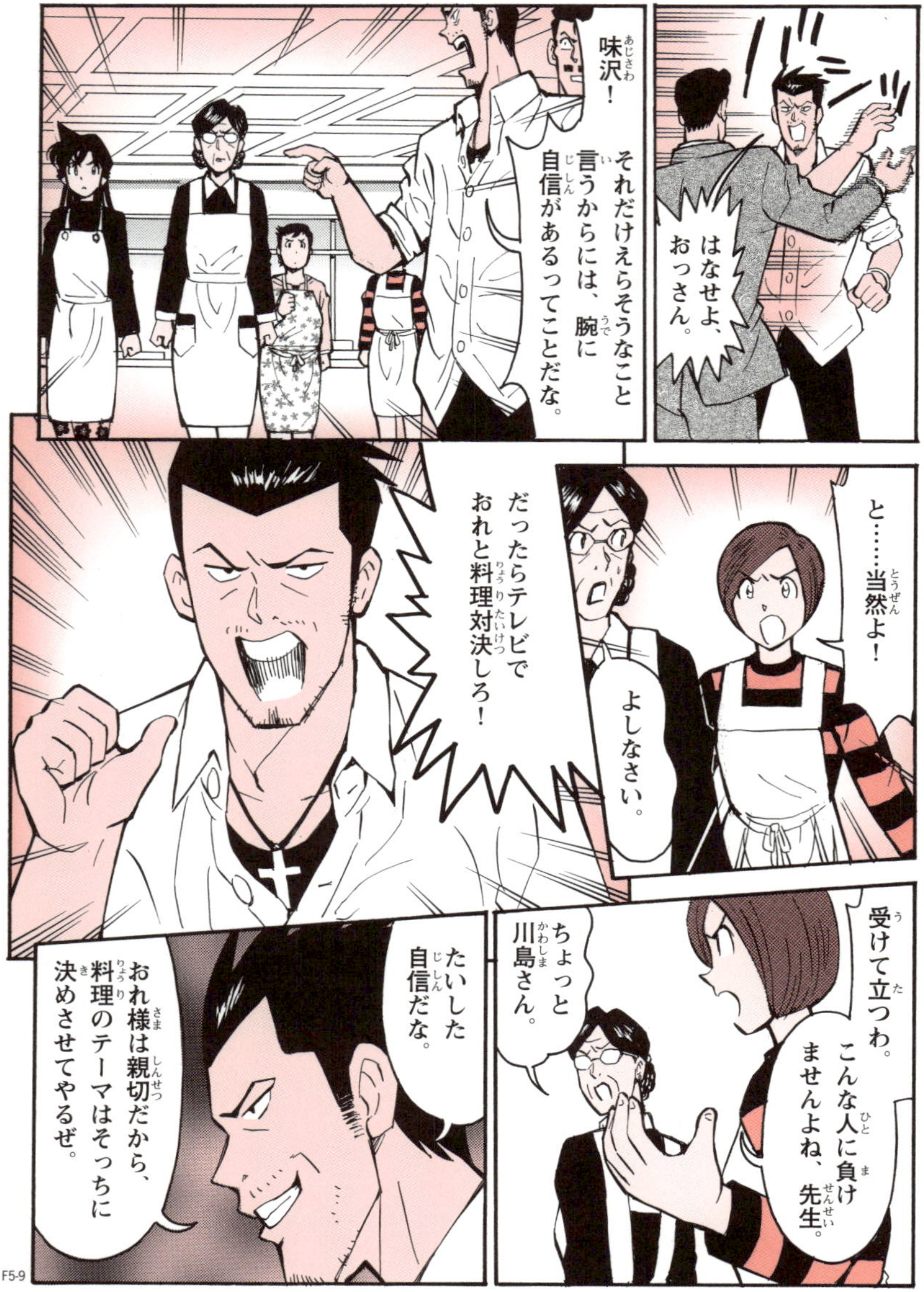

はなせよ、おっさん。
味沢《あじさわ》！
それだけえらそうなこと言《い》うからには、腕《うで》に自信《じしん》があるってことだな。
と……当然《とうぜん》よ！
よしなさい。
だったらテレビでおれと料理対決《りょうりたいけつ》しろ！
受《う》けて立《た》つわ。
こんな人《ひと》に負《ま》けませんよね、先生《せんせい》。
ちょっと川島《かわしま》さん。
たいした自信《じしん》だな。
おれ様《さま》は親切《しんせつ》だから、料理《りょうり》のテーマはそっちに決《き》めさせてやるぜ。

F5-9

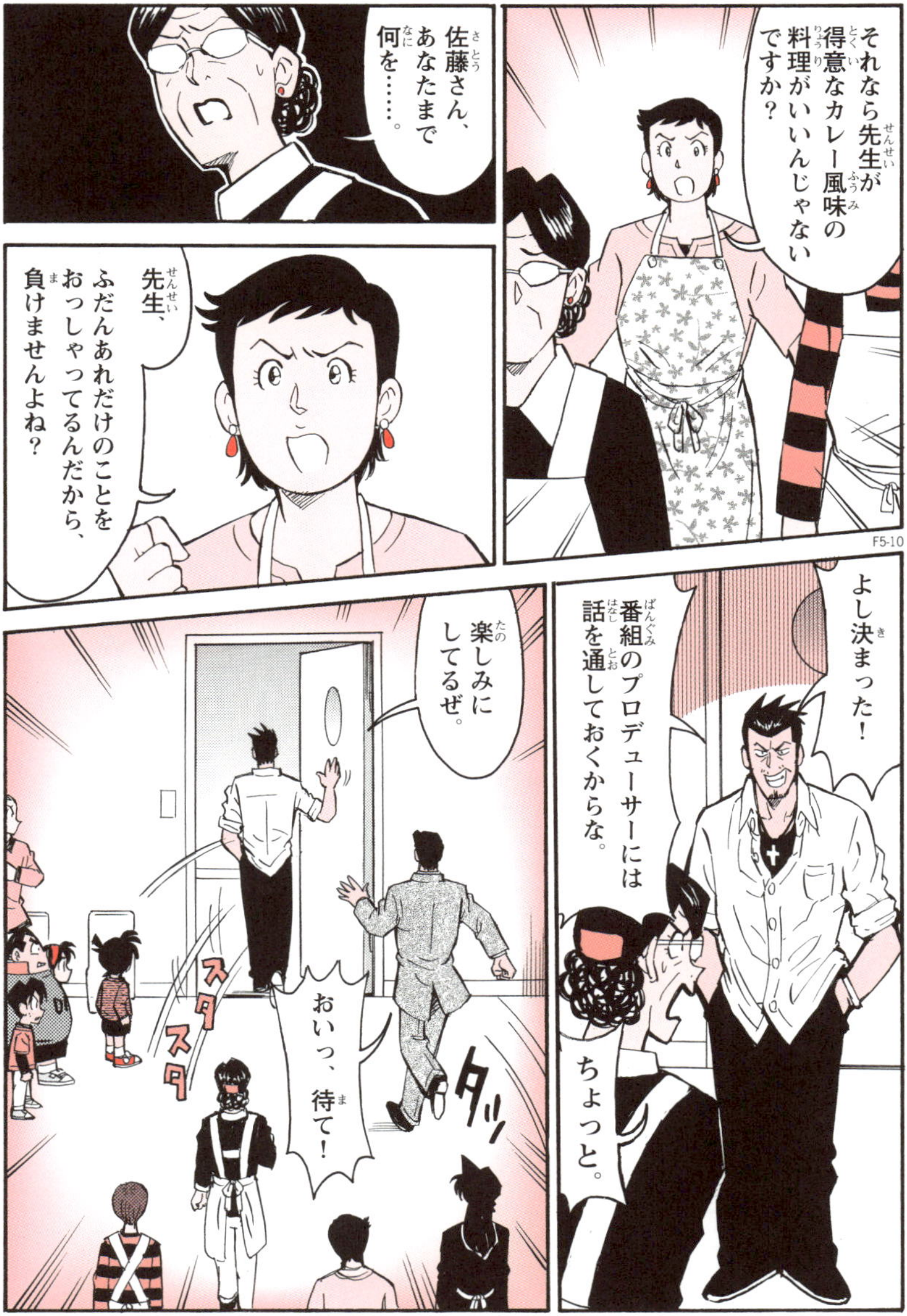
それなら先生《せんせい》が得意《とくい》なカレー風味《ふうみ》の料理《りょうり》がいいんじゃないですか？
佐藤《さとう》さん、あなたまで何《なに》を……。
先生《せんせい》、ふだんあれだけのことをおっしゃってるんだから、負《ま》けませんよね？
F5-10
よし決《き》まった！
番組《ばんぐみ》のプロデューサーには話《はなし》を通《とお》しておくからな。
ちょっと。
楽《たの》しみにしてるぜ。
スタ
スタ
おいっ、待《ま》て！
タッ

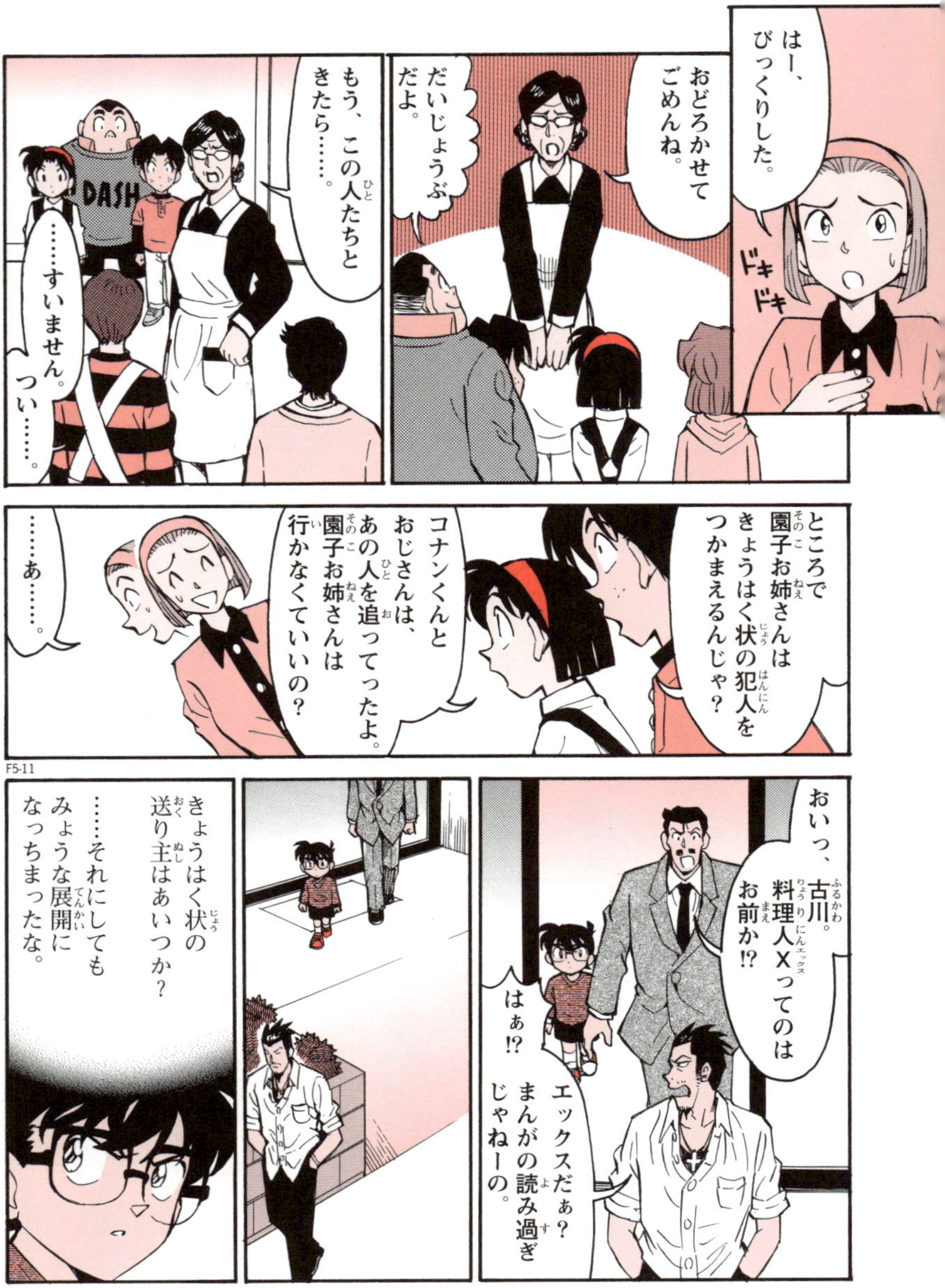
はー、びっくりした。
ドキドキ
おどろかせてごめんね。
だいじょうぶだよ。
もう、この人《ひと》たちときたら……。
……すいません。つい……。
ところで園子《そのこ》お姉《ねえ》さんはきょうはく状《じょう》の犯人《はんにん》をつかまえるんじゃ？
コナンくんとおじさんは、あの人《ひと》を追《お》ってったよ。園子《そのこ》お姉《ねえ》さんは行《い》かなくていいの？
……あ……。
DASH
おいっ、古川《ふるかわ》。料理人《りょうりにん》Ｘ《エックス》ってのはお前《まえ》か!?
はぁ!?
エックスだぁ？まんがの読《よ》み過《す》ぎじゃねーの。
きょうはく状《じょう》の送《おく》り主《ぬし》はあいつか？
……それにしてもみょうな展開《てんかい》になっちまったな。

F5-11

骨《ほね》はカルシウムの貯金箱《ちょきんばこ》

　食《た》べ物《もの》として体《からだ》に入《はい》ったカルシウムは、小腸《しょうちょう》から吸収《きゅうしゅう》されて血《けつ》液《えき》の中《なか》に入《はい》る。そして、すぐに使《つか》う分《ぶん》だけを残《のこ》して、あとは骨《ほね》に蓄《たくわ》えられる。この蓄《たくわ》えられたカルシウムは、血液中《けつえきちゅう》のカルシウムが使《つか》われて量《りょう》が減《へ》ってくると、骨《ほね》から血液《けつえき》へと送《おく》られるんだ。つまり、カルシウムを「お金《かね》」とすると、骨《ほね》は「お金《かね》」を貯《たくわ》える貯金箱《ちょきんばこ》の役《やく》目《め》を果《は》たしているわけだね。

　カルシウムは体《からだ》の中《なか》で作《つく》り出《だ》すことができないから、食《た》べ物《もの》からとるしかない。もしカルシウムがふくまれていない食事《しょくじ》を続《つづ》けると、骨《ほね》の中《なか》のカルシウムは減《へ》り続《つづ》けてしまう。そうすると骨《ほね》が弱《よわ》くなり、折《お》れやすくなってしまうんだ。

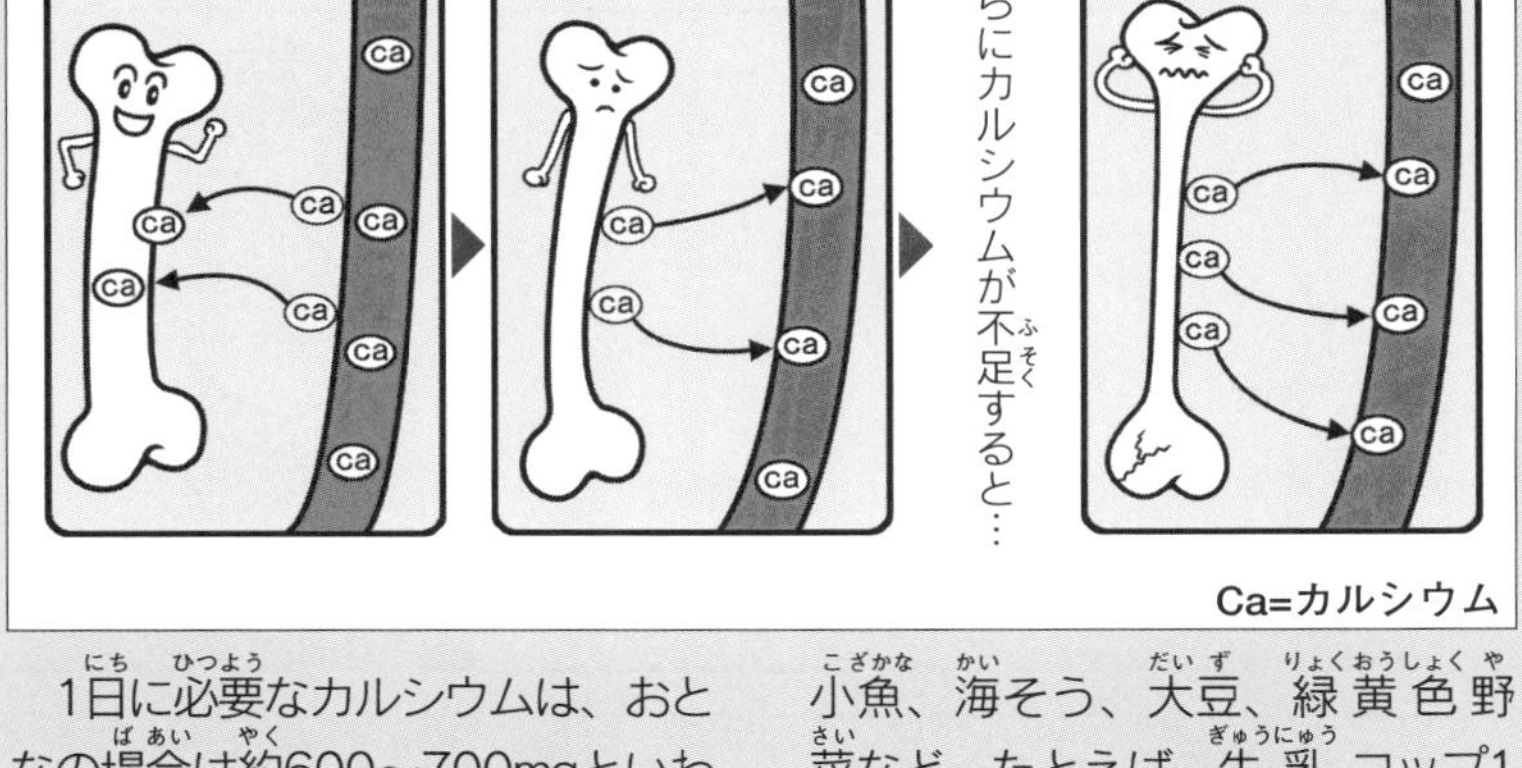

　1日《にち》に必要《ひつよう》なカルシウムは、おとなの場合《ばあい》は約《やく》600〜700mgといわれている。カルシウムがたくさんふくまれている食《た》べ物《もの》は、牛乳《ぎゅうにゅう》、小魚《こざかな》、海《かい》そう、大豆《だいず》、緑黄色《りょくおうしょく》野《や》菜《さい》など。たとえば、牛乳《ぎゅうにゅう》コップ1杯《ぱい》（200ml）には、1日《にち》に必要《ひつよう》なカルシウムの1/3がふくまれている。

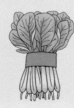

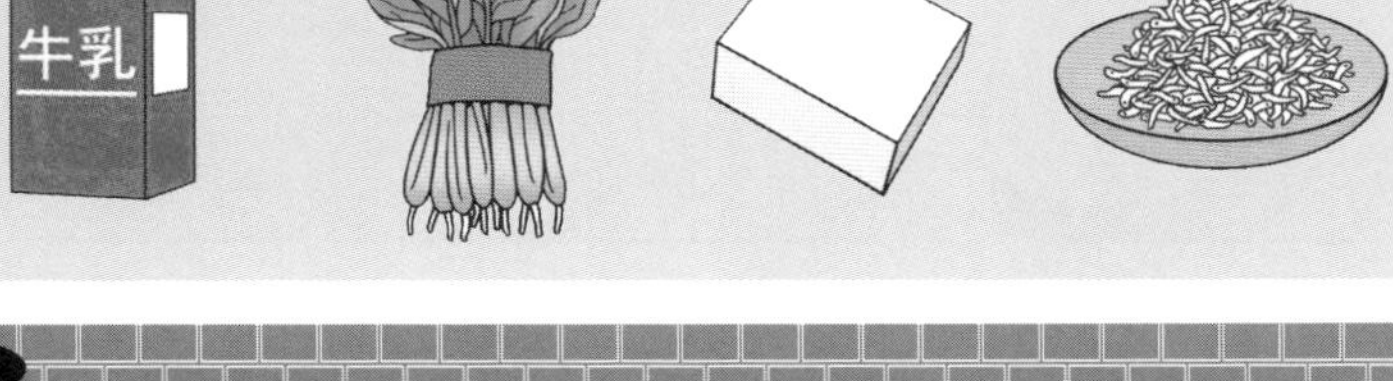

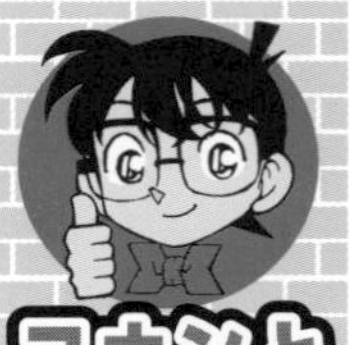

コナンと実験!

ガスの火《ひ》で魚《さかな》の骨《ほね》を燃《も》やしてみよう!

魚《さかな》の骨《ほね》を燃《も》やすと、どうなるんだろう? そもそも骨《ほね》って燃《も》えるのかな?
この実験《じっけん》は火《ひ》を使《つか》うから、おとなの人《ひと》とやってね。

用意《ようい》するもの

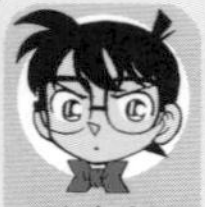

ヤケドに注意《ちゅうい》!

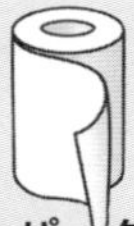

ペーパータオル

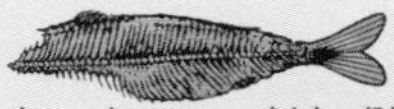

食《た》べ終《お》わった魚《さかな》の骨《ほね》

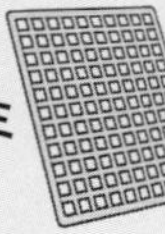

焼《や》きアミ

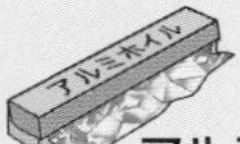

アルミホイル

① 食《た》べ終《お》わった魚《さかな》の骨《ほね》をよく洗《あら》おう

魚《さかな》の骨《ほね》を水道《すいどう》で洗《あら》いながら、骨《ほね》についた身《み》をはずそう。洗《あら》い終《お》わったら、ペーパータオルで骨《ほね》の水《すい》分《ぶん》をふき取《と》ろう。

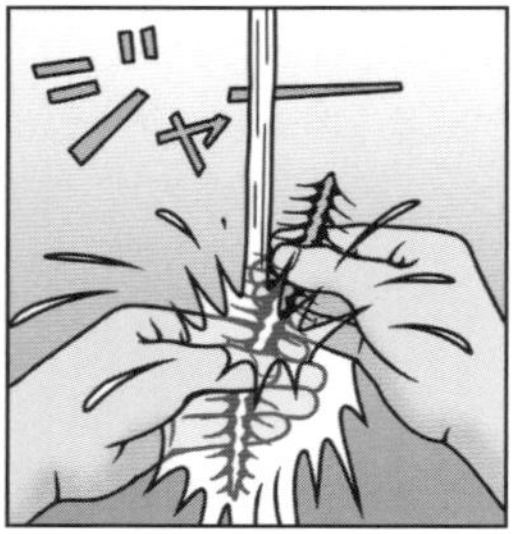

② 洗《あら》った骨《ほね》をアルミホイルで巻《ま》こう

魚《さかな》の骨《ほね》をアルミホイルで巻《ま》き、焼《や》きアミの上《うえ》に乗《の》せよう。筒状《つつじょう》に巻《ま》いて、片方《かたほう》の口《くち》を開《あ》けておくのがポイントだよ。

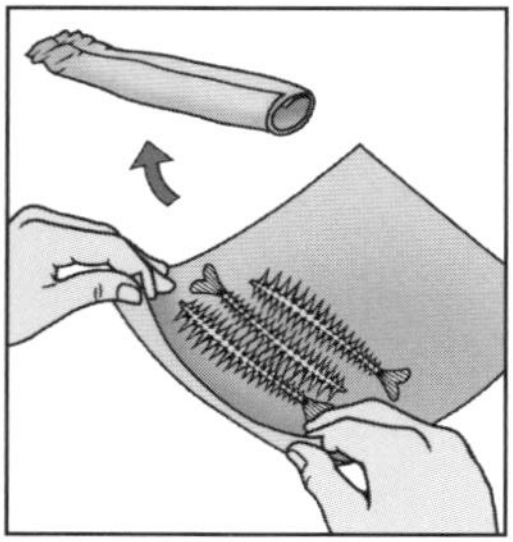

③ ガスコンロで熱《ねっ》してみよう

焼《や》きアミをガスコンロに乗《の》せる。弱火《よわび》であぶり、アルミホイルの端《はし》から出《で》た炎《ほのお》が消《き》えて少《すこ》したってから、火《ひ》を止《と》めよう。

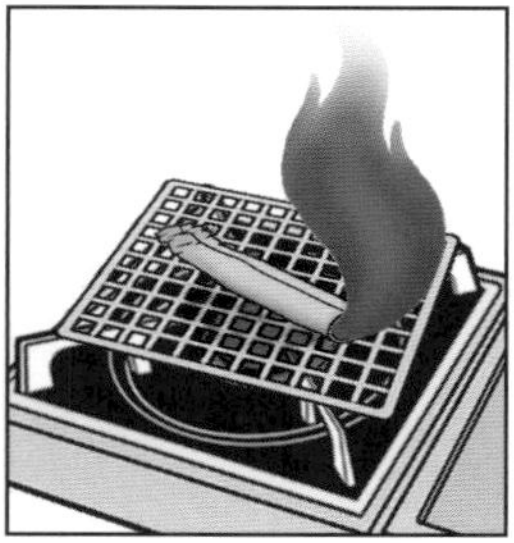

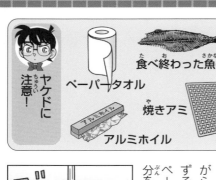

④ アルミホイルの中身《なかみ》を観察《かんさつ》しよう

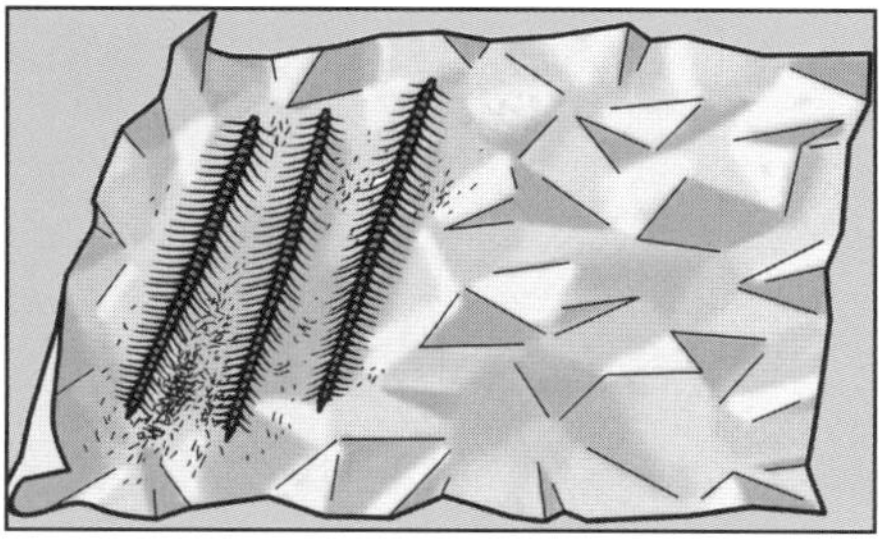

アルミホイルをよく冷《さ》ましてから、中身《なかみ》を観察《かんさつ》してみよう。アルミホイルを開《ひら》くと、魚《さかな》の骨《ほね》がそのままの形《かたち》で炭《すみ》になっているよ。

教《おし》えて味沢《あじさわ》先生《せんせい》!

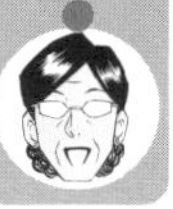

何《なに》が燃《も》えて炎《ほのお》が出《で》たの?

骨《ほね》を作《つく》る大切《たいせつ》な成分《せいぶん》のひとつがカルシウム。だから、みなさんは、「骨《ほね》」というとカルシウムの固《かた》まり、というイメージを持《も》っているかもしれませんね（このカルシウムは、実《じつ》はやわらかい金属《きんぞく》で、粉《こな》のようにサラサラしているの）。

でも、骨《ほね》にはほかの成分《せいぶん》もふくまれているのよ。カルシウムのほかには、コラーゲンなどのたんぱく質《しつ》やマグネシウム、リンなど、いろいろな成分《せいぶん》があるの。

アルミホイルを熱《ねっ》したら炎《ほのお》が出《で》たのは、実《じつ》は、骨《ほね》にふくまれているたんぱく質《しつ》が燃《も》えたから。そして、燃《も》えずに残《のこ》った魚《さかな》の骨《ほね》の炭《すみ》の中《なか》には、たんぱく質《しつ》よりも燃《も》えにくいカルシウムなどが残《のこ》っているんですよ。

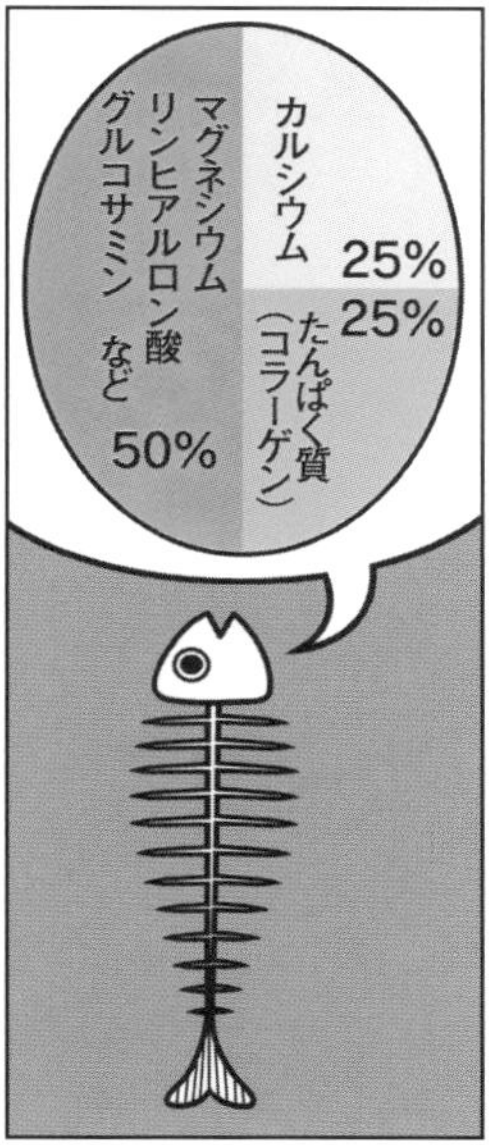
カルシウム 25%
たんぱく質（コラーゲン） 25%
マグネシウム
リンヒアルロン酸
グルコサミン など
50%

カルシウムの吸収《きゅうしゅう》を助《たす》ける食《た》べ物《もの》

カルシウムを体《からだ》にとり入《い》れるには、ビタミンD《ディー》が必要《ひつよう》だ。ビタミンD《ディー》は、レバーや牛乳《ぎゅうにゅう》、シイタケ、カツオ、イワシなどに多《おお》くふくまれているので、カルシウムをふくむ食《た》べ物《もの》といっしょに食《た》べるようにしよう。反対《はんたい》に、スナック菓子《がし》に多《おお》くふくまれるリン酸塩《さんえん》や砂糖《さとう》はカルシウムの吸収《きゅうしゅう》をさまたげるので、食《た》べ過《す》ぎに注意《ちゅうい》しよう。

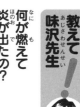

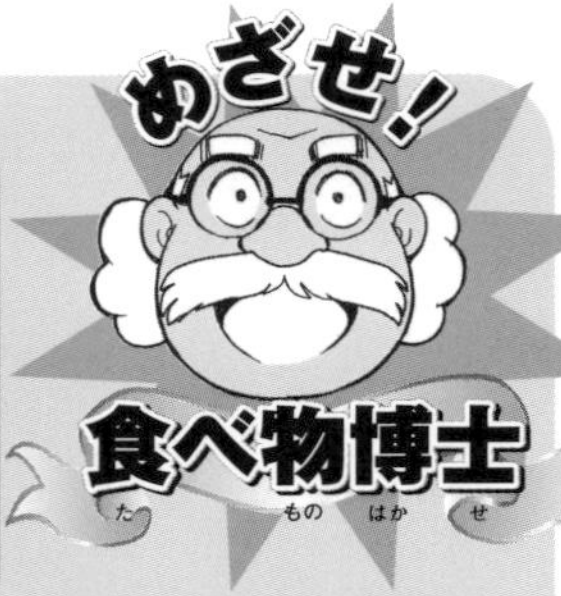
めざせ!
食べ物博士《たべものはかせ》

食《た》べ物《もの》のうま味《み》ってなんだろう?

「うま味《み》」って、おいしさのコト? どんな味《あじ》がするの?
いろいろな角度《かくど》から、食《た》べ物《もの》の「うま味《み》」の謎《なぞ》を大追跡《だいついせき》!!

うま味《み》ってなんだろう?

「うま味《み》」のことを「おいしさ」と思《おも》っている人《ひと》も多《おお》いけど、「うま味《み》」は「おいしさ」の一部分《いちぶぶん》なんだ。おいしさというのは、食《た》べ物《もの》の味《あじ》だけでなく、においや食《た》べた時《とき》の感《かん》じ、その場《ば》の雰囲気《ふんいき》や体《からだ》の調子《ちょうし》など、多《おお》くの事《こと》がらによって感《かん》じられるもの。

一方《いっぽう》のうま味《み》は、5つの基本味《きほんあじ》のひとつで、味《あじ》の種類《しゅるい》をさす公式《こうしき》な呼《よ》び方《かた》だ。うま味《み》は、料理《りょうり》そのものをおいしくする大切《たいせつ》な役割《やくわり》を果《は》たしているよ。

5つの基本味《きほんあじ》

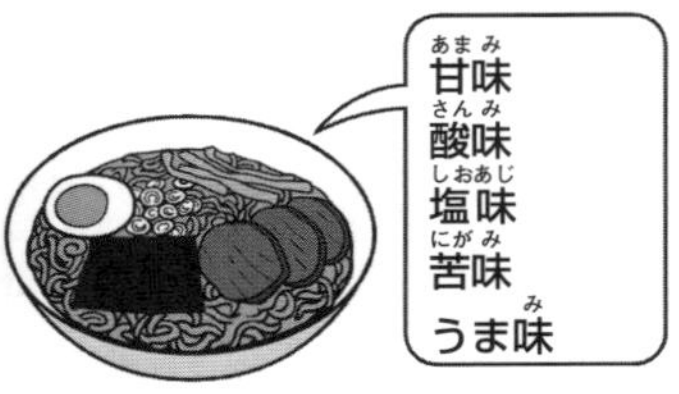
甘味《あまみ》
酸味《さんみ》
塩味《しおあじ》
苦味《にがみ》
うま味《み》

うま味《み》の代表選手《だいひょうせんしゅ》

うま味《み》の代表的《だいひょうてき》なものとしては、昆布《こんぶ》や野菜《やさい》に多《おお》くふくまれている「グルタミン酸《さん》」、カツオ節《ぶし》などに多《おお》くふくまれている「イノシン酸《さん》」、キノコ類《るい》に多《おお》くふくまれている「グアニル酸《さん》」などがあるよ。

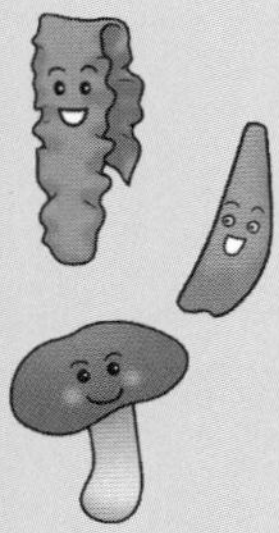

日本人《にっぽんじん》が発見《はっけん》した!?

日本《にっぽん》では、古《ふる》くから昆布《こん》《ぶ》のダシが料理《りょうり》に使《つか》われてきた。これに注目《ちゅうもく》した東京帝国大学《とうきょうていこくだいがく》(現東京《げんとうきょう》大学《だいがく》)の池田菊苗《いけだきくなえ》教授《きょうじゅ》は、昆布《こんぶ》ダシを研究《けんきゅう》し、1908年《ねん》に昆布《こんぶ》からグルタミン酸《さん》を取《と》り出《だ》すことに成功《せいこう》。昆布《こんぶ》の主成分《しゅせいぶん》であることを発見《はっけん》した。そして、その味《あじ》を「うま味《み》」と名《な》づけたんだ。

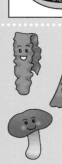

うま味《み》の代表選手《だいひょうせんしゅ》である「グルタミン酸《さん》」「イノシン酸《さん》」「グアニル酸《さん》」が多《おお》くふくまれる食《た》べ物《もの》を紹介《しょうかい》するよ！

（イノシン酸《さん》を多《おお》くふくむ食品《しょくひん》ベスト3）

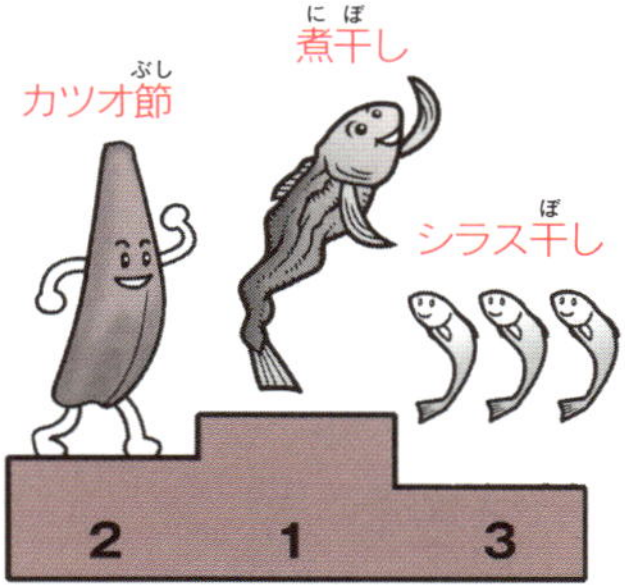

（グルタミン酸《さん》を多《おお》くふくむ食品《しょくひん》ベスト3）

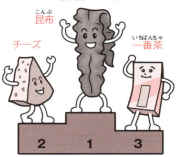

（グアニル酸《さん》を多《おお》くふくむ食品《しょくひん》ベスト3）

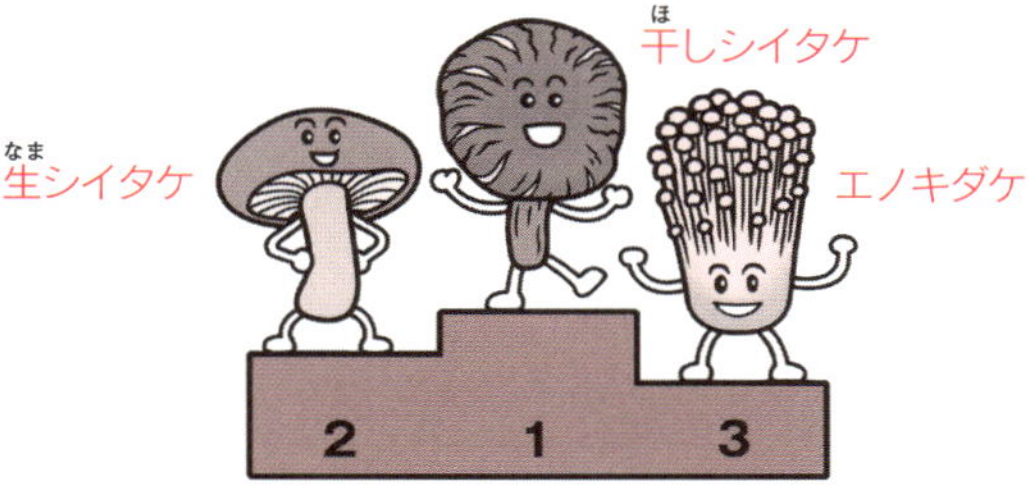

うま味《み》の相乗効果《そうじょうこうか》

うま味《み》には、グルタミン酸《さん》やイノシン酸《さん》など、いろいろな種類《しゅるい》がある。料理《りょうり》には、その1種類《しゅるい》だけを使《つか》うよりも、2〜3種類《しゅるい》を合《あ》わせた方《ほう》がおいしさが増《ま》すんだ。

日本料理《にほんりょうり》では、グルタミン酸《さん》がふくまれる昆布《こんぶ》ダシと、イノシン酸《さん》がふくまれるカツオダシを合《あ》わせる使《つか》い方《かた》がある。西《せい》洋料理《ようりょうり》では、タマネギなどの野菜《やさい》からとったグルタミン酸《さん》がふくまれるダシと、牛《うし》のスネ肉《にく》などからとったイノシン酸《さん》がふくまれるダシを合《あ》わせる使《つか》い方《かた》が有名《ゆうめい》だね。

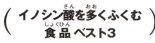

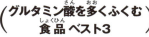

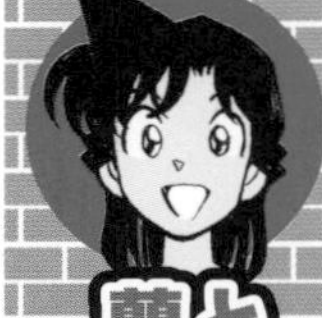

蘭《らん》と実験《じっけん》！

魚《さかな》のみそ漬《づ》けを作《つく》ってみよう！

発酵《はっこう》によりうま味《み》が増《ま》す働《はたら》きと、うま味《み》の相乗効果《そうじょうこうか》を確《たし》かめてみよう！
この実験《じっけん》は火《ひ》を使《つか》うから、おとなの人《ひと》とやってね。

用意《ようい》するもの

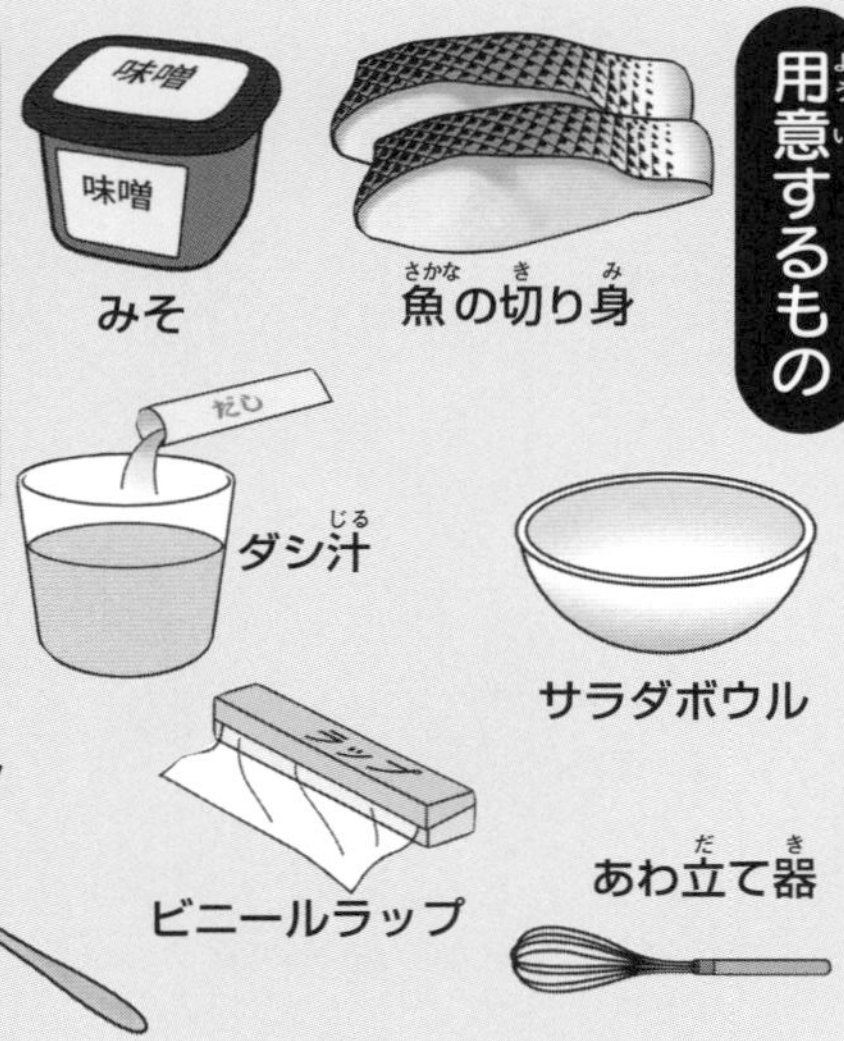
味噌
味噌
みそ
魚《さかな》の切《き》り身《み》
だし
ダシ汁《じる》
サラダボウル
ラップ
スプーン
ビニールラップ
あわ立《だ》て器《き》

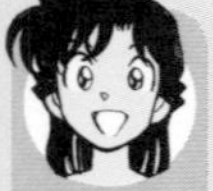

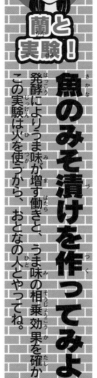

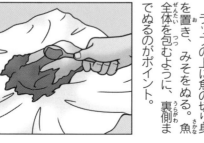

火《ひ》を使《つか》うので、ヤケドに注意《ちゅうい》！

① みそとダシ汁《じる》をまぜよう

サラダボウルにみそを入《い》れ、ダシ汁《じる》を少《すこ》しずつ加《くわ》えながらまぜる。みそがトロトロになればOK《オーケー》だ。

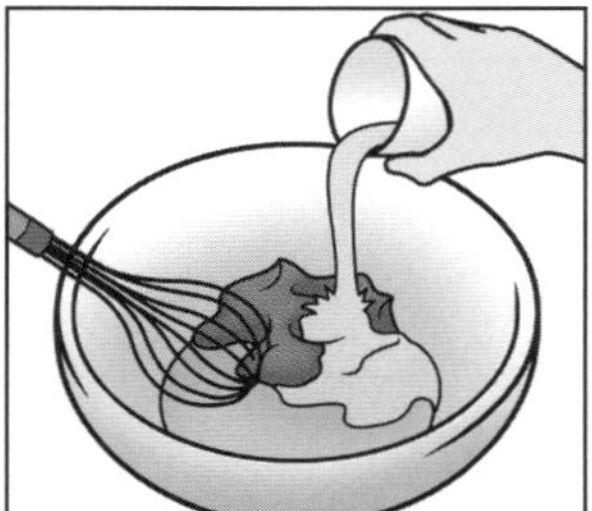

② といたみそを魚《さかな》の切《き》り身《み》にぬろう

ラップの上《うえ》に魚《さかな》の切《き》り身《み》を置《お》き、みそをぬる。魚《さかな》全体《ぜんたい》を包《つつ》むように、裏側《うらがわ》までぬるのがポイント。

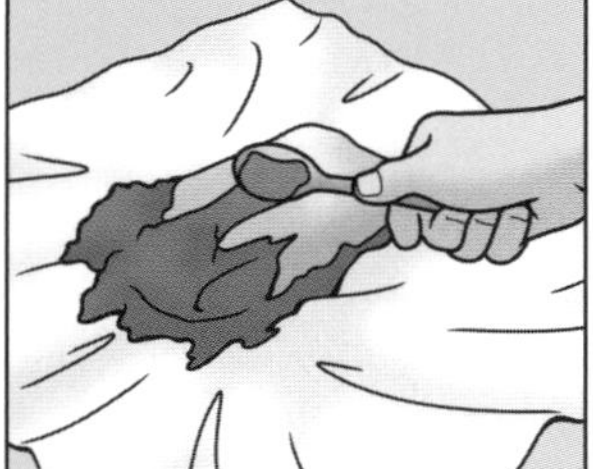

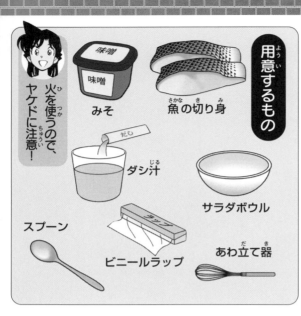

③ ラップで包《つつ》みねかせよう

みそがもれないようにラップでしっかりと包《つつ》み、冷蔵庫《れいぞうこ》で1～2日《か》間《かん》、ねかせよう。これで完成《かんせい》だ。

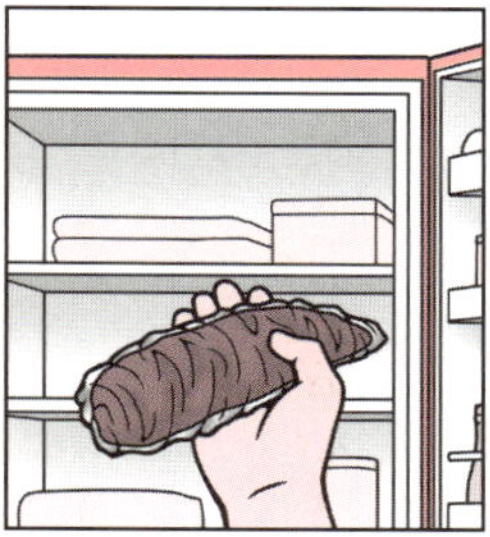

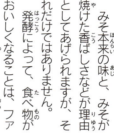

④ 焼《や》いて食《た》べてみよう

みそ漬《づ》けをガスコンロなどで焼《や》く。塩焼《しおや》きなどにした別《べつ》の切《き》り身《み》を用意《ようい》して、食《た》べ比《くら》べてみよう。

教《おし》えて味沢先生《あじさわせんせい》!

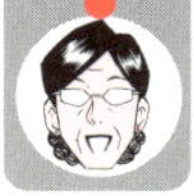

みそ漬《づ》けをおいしく感《かん》じるのはどうして?

みそ本来《ほんらい》の味《あじ》と、みそが焼《や》けた香《こう》ばしさなどが理由《りゆう》としてあげられますが、それだけではありません。発酵《はっこう》によって、食《た》べ物《もの》がおいしくなることは、ファイル3で分《わ》かったと思《おも》いますが、魚《さかな》のみそ漬《づ》けでも同《おな》じことが起《お》こっているのです。もともと、魚《さかな》にはイノシン酸《さん》などのうま味《み》がふくまれています。この実験《じっけん》の場合《ばあい》、その魚《さかな》のたんぱく質《しつ》をみその中《なか》にいた微生物《びせいぶつ》が分解《ぶんかい》することでイノシン酸《さん》の量《りょう》が増《ふ》えました。さらに、みそにふくまれているグルタミン酸《さん》との相乗効果《そうじょうこうか》で、おいしさが増《ま》したのです。

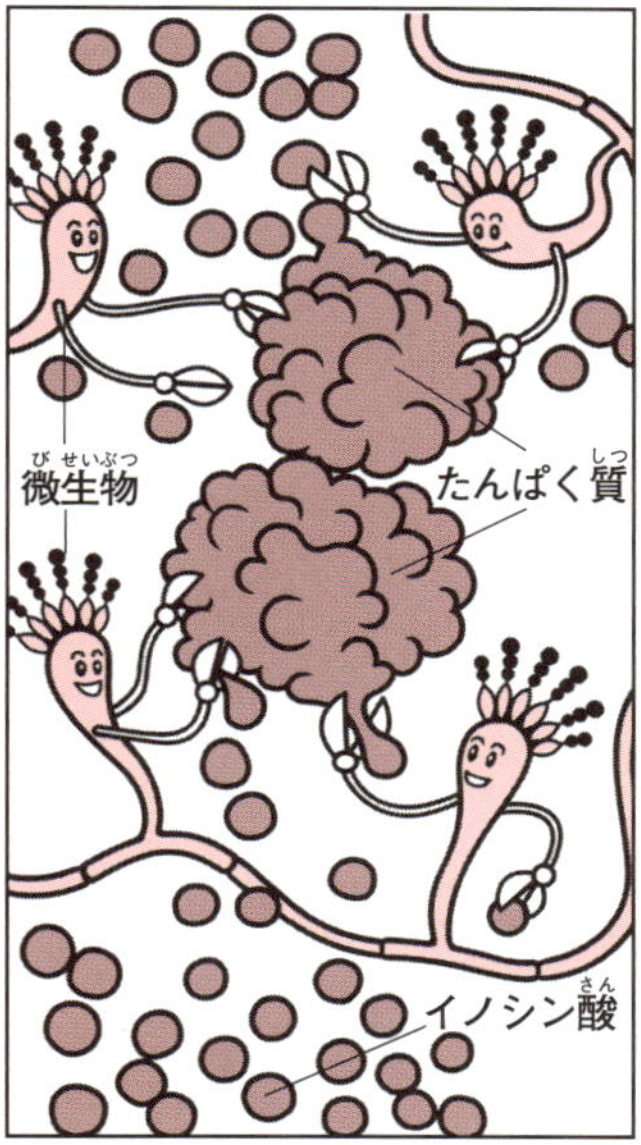

米《こめ》ぬかで、うま味《み》をアップ!!

野菜《やさい》のぬか漬《づ》けも、発酵《はっこう》によってうま味《み》を増《ま》した食《た》べ物《もの》だ。米《こめ》ぬかにも微生物《びせいぶつ》がいて、それが野《や》菜《さい》のたんぱく質《しつ》を分解《ぶんかい》し、うま味《み》をアップさせるんだよ。このように時間《じかん》をかけて発酵《はっこう》が進《すす》み、うま味《み》が増《ま》していくことを「熟成《じゅくせい》」というんだ。

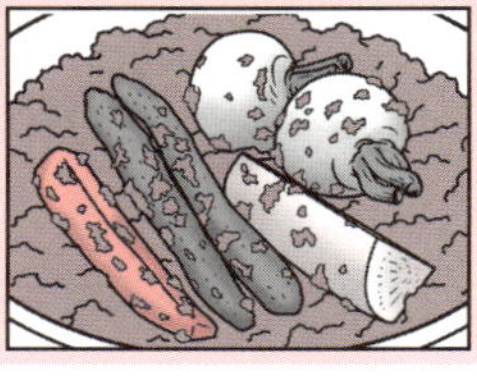

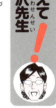

FILE《ファイル》 6

味沢《あじさわ》が選《えら》んだ特別《とくべつ》なジャガイモ

古川《ふるかわ》からの挑戦《ちょうせん》を受《う》けて、いよいよカレー料理《りょうり》対決《たいけつ》が始《はじ》まる! しかし、味沢冴子《あじさわさえこ》がこの日《ひ》のために取《と》り寄《よ》せた「特別《とくべつ》なジャガイモ」が、なぜか会場《かいじょう》に届《とど》かず……!?

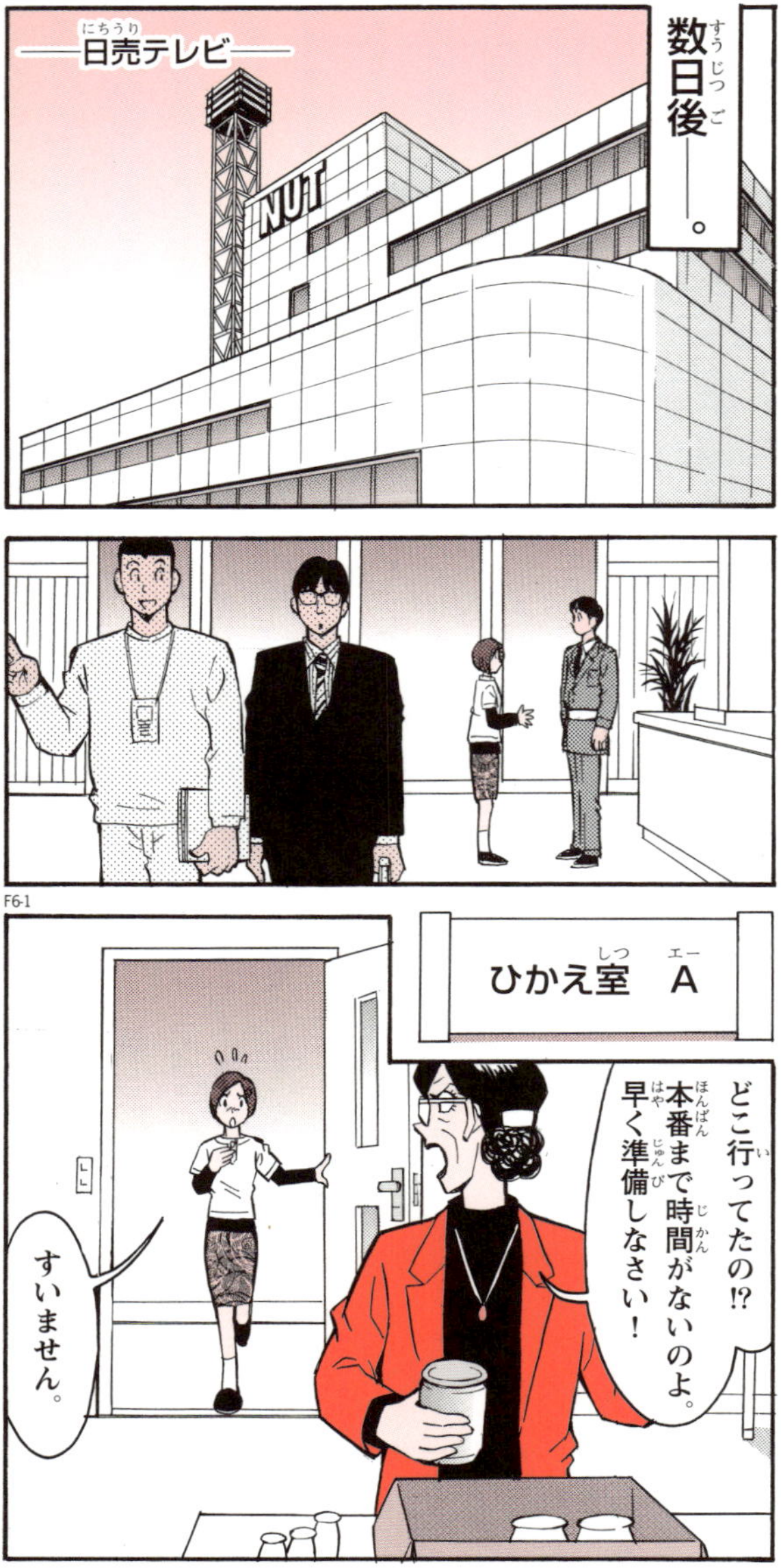
数日後《すうじつご》——。
日売《にちうり》テレビ
NUT
F6-1
ひかえ室《しつ》 A《エー》
どこ行《い》ってたの!? 本番《ほんばん》まで時間《じかん》がないのよ。早《はや》く準備《じゅんび》しなさい!
すいません。

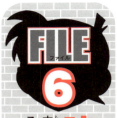

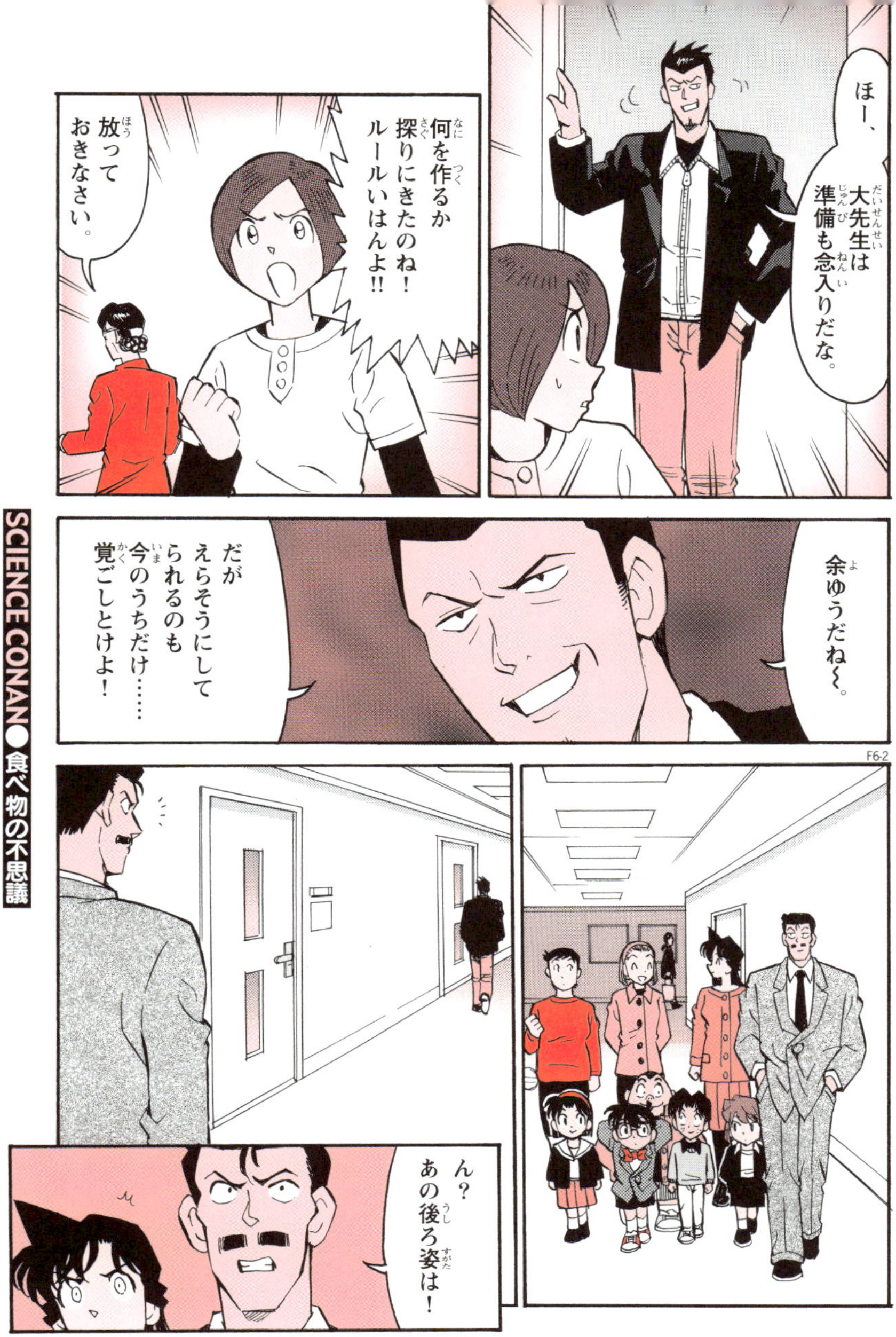
ほー、
大先生《だいせんせい》は準備《じゅんび》も念入《ねんい》りだな。
何《なに》を作《つく》るか探《さぐ》りにきたのね！ルールいはんよ!!
放《ほう》っておきなさい。
余《よ》ゆうだね～。
だがえらそうにしてられるのも今《いま》のうちだけ……覚《かく》ごしとけよ！
ん？あの後《うし》ろ姿《すがた》は！
F6-2

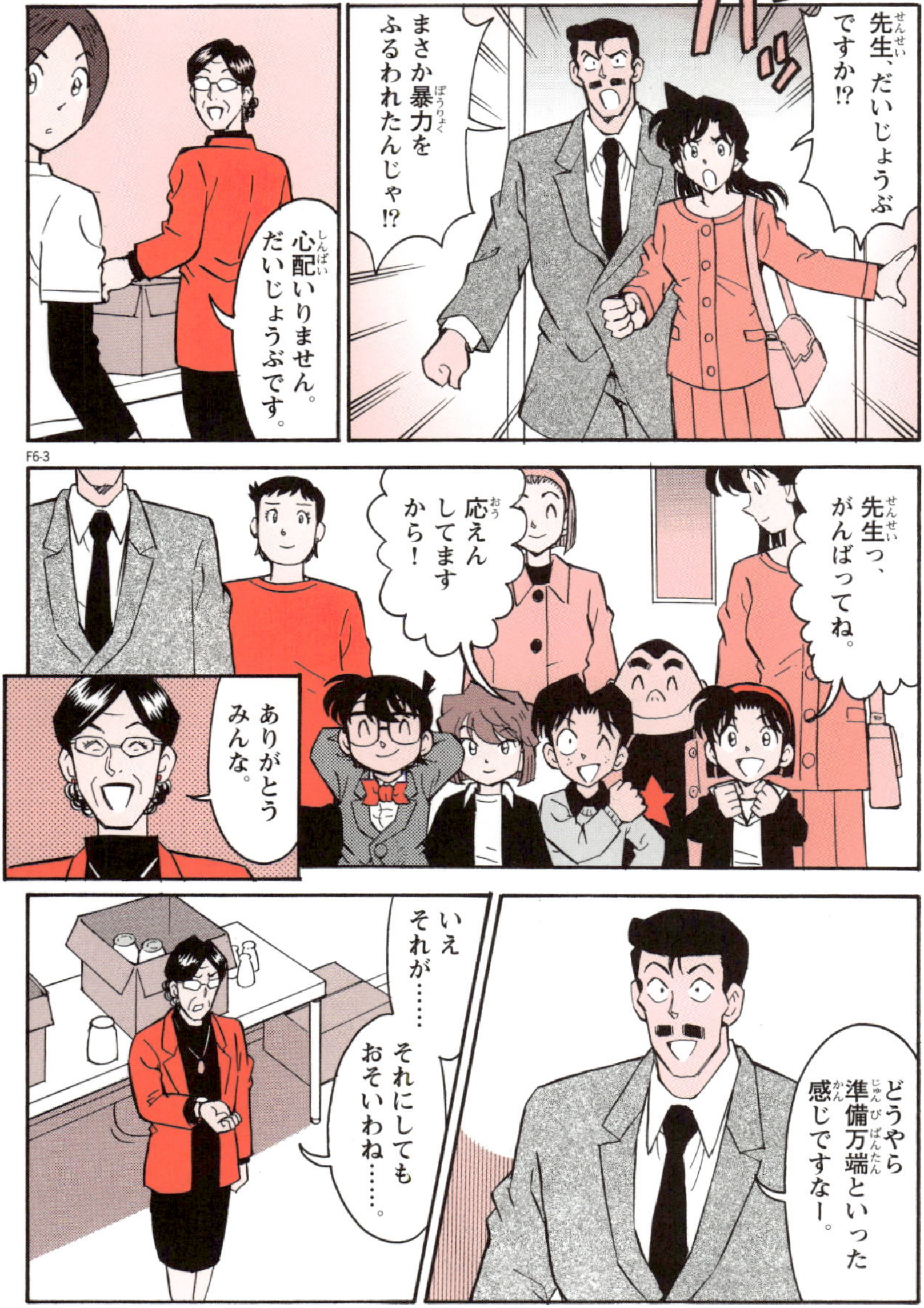
ババッ
先生《せんせい》、だいじょうぶですか!?
まさか暴力《ぼうりょく》をふるわれたんじゃ!?
心配《しんぱい》いりません。だいじょうぶです。
先生《せんせい》っ、がんばってね。
応《おう》えんしてますから!
ありがとうみんな。
どうやら準《じゅん》備《び》万《ばん》端《たん》といった感《かん》じですなー。
いえそれが……
それにしてもおそいわね……。

F6-3

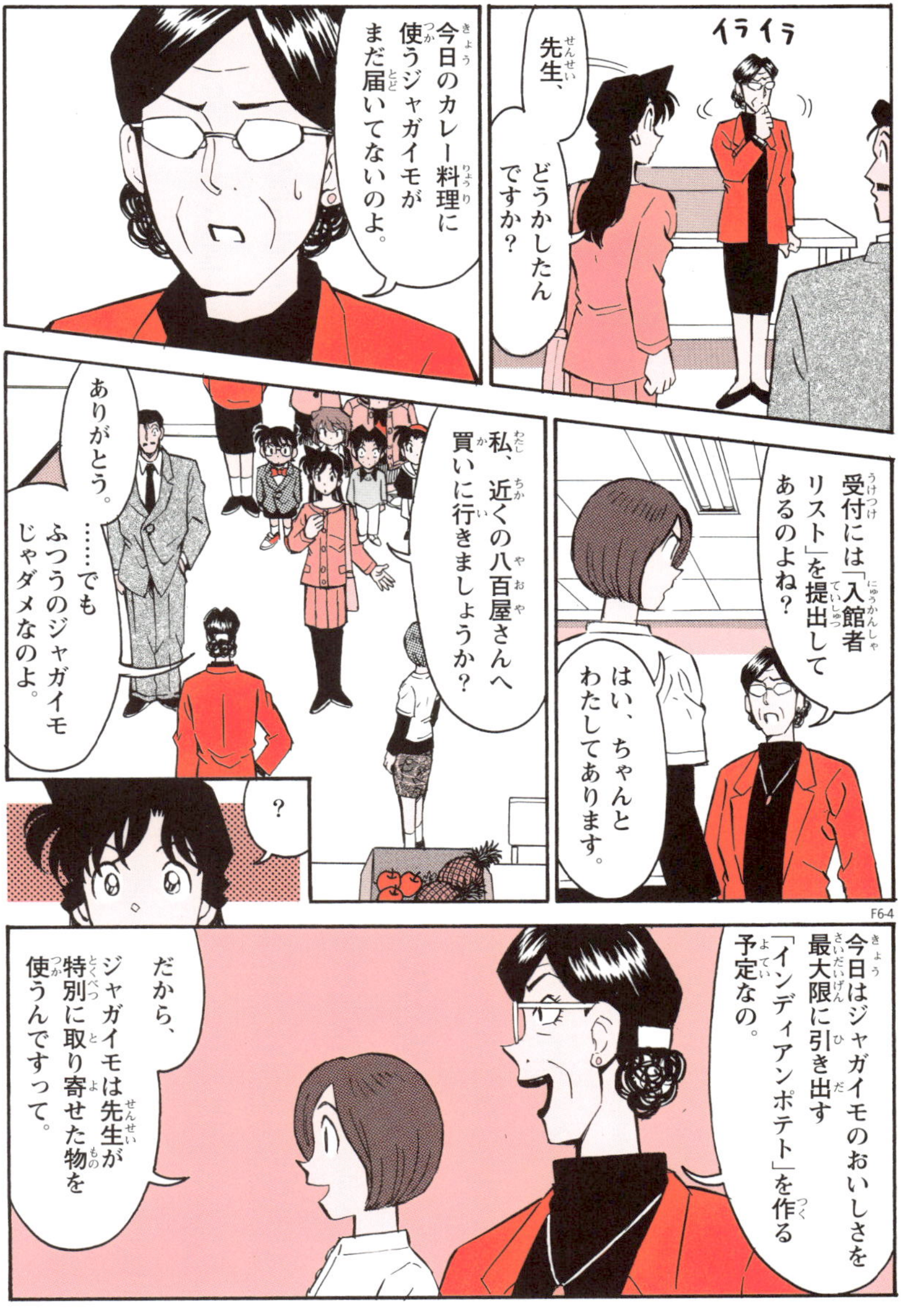
イライラ
先生《せんせい》、どうかしたんですか？

今日《きょう》のカレー料理《りょうり》に使《つか》うジャガイモがまだ届《とど》いてないのよ。

受付《うけつけ》には「入館者《にゅうかんしゃ》リスト」を提出《ていしゅつ》してあるのよね？

はい、ちゃんとわたしてあります。

私《わたし》、近《ちか》くの八百屋《やおや》さんへ買《か》いに行《い》きましょうか？

ありがとう。……でもふつうのジャガイモじゃダメなのよ。

？

今日《きょう》はジャガイモのおいしさを最大限《さいだいげん》に引《ひ》き出《だ》す「インディアンポテト」を作《つく》る予定《よてい》なの。

だから、ジャガイモは先生《せんせい》が特別《とくべつ》に取《と》り寄《よ》せた物《もの》を使《つか》うんですって。

F6-4

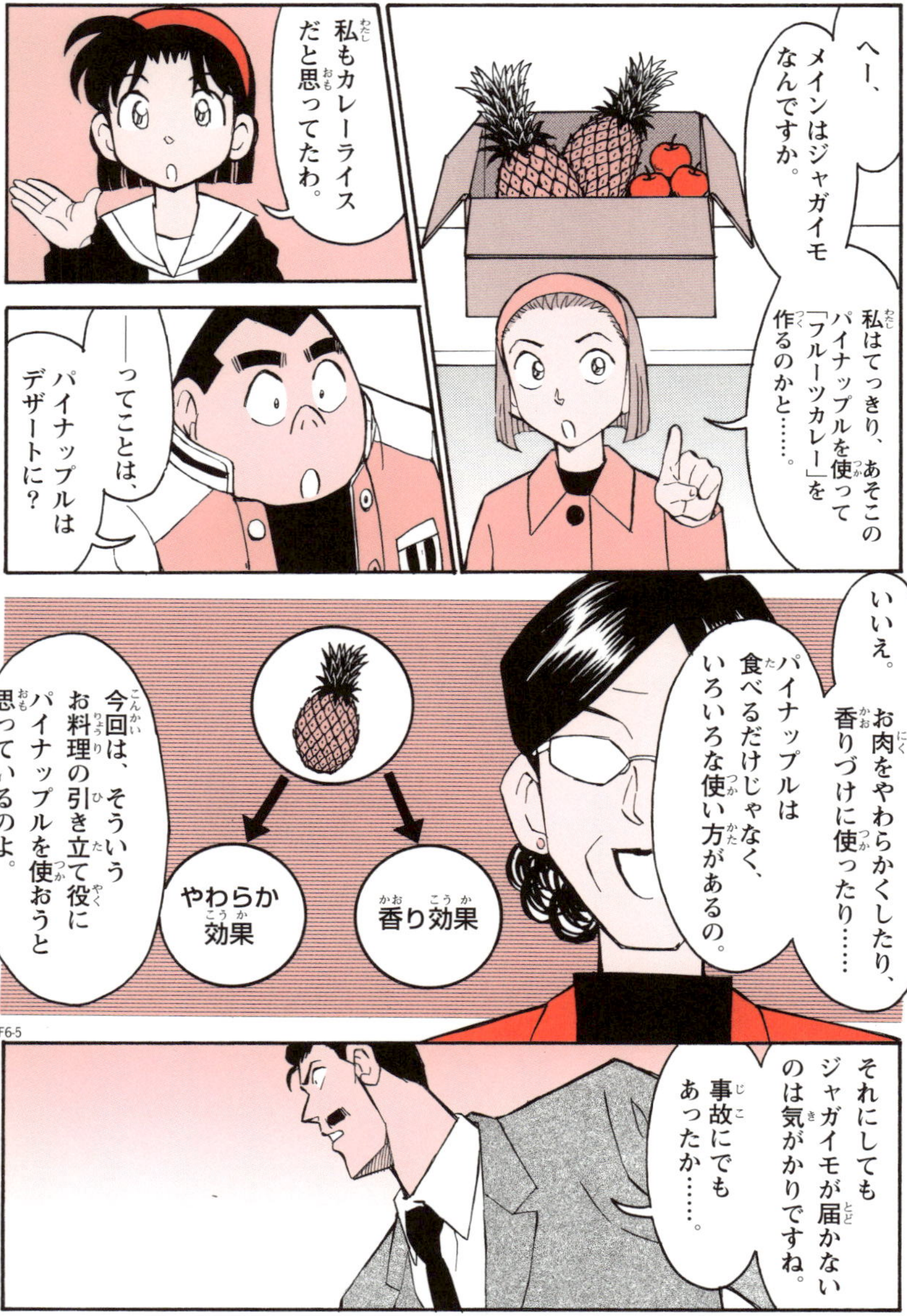

へー、メインはジャガイモなんですか。
私《わたし》はてっきり、あそこのパイナップルを使《つか》って「フルーツカレー」を作《つく》るのかと……。
私《わたし》もカレーライスだと思《おも》ってたわ。
——ってことは、パイナップルはデザートに？
いいえ。
お肉《にく》をやわらかくしたり、香《かお》りづけに使《つか》ったり……
パイナップルは食《た》べるだけじゃなく、いろいろな使《つか》い方《かた》があるの。
香《かお》り効果《こうか》
やわらか効果《こうか》
今回《こんかい》は、そういうお料理《りょうり》の引《ひ》き立《た》て役《やく》にパイナップルを使《つか》おうと思《おも》っているのよ。
F6-5
それにしてもジャガイモが届《とど》かないのは気《き》がかりですね。
事故《じこ》にでもあったか……。

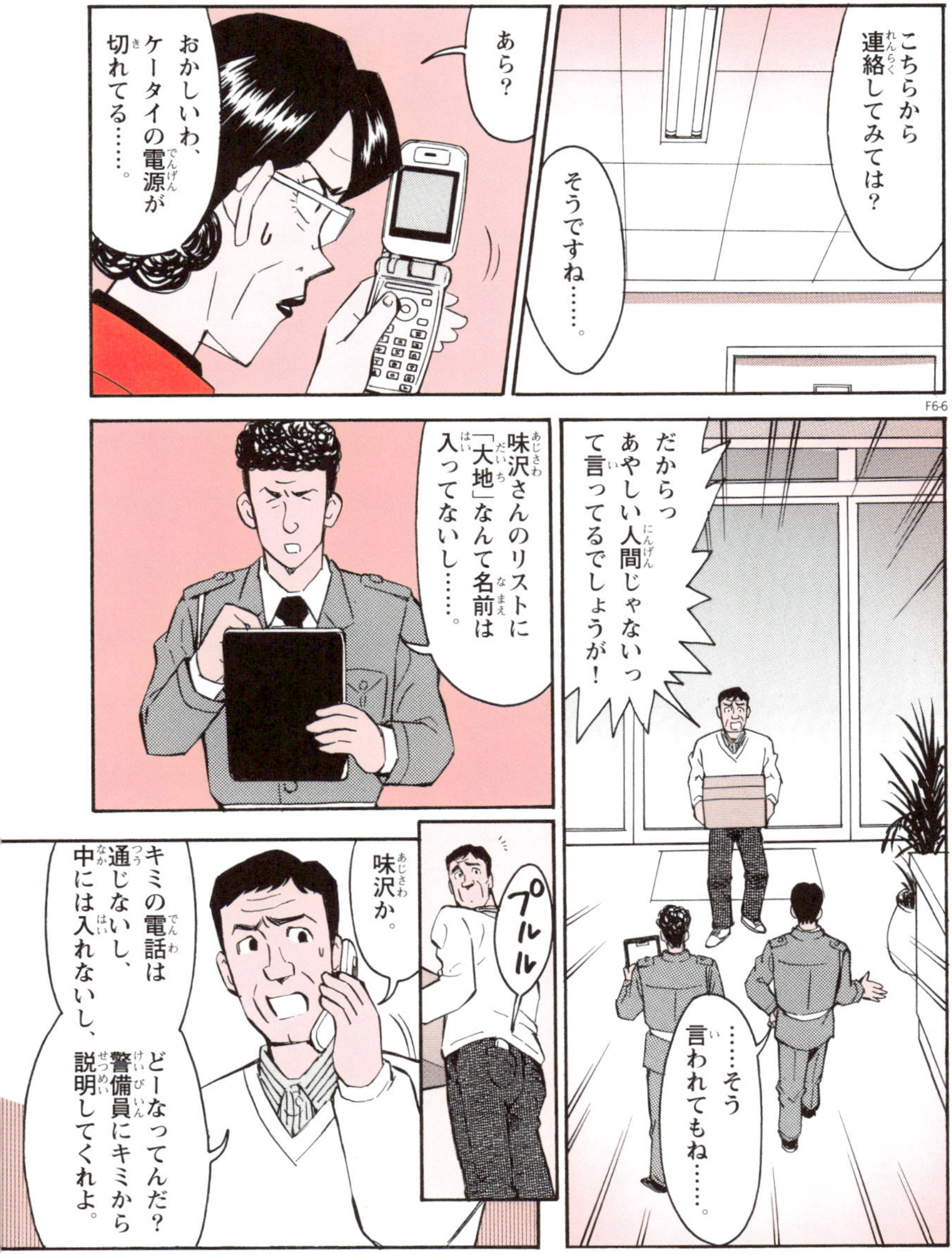
こちらから連絡《れんらく》してみては？
そうですね……。
あら？
おかしいわ、ケータイの電源《でんげん》が切《き》れてる……。
F6-6
だからっあやしい人間《にんげん》じゃないって言《い》ってるでしょうが！
……そう言《い》われてもね……。
味沢《あじさわ》さんのリストに「大地《だいち》」なんて名前《なまえ》は入《はい》ってないし……。
プルル
味沢《あじさわ》か。
キミの電話《でんわ》は通《つう》じないし、中《なか》には入《はい》れないし、
どーなってんだ？警備員《けいびいん》にキミから説明《せつめい》してくれよ。

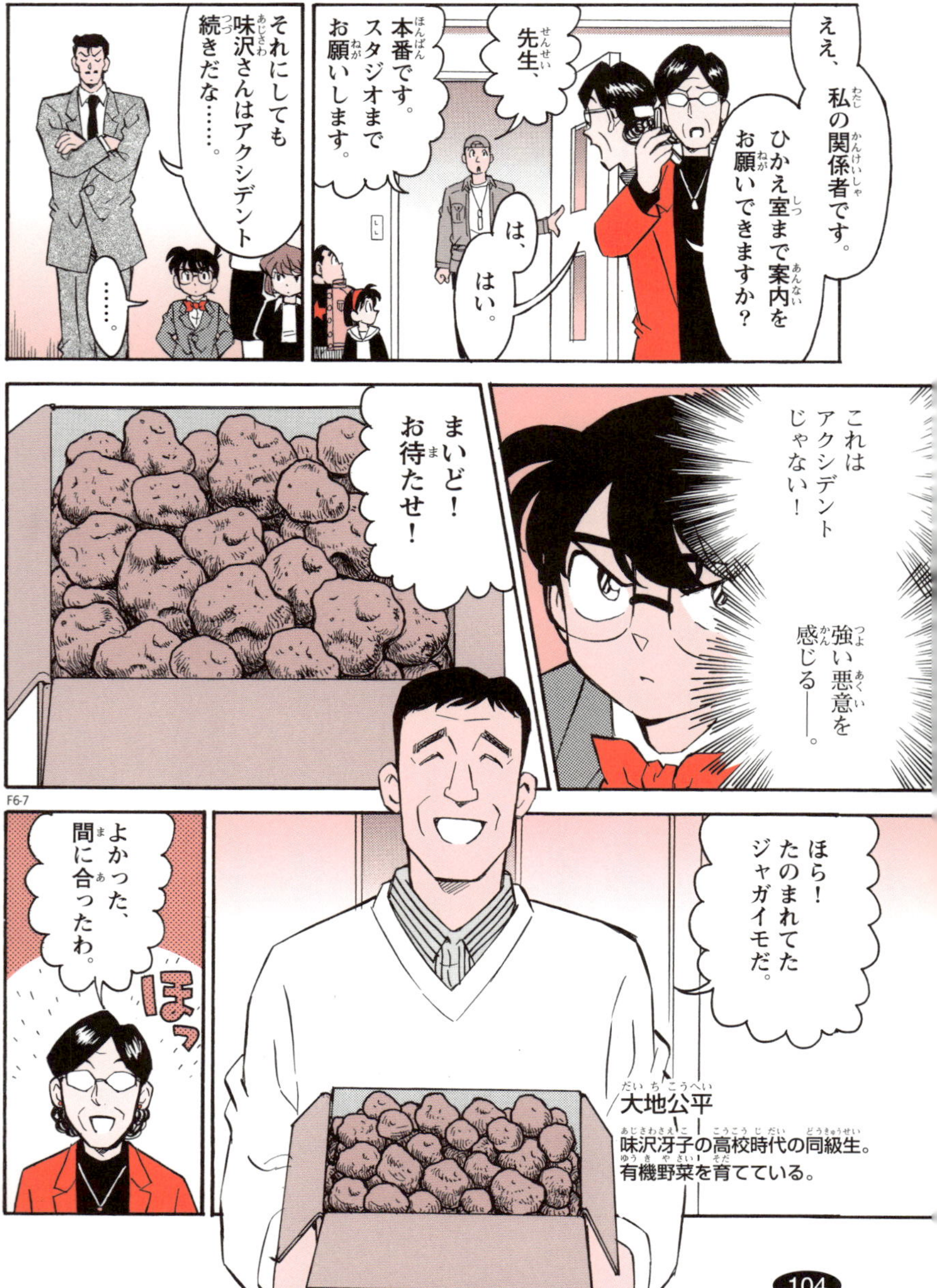

ええ、私《わたし》の関係者《かんけいしゃ》です。ひかえ室《しつ》まで案内《あんない》をお願《ねが》いできますか？
先生《せんせい》、
本番《ほんばん》です。スタジオまでお願《ねが》いします。
は、はい。
それにしても味沢《あじさわ》さんはアクシデント続《つづ》きだな……。
……。
これはアクシデントじゃない！
強《つよ》い悪意《あくい》を感《かん》じる――。
まいど！お待《ま》たせ！
ほら！たのまれてたジャガイモだ。
大地公平《だいちこうへい》
味沢冴子《あじさわさえこ》の高校時代《こうこうじだい》の同級生《どうきゅうせい》。有機野菜《ゆうきやさい》を育《そだ》てている。
よかった、間《ま》に合《あ》ったわ。
ほっ

F6-7

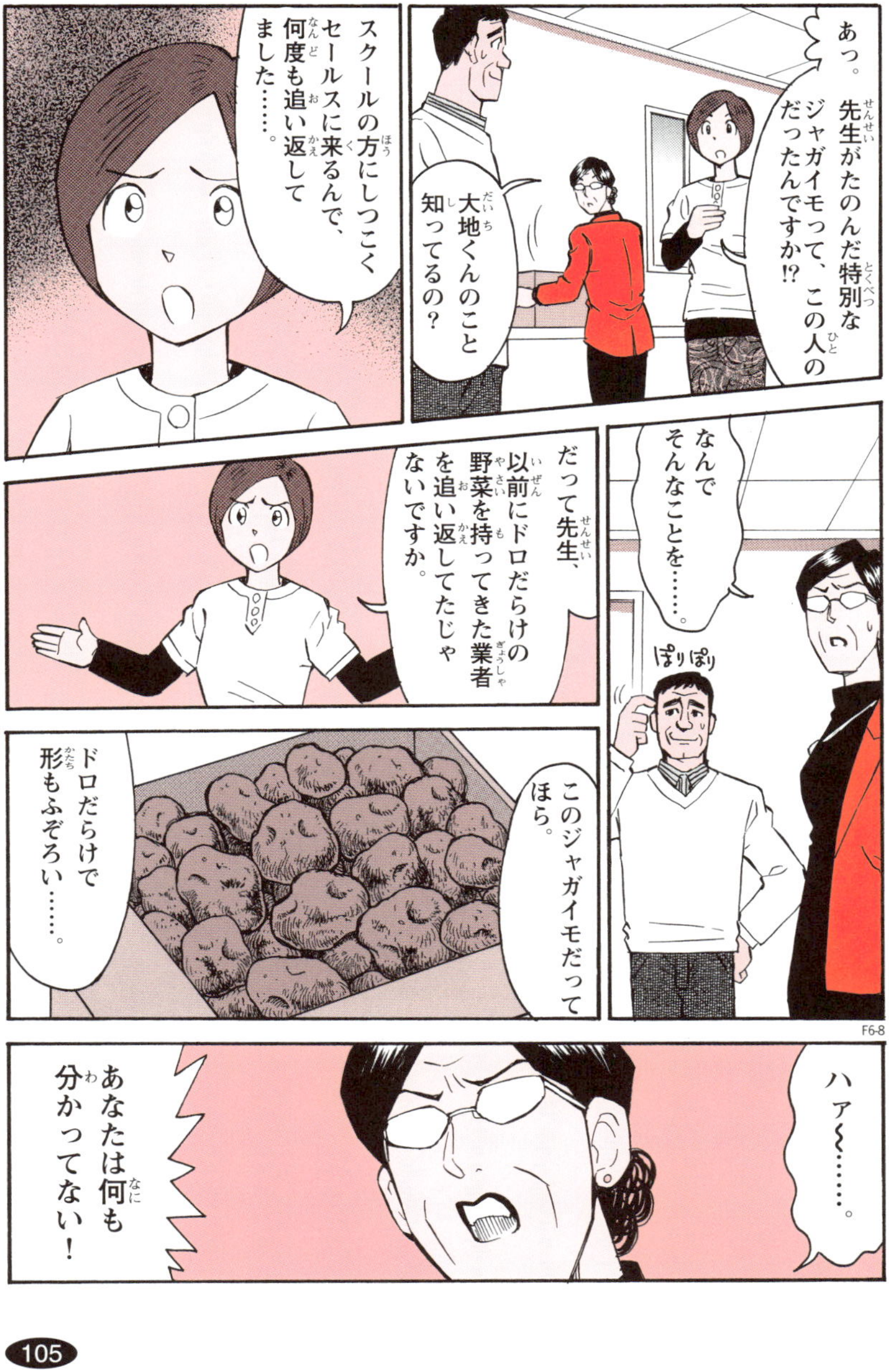

あっ。先生《せんせい》がたのんだ特別《とくべつ》なジャガイモって、この人《ひと》のだったんですか!?

大地《だいち》くんのこと知《し》ってるの?

スクールの方《ほう》にしつこくセールスに来《く》るんで、何度《なんど》も追《お》い返《かえ》してました……。

なんでそんなことを……。

ぽりぽり
だって先生《せんせい》、以前《いぜん》にドロだらけの野菜《やさい》を持《も》ってきた業者《ぎょうしゃ》を追《お》い返《かえ》してたじゃないですか。

このジャガイモだってほら。

ドロだらけで形《かたち》もふぞろい……。

ハア〜……。

あなたは何《なに》も分《わ》かってない!

F6-8

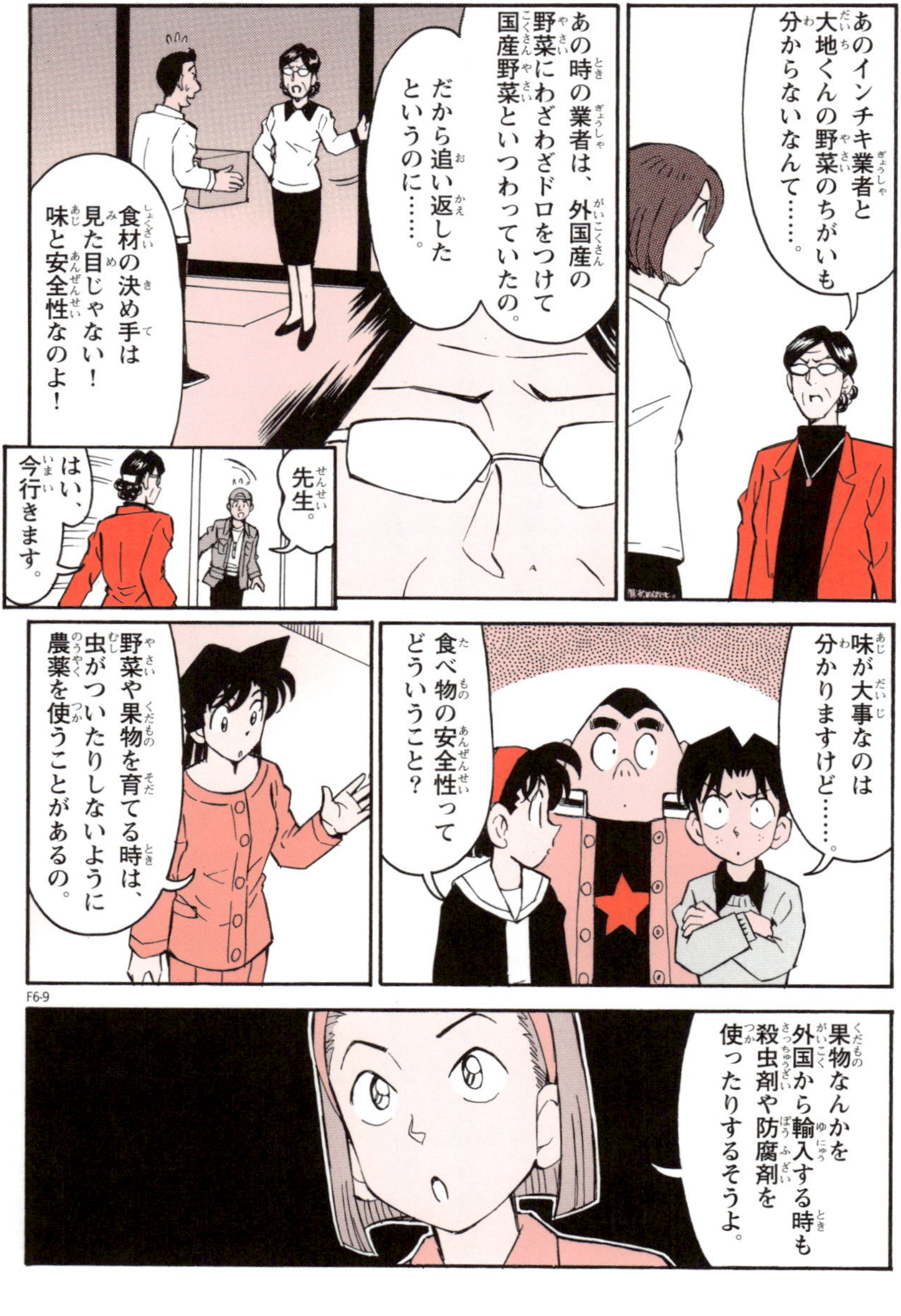
あのインチキ業者《ぎょうしゃ》と大地《だいち》くんの野菜《やさい》のちがいも分《わ》からないなんて……。
あの時《とき》の業者《ぎょうしゃ》は、外国産《がいこくさん》の野菜《やさい》にわざわざドロをつけて国産野菜《こくさんやさい》といつわっていたの。
だから追《お》い返《かえ》したというのに……。
食材《しょくざい》の決《き》め手《て》は見《み》た目《め》じゃない！味《あじ》と安全性《あんぜんせい》なのよ！
先生《せんせい》。
はい、今行《いまい》きます。
味《あじ》が大事《だいじ》なのは分《わ》かりますけど……。
食《た》べ物《もの》の安全性《あんぜんせい》ってどういうこと？
野菜《やさい》や果物《くだもの》を育《そだ》てる時《とき》は、虫《むし》がついたりしないように農薬《のうやく》を使《つか》うことがあるの。
果物《くだもの》なんかを外国《がいこく》から輸入《ゆにゅう》する時《とき》も殺虫剤《さっちゅうざい》や防腐剤《ぼうふざい》を使《つか》ったりするそうよ。

F6-9

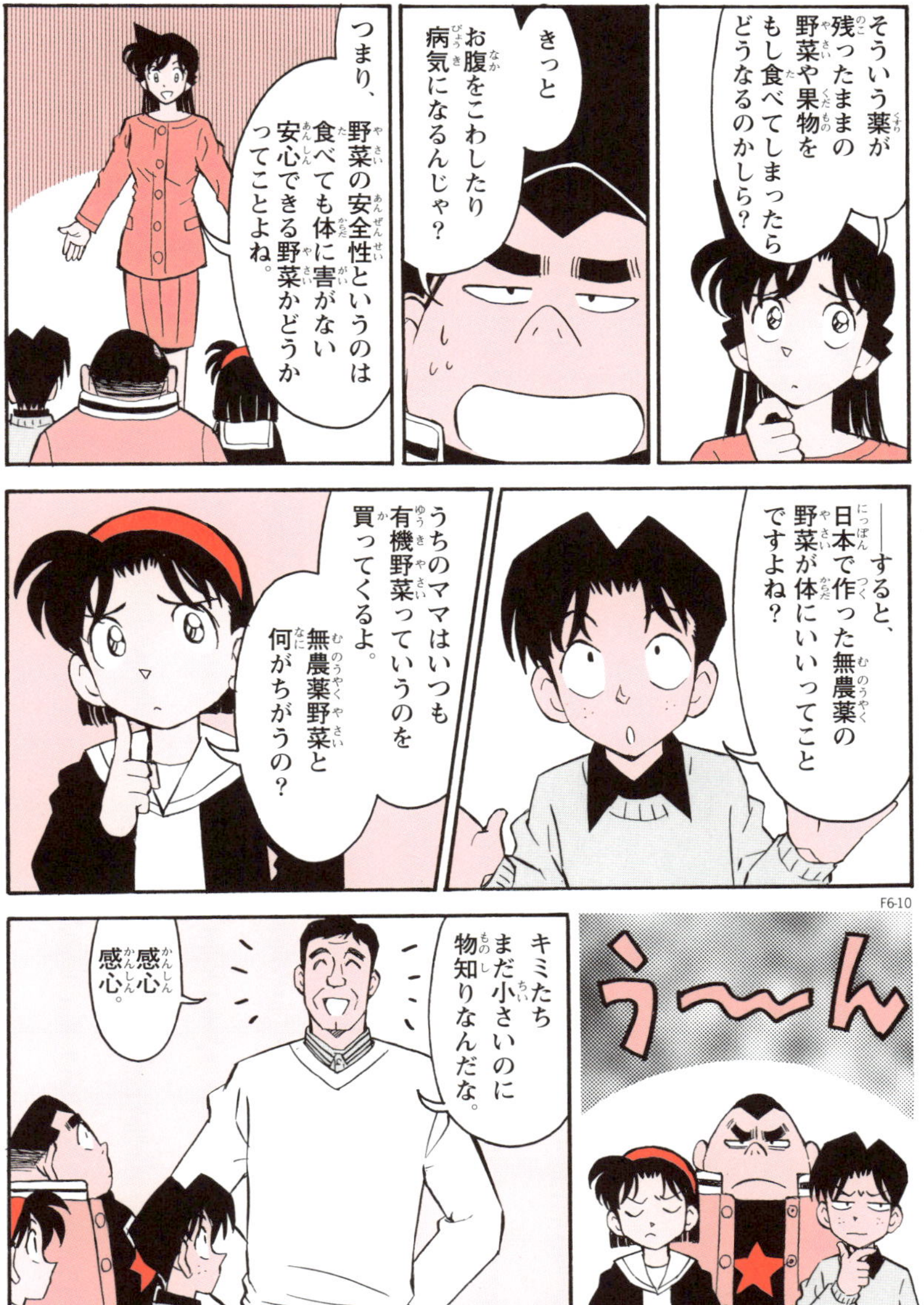
そういう薬《くすり》が残《のこ》ったままの野菜《やさい》や果物《くだもの》をもし食《た》べてしまったらどうなるのかしら？

きっと
お腹《なか》をこわしたり病気《びょうき》になるんじゃ？

つまり、野菜《やさい》の安全性《あんぜんせい》というのは食《た》べても体《からだ》に害《がい》がない安心《あんしん》できる野菜《やさい》かどうかってことよね。

——すると、日本《にっぽん》で作《つく》った無農薬《むのうやく》の野菜《やさい》が体《からだ》にいいってことですよね？

うちのママはいつも有機野菜《ゆうきやさい》っていうのを買《か》ってくるよ。

無農薬野菜《むのうやくやさい》と何《なに》がちがうの？

う〜ん
キミたちまだ小《ちい》さいのに物知《ものし》りなんだな。

感心《かんしん》感心《かんしん》。

F6-10

【無農薬野菜《むのうやくやさい》】

無農薬野菜《むのうやくやさい》とは、農薬《のうやく》を使《つか》わずに育《そだ》てた野菜《やさい》のこと。肥料《ひりょう》については、有機肥料《ゆうきひりょう》(たい肥《ひ》やニワトリのふん)や、化学肥料《かがくひりょう》を使《つか》うことができる。前《まえ》の年《とし》に使《つか》った農薬《のうやく》が畑《はたけ》の土《つち》に残《のこ》っている場合《ばあい》でも、その年《とし》に農薬《のうやく》を使《つか》わずに野菜《やさい》を育《そだ》てれば、その野菜《やさい》は「無農薬野菜《むのうやくやさい》」といってもいいことになっているんだ。

【有機野菜《ゆうきやさい》】

有機野菜《ゆうきやさい》とは、農薬《のうやく》を使《つか》わず、有機肥料《ゆうきひりょう》だけで育《そだ》てた野菜《やさい》のこと。有機野菜《ゆうきやさい》を育《そだ》てる畑《はたけ》では、その２～３年以《ねんい》上前《じょうまえ》から農薬《のうやく》と化学肥料《かがくひりょう》を使《つか》ってはいけないことになっている。このようにちがいはあるが、無農薬野菜《むのうやくやさい》も有機《ゆうき》野菜《やさい》もふつうの野菜《やさい》に比《くら》べて栄養《えいよう》が豊富《ほうふ》なので、アレルギーなどの体質改善《たいしつかいぜん》を食《た》べ物《もの》でしたい人《ひと》にはおすすめだ。

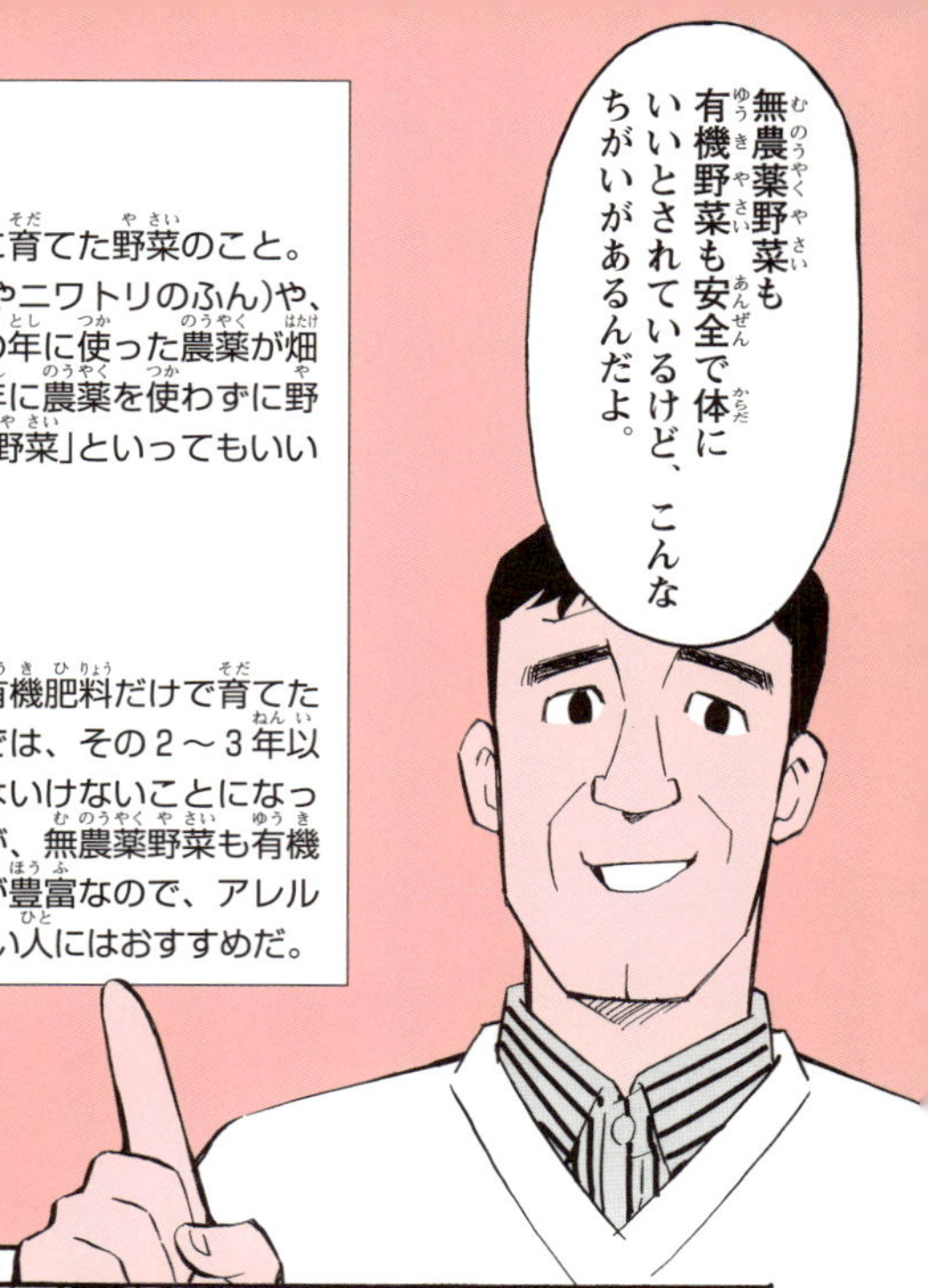
無農薬野菜《むのうやくやさい》も有機野菜《ゆうきやさい》も安全《あんぜん》で体《からだ》にいいとされているけど、こんなちがいがあるんだよ。

F6-11

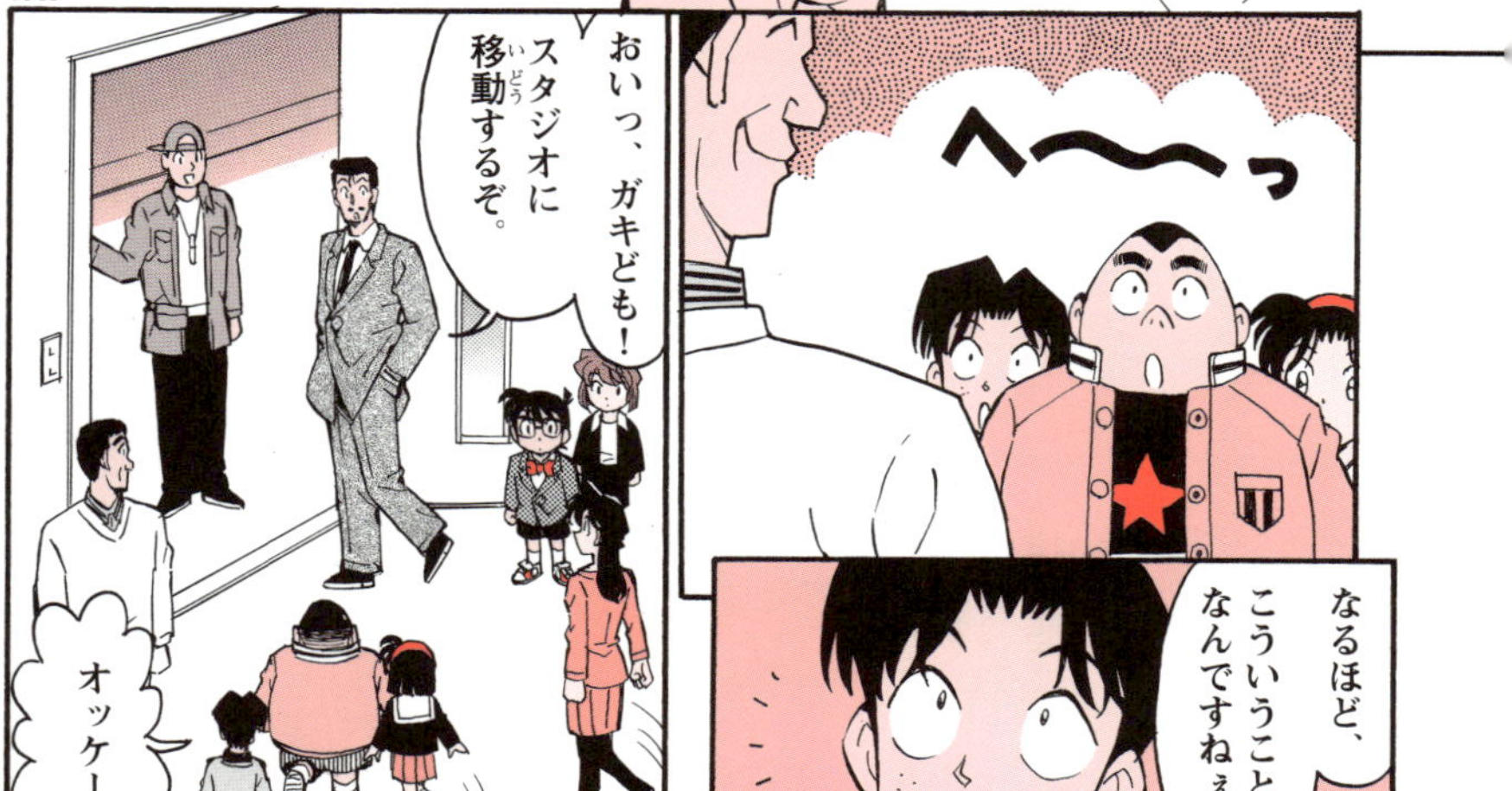
へ〜〜っ
なるほど、こういうことなんですねぇ。
おいっ、ガキども！
スタジオに移動《いどう》するぞ。
オッケー。

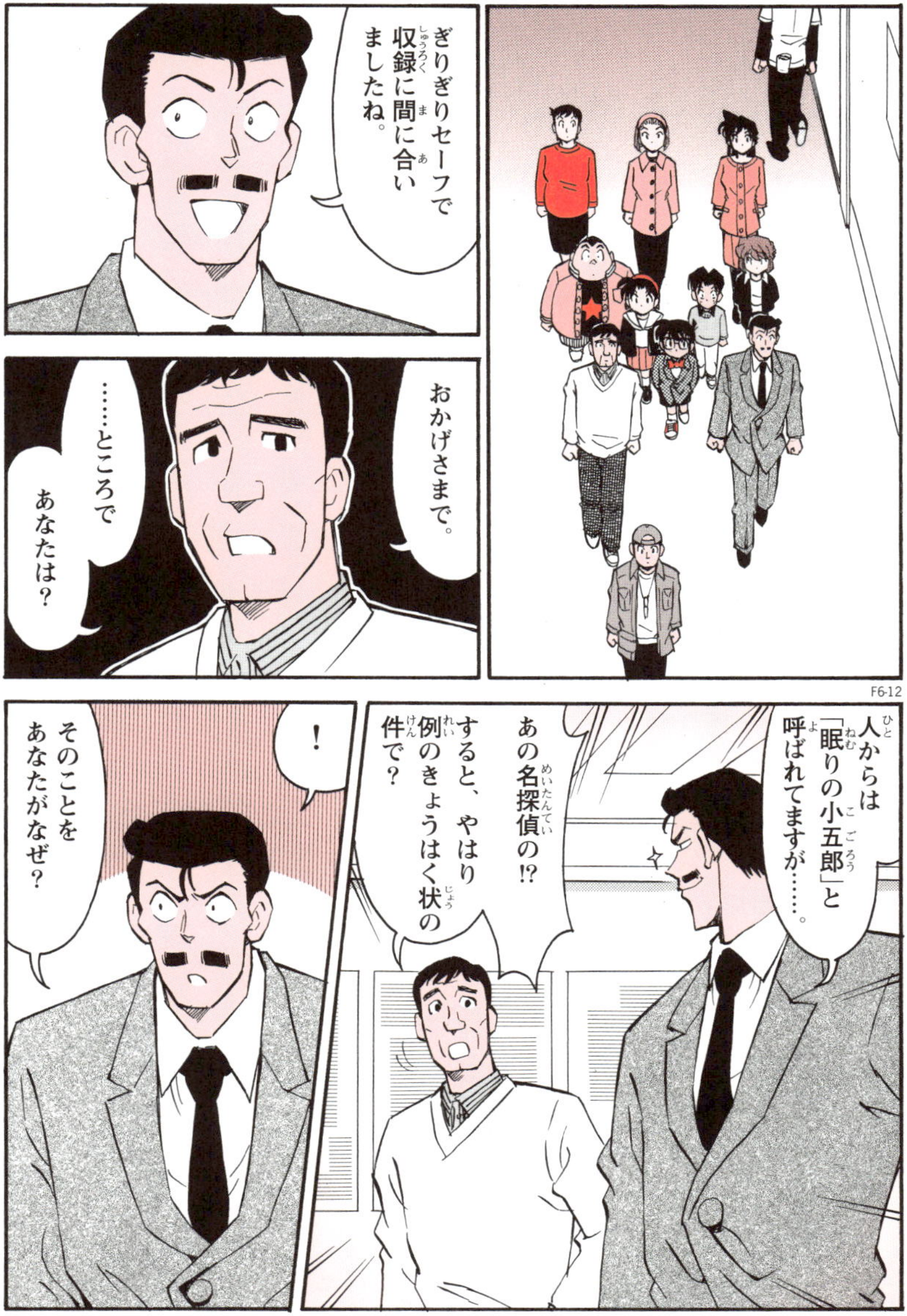
ぎりぎりセーフで収録《しゅうろく》に間《ま》に合《あ》いましたね。
おかげさまで。
……ところであなたは？
人《ひと》からは「眠《ねむ》りの小五郎《こごろう》」と呼《よ》ばれてますが……。
あの名探偵《めいたんてい》の!?
すると、やはり例《れい》のきょうはく状《じょう》の件《けん》で？
！
そのことをあなたがなぜ？

F6-12

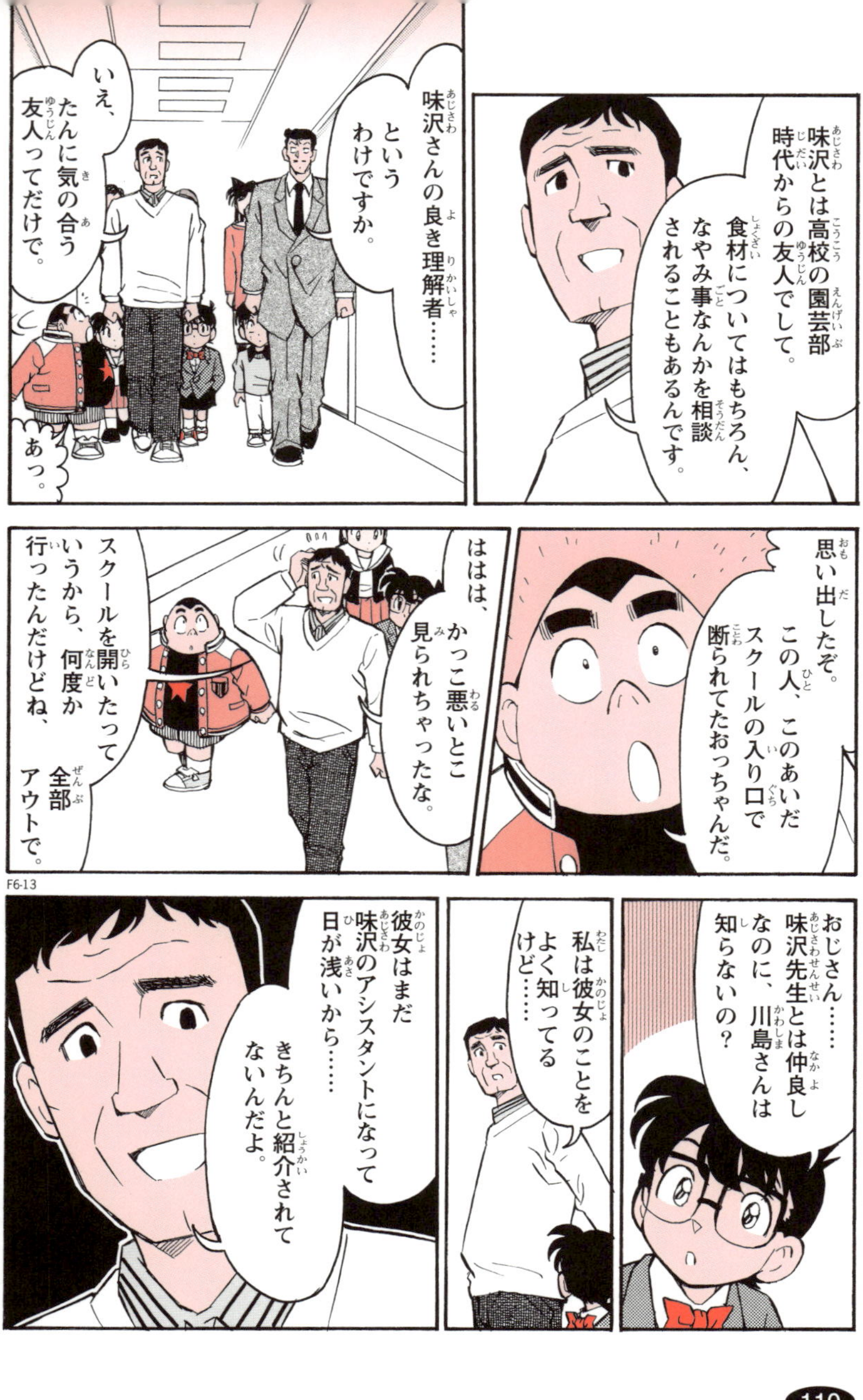
味沢《あじさわ》とは高校《こうこう》の園芸部《えんげいぶ》時代《じだい》からの友人《ゆうじん》でして。
食材《しょくざい》についてはもちろん、なやみ事《ごと》なんかを相談《そうだん》されることもあるんです。
味沢《あじさわ》さんの良《よ》き理解者《りかいしゃ》……というわけですか。
いえ、たんに気《き》の合《あ》う友人《ゆうじん》ってだけで。
あっ。
思《おも》い出《だ》したぞ。この人《ひと》、このあいだスクールの入《い》り口《ぐち》で断《ことわ》られてたおっちゃんだ。
ははは、かっこ悪《わる》いとこ見《み》られちゃったな。
スクールを開《ひら》いたっていうから、何度《なんど》か行《い》ったんだけどね、全部《ぜんぶ》アウトで。
おじさん……味沢先生《あじさわせんせい》とは仲良《なかよ》しなのに、川島《かわしま》さんは知《し》らないの？
私《わたし》は彼女《かのじょ》のことをよく知《し》ってるけど……
彼女《かのじょ》はまだ味沢《あじさわ》のアシスタントになって日《ひ》が浅《あさ》いから……
きちんと紹介《しょうかい》されてないんだよ。

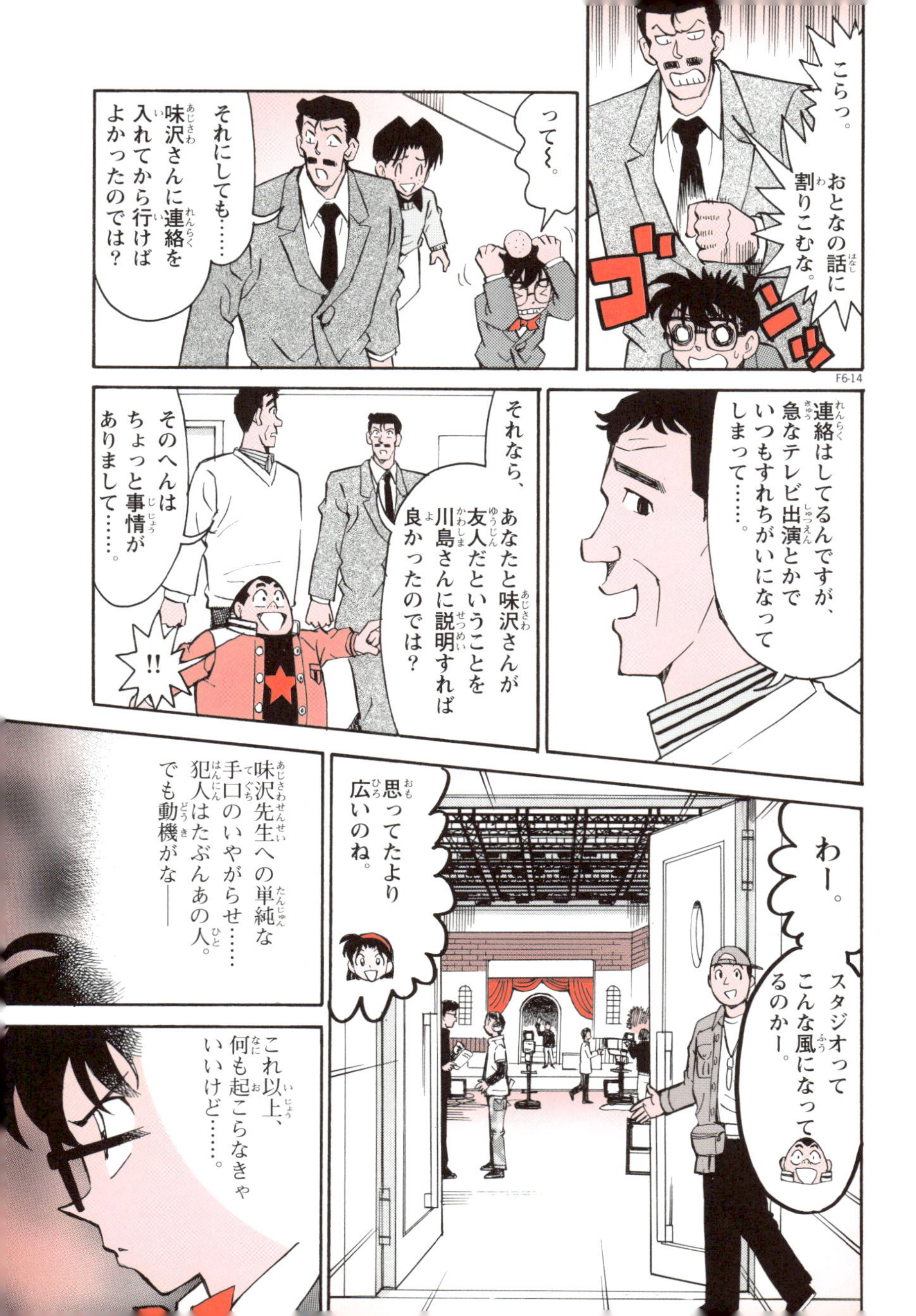

こらっ。

おとなの話《はなし》に割《わ》りこむな。

ゴンッ
って〜。

それにしても……味沢《あじさわ》さんに連絡《れんらく》を入《い》れてから行《い》けばよかったのでは？

連絡《れんらく》はしてるんですが、急《きゅう》なテレビ出演《しゅつえん》とかでいつもすれちがいになってしまって……。

それなら、あなたと味沢《あじさわ》さんが友人《ゆうじん》だということを川島《かわしま》さんに説明《せつめい》すれば良《よ》かったのでは？

!!

そのへんはちょっと事情《じじょう》がありまして……。

わー。

スタジオってこんな風《ふう》になってるのかー。

思《おも》ってたより広《ひろ》いのね。

味沢先生《あじさわせんせい》への単純《たんじゅん》な手口《てぐち》のいやがらせ……犯人《はんにん》はたぶんあの人《ひと》。でも動機《どうき》がな——

これ以上《いじょう》、何《なに》も起《お》こらなきゃいいけど……。

F6-14

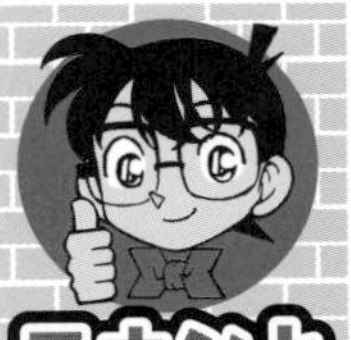

コナンと実験！

パイナップルで肉《にく》をやわらかくしよう！

固《かた》い肉《にく》がパイナップルでやわらかくなるなんてホント？
この実験《じっけん》は火《ひ》を使《つか》うから、おとなの人《ひと》とやってね。

用意《ようい》するもの

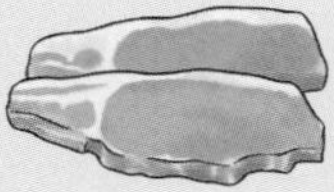
ぶた肉《にく》

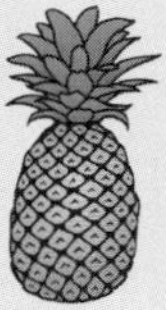
生《なま》のパイナップル

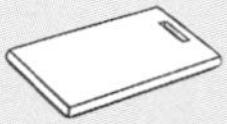
まな板《いた》

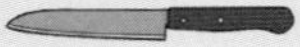
包丁《ほうちょう》

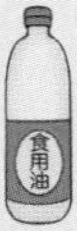
食用油《しょくようあぶら》

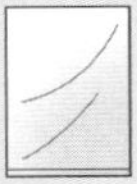
ビニール袋《ぶくろ》

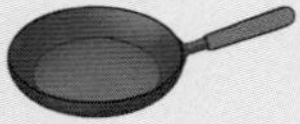
フライパン

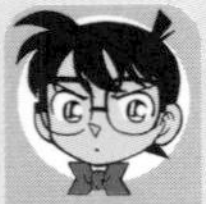
火《ひ》を使《つか》うので、ヤケドに注意《ちゅうい》！

① パイナップルを細《こま》かく切《き》ろう

パイナップルを細《こま》かく切《き》る。切《き》った時《とき》に出《で》た果汁《かじゅう》も、なるべく集《あつ》めておこう。

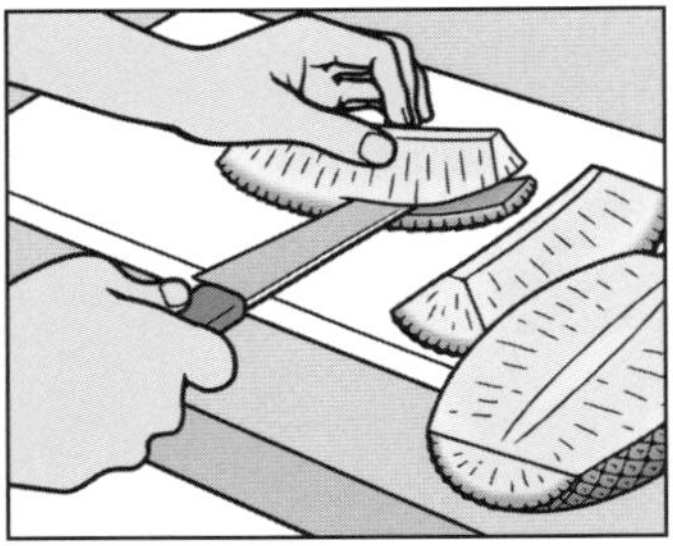

② 肉《にく》とパイナップルをいっしょにもむ

ビニール袋《ぶくろ》にぶた肉《にく》とパイナップルの果肉《かにく》と果汁《かじゅう》を入《い》れ、よくもんでおこう。

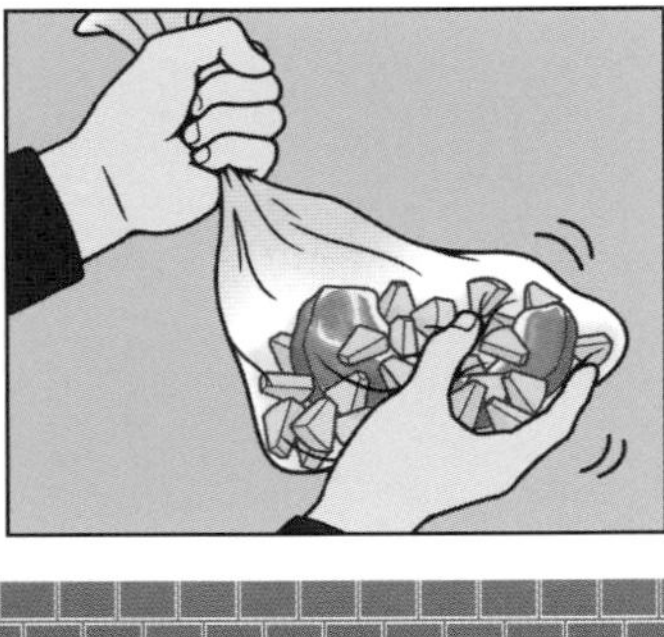

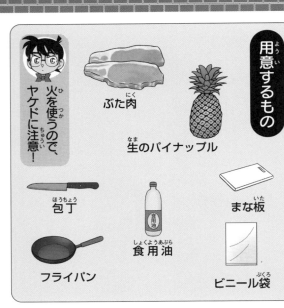

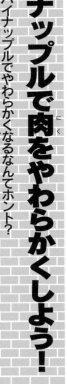

③ 肉《にく》をフライパンで焼《や》こう

ビニール袋《ぶくろ》の中《なか》で1時《じ》間《かん》くらい置《お》いた肉《にく》を、食《しょく》用油《ようあぶら》をひいたフライパンで焼《や》く。何《なに》もしないで焼《や》いた肉《にく》と食《た》べ比《くら》べてみよう。パイナップルといっしょにもんだ方《ほう》が、やわらかくなっていることが分《わ》かるはずだ。

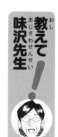

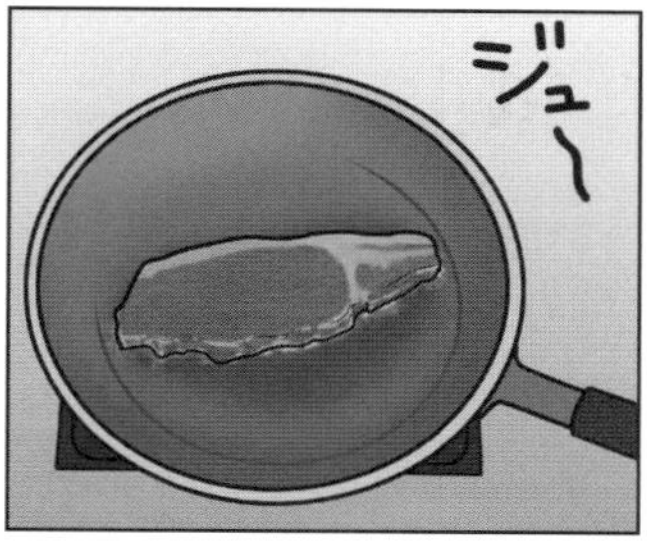

教《お》えて味沢先生《あじさわせんせい》!

肉《にく》がやわらかくなったのはどうして?

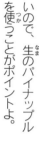

卵《たまご》と同《おな》じで、肉《にく》もゆでたり焼《や》いたりして熱《ねつ》を通《とお》すと、生《なま》の時《とき》よりも固《かた》くなります。でも、生《なま》のパイナップルといっしょにもむと、パイナップルにふくまれている「プロメリン」という酵素《こうそ》の働《はたら》きによって肉《にく》のたんぱく質《しつ》が分解《ぶんかい》されるので、焼《や》いても肉《にく》はやわらかいままなのです。

かんづめなど、一度熱《いちどねつ》を通《とお》したパイナップルにはプロメリンがふくまれていないので、生《なま》のパイナップルを使《つか》うことがポイントよ。

キミも実験《じっけん》! 61ページの答《こた》え

答《こた》えは③のパイナップル。

ゼリー作《づく》りに使《つか》うゼラチンは、たんぱく質《しつ》から出来《でき》ている。肉《にく》と同《おな》じように、パイナップルにふくまれるプロメリンがゼラチンを分解《ぶんかい》するので、固《かた》まりにくくなるんだ。

ほかにも生《なま》のキウイフルーツやパパイヤ、メロンなどもゼリー作《づく》りには適《てき》さないフルーツだ。ただし、電子《でんし》レンジで温《あたた》めるなどして、一度熱《いちどねつ》を通《とお》したものなら、しっかり固《かた》まるよ。

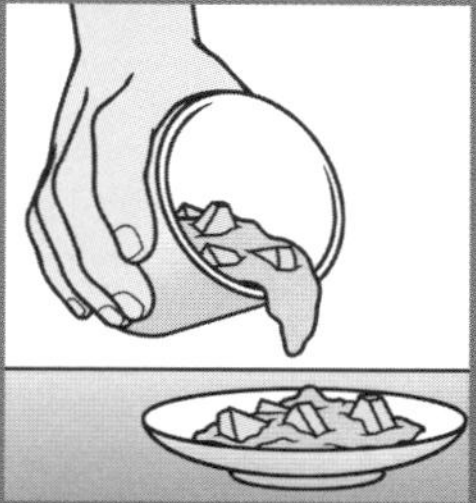

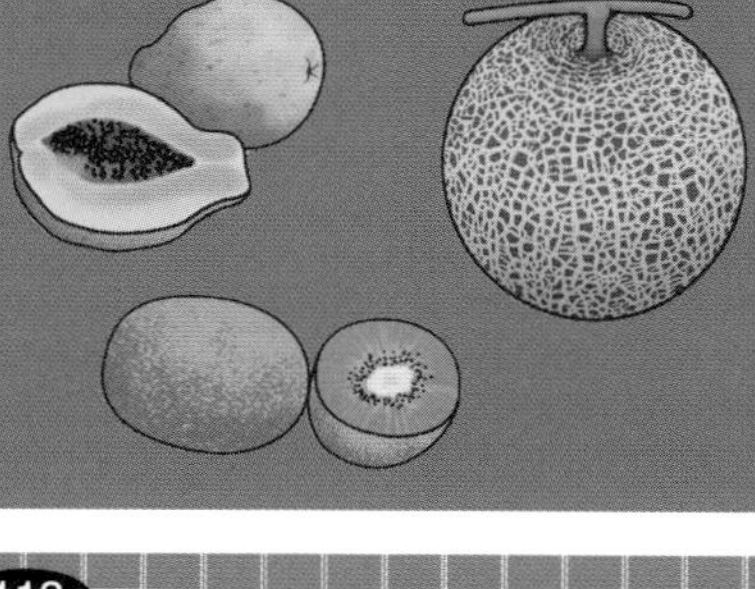

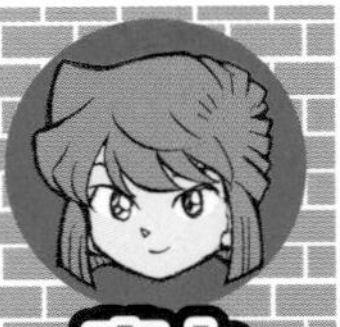

哀《あい》と実験《じっけん》！

チョコレートにガムが溶《と》ける!?

ガムを口《くち》の中《なか》で、どれだけかんでも溶《と》けたりしないよね。
そのガムをチョコレートといっしょにすると……!?

用意《ようい》するもの

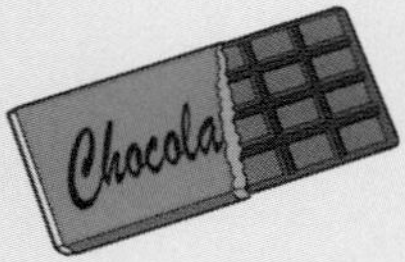

チョコレート

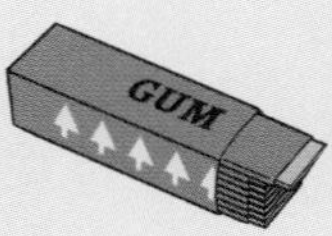

チューインガム
（かみ終《お》わったもの）

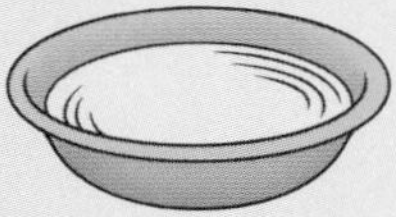

洗面器《せんめんき》とぬるま湯《ゆ》

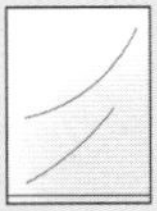

ビニール袋《ぶくろ》

① ガムとチョコを袋《ふくろ》に入《い》れよう

かみ終《お》わったガムとチョコレートをいっしょに、ビニール袋《ぶくろ》の中《なか》に入《い》れる。

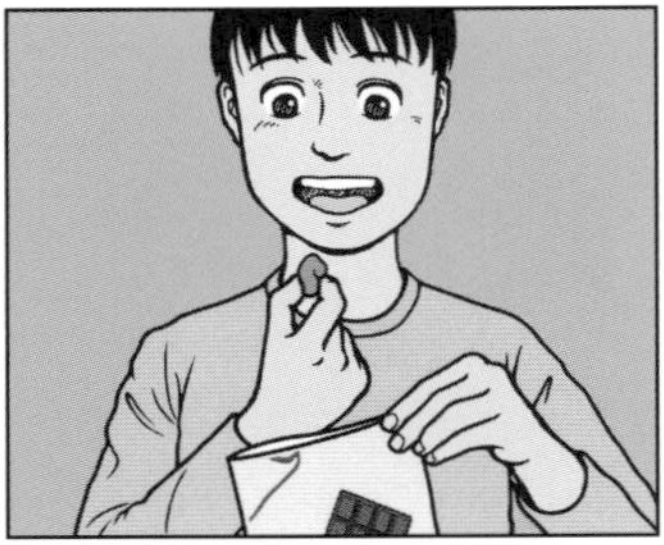

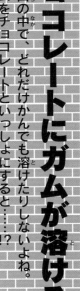

② ぬるま湯《ゆ》の中《なか》で袋《ふくろ》をもんでみよう

洗面器《せんめんき》にぬるま湯《ゆ》を入《い》れ、その中《なか》でビニール袋《ぶくろ》をもむと、ガムが溶《と》けた！

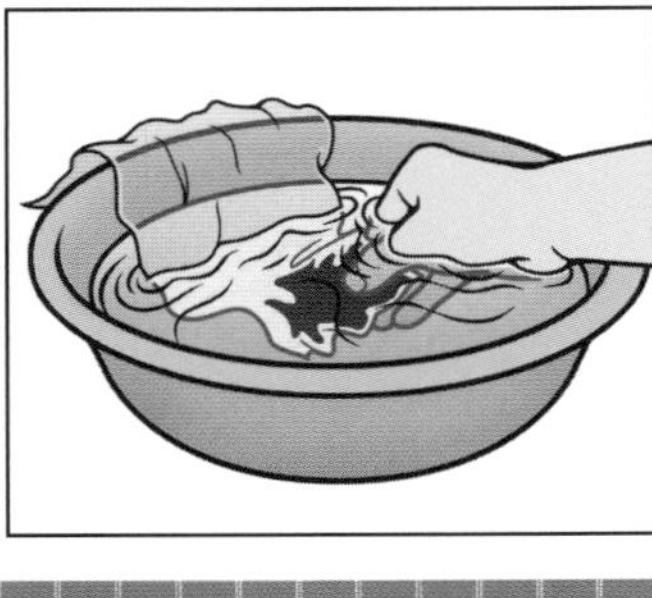

教《おし》えて哀《あい》ちゃん！

チューインガムが溶《と》けたのはどうして？

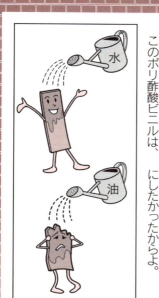

　口《くち》の中《なか》でかんでも溶《と》けないチューインガムが、チョコレートに溶《と》けるなんて不《ふ》思議《しぎ》だと思《おも》わない？　そのヒミツは、チューインガムが「ポリ酢酸《さくさん》ビニル」というプラスチックの仲間《なかま》で出《で》来《き》ているからなの。

　このポリ酢酸《さくさん》ビニルは、水《みず》やだ液《えき》には溶《と》けないけど、油脂《ゆし》（油分《ゆぶん》）には溶《と》けてしまう特徴《とくちょう》があるのよ。チョコレートはカカオと油《ゆ》脂《し》などから作《つく》られているから、その油脂《ゆし》にチューインガムが溶《と》けてしまったワケ。あと、実験《じっけん》ではかみ終《お》わったガムを使《つか》ったけど、それは、ガムの中《なか》にある味《あじ》や香《かお》りの素《もと》になる成分《せいぶん》を取《と》りのぞいて、できるだけポリ酢酸《さくさん》ビニルだけの状態《じょうたい》にしたかったからよ。

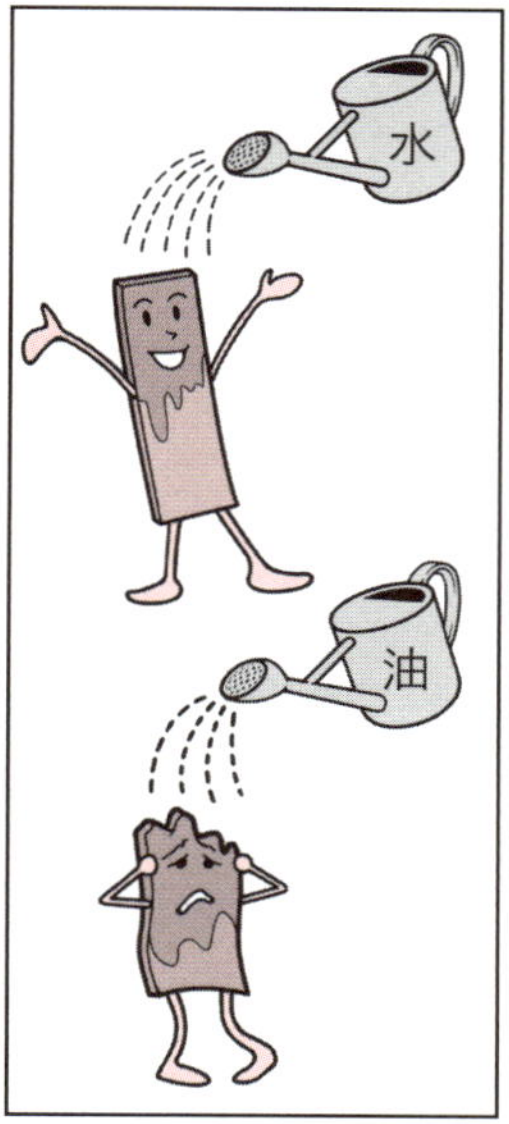

ほかにはどんな食《た》べ物《もの》に溶《と》けるの？

　チョコレートのほかにも、チーズやバター、ポテトチップスなどにも溶《と》けるわ。いろいろと試《ため》してみてね。それから「袋《ふくろ》なんか使《つか》わずに、口《くち》でかめばいいのに」って思《おも》う人《ひと》がいるかもしれないけど、プラスチックを飲《の》みこむのは体《からだ》に良《よ》くないから、必《かなら》ずビニール袋《ぶくろ》を使《つか》ってね。

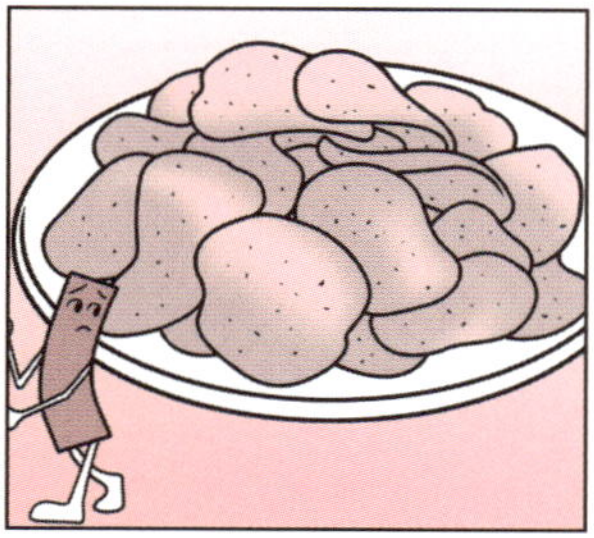

そうじに使《つか》える裏《うら》ワザ

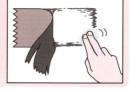

　例《たと》えば、長《なが》い間《あいだ》はってあったガムテープをはがすと、ねばねばが残《のこ》ってしまうことがあるよね。ぬらしたぞうきんでふいても、なかなか取《と》れない。こんな時《とき》は、食用油《しょくようあぶら》でふくとキレイに取《と》れる。これは、この実験《じっけん》を応用《おうよう》した裏《うら》ワザなんだ。

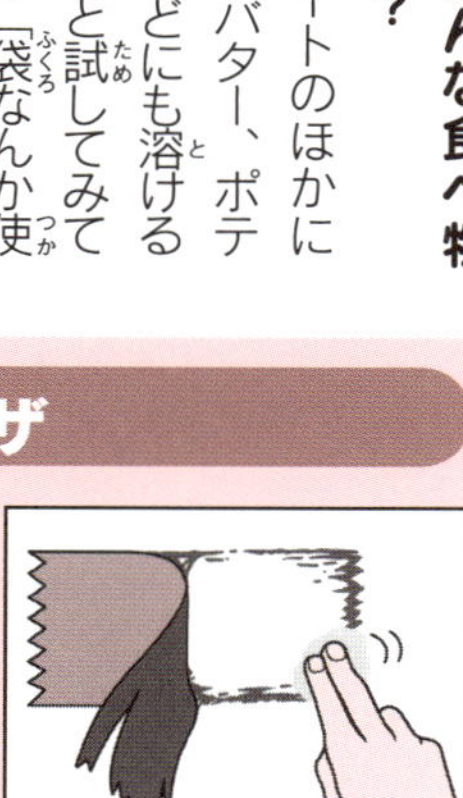

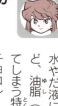

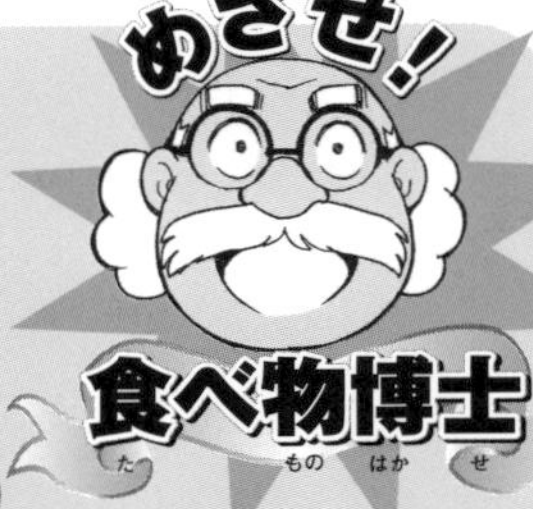

調味料《ちょうみりょう》で食《た》べ物《もの》マジック!

味付《あじつ》けに使《つか》われる調味料《ちょうみりょう》の意外《いがい》な働《はたら》きを紹介《しょうかい》するよ。
かんたんに観察《かんさつ》できるから、キミもやってみよう!

パイナップルと肉《にく》の実験《じっけん》などで確《たし》かめたように、食《た》べ物《もの》の組《く》み合《あ》わせによっては、別《べつ》の食《た》べ物《もの》をやわらかくしたり、溶《と》かしてしまうこともできる。同《おな》じように、酢《す》や塩《しお》などの調味料《ちょうみりょう》にも、食《た》べ物《もの》を変化《へんか》させる働《はたら》きがあるんだ。

「はだかの卵《たまご》」を作《つく》ってみよう

酢《す》の入《はい》ったガラス容器《ようき》の中《なか》に生卵《なまたまご》を入《い》れ、紙《かみ》やラップなどでかるくフタをしておこう。カラの周《まわ》りにあわが出《で》てくるよ。

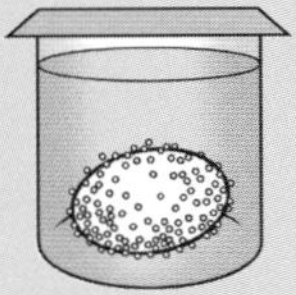

3〜5日間《かかん》くらい置《お》いておくと、カラが溶《と》けて、薄《うす》いまくだけになった「はだかの卵《たまご》」が出《で》来上《きあ》がる。やわらかさを確《たし》かめてみよう。

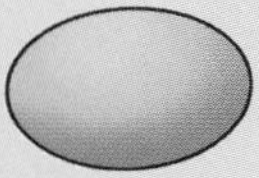

「はだかの卵《たまご》」を水《みず》の入《はい》ったガラス容器《ようき》に入《い》れてみよう。しばらくすると、卵《たまご》が大《おお》きくふくらんでしまうよ。

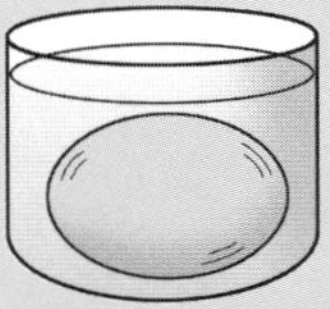

カラが溶《と》ける理由《りゆう》

卵《たまご》のカラは、主《おも》に「炭酸《たんさん》カルシウム」から出来《でき》ている。これが酢《す》のような酸性《さんせい》のものと出会《であ》うと、化学反応《かがくはんのう》によって溶《と》け、二酸化炭素《にさんかたんそ》が発生《はっせい》するんだ。つまり、カラの周《まわ》りについていたあわは、二《に》酸化炭素《さんかたんそ》だったんだね。容器《ようき》にきつくフタをしなかったのは、発生《はっせい》した二酸化炭素《にさんかたんそ》をにがすことで、容器《ようき》が破《は》れつするのを防《ふせ》ぐためだったんだ。

水《みず》に漬《つ》けるとふくらむ理由《りゆう》

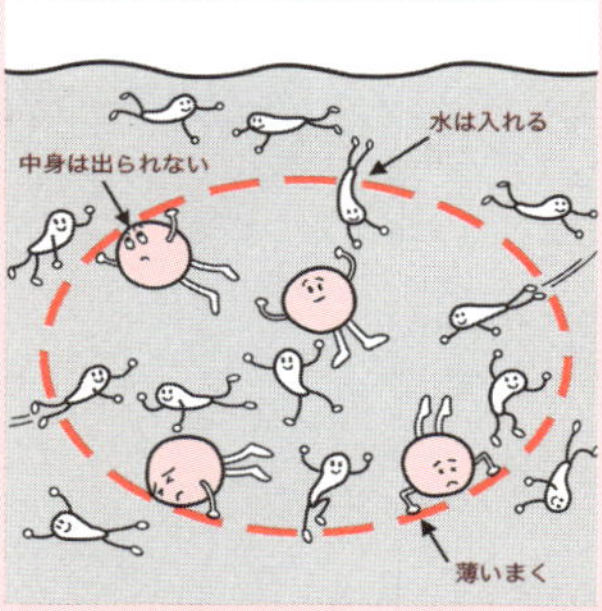

溶《と》けているものの濃《こ》さがちがう２つの液体《えきたい》を薄《うす》いまくで仕切《しき》ると、両方《りょうほう》の液体《えきたい》が同《おな》じ濃《こ》さになろうとして、薄《うす》い方《ほう》から濃《こ》い方《ほう》へ液体《えきたい》が移動《いどう》する。このような現象《げんしょう》を「浸透《しんとう》」というよ。「はだかの卵《たまご》」を水《みず》の中《なか》に入《い》れた場合《ばあい》、水《みず》よりも卵《たまご》の中身《なかみ》の方《ほう》が濃《こ》い状態《じょうたい》となっている。このため、水《みず》が卵《たまご》の薄《うす》いまくを通《とお》りぬけて卵《たまご》の中《なか》に移動《いどう》し、その結果《けっか》、卵《たまご》が大《おお》きくふくらんだんだ。

野菜《やさい》から水分《すいぶん》を取《と》り出《だ》してみよう

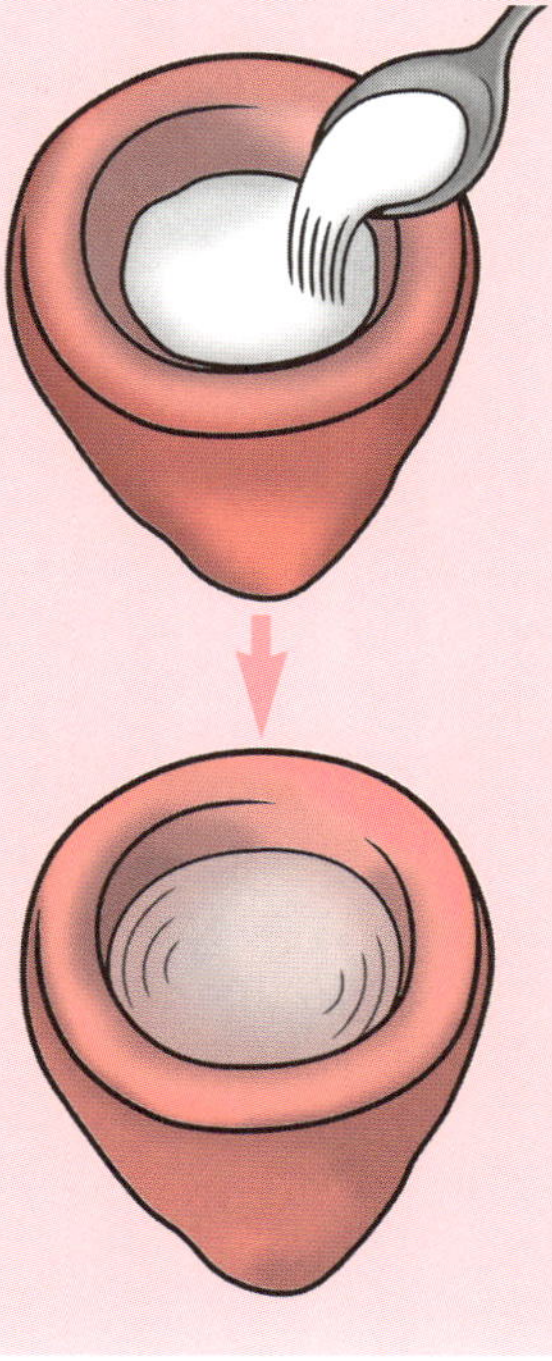

「浸透《しんとう》」を利用《りよう》して、野菜《やさい》の水分《すいぶん》を取《と》り出《だ》すこともできる。

まず、ニンジンをスプーンなどでくりぬいて、その穴《あな》の中《なか》に塩《しお》を入《い》れてみよう。数時間《すうじかん》すると、穴《あな》に水《みず》がたまるよ。

●

この場合《ばあい》、まず穴《あな》の周《まわ》りの水分《すいぶん》によって塩《しお》が溶《と》け、濃《こ》い塩水《しおみず》が出来《でき》る。さらに、塩水《しおみず》とニンジンの中《なか》の水分《すいぶん》が同《おな》じ濃《こ》さになろうとして、ニンジンの水分《すいぶん》が塩水《しおみず》の方《ほう》へ移動《いどう》する。塩《しお》を入《い》れただけで穴《あな》に水《みず》がたまる謎《なぞ》には、こんなヒミツがあるんだよ。

このように食《た》べ物《もの》から水分《すいぶん》を取《と》り出《だ》すことで、食《た》べ物《もの》を腐敗《ふはい》させる微生物《びせいぶつ》は生《い》きていけなくなってしまう。それでも、漬《つ》け物作《ものづく》りに役立《やくだ》つ微生物《びせいぶつ》は元気《げんき》に働《はたら》くことができるんだ。だから漬《つ》け物《もの》は、米《こめ》ぬかと塩《しお》を使《つか》って発酵《はっこう》させるんだよ。

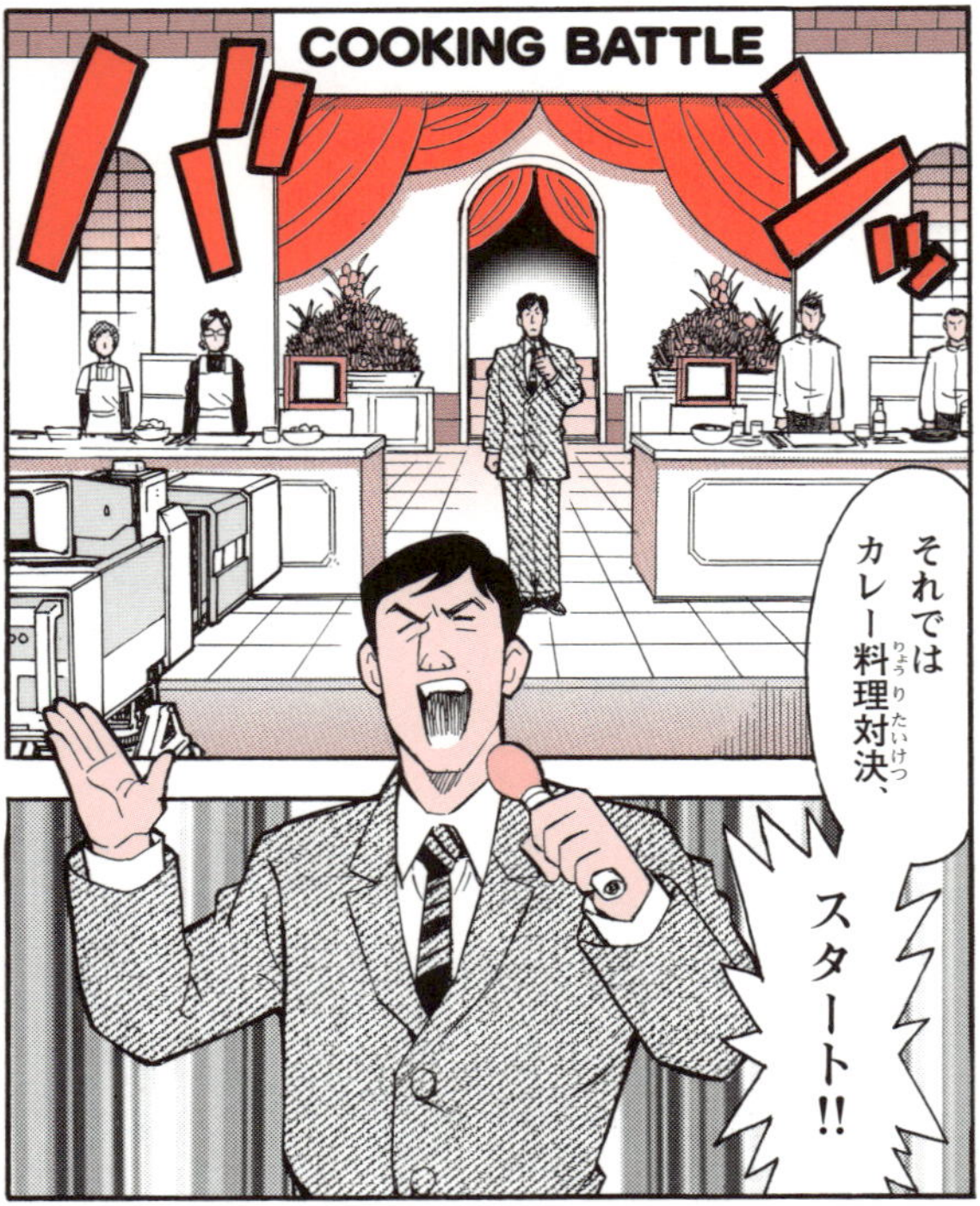

F7-1

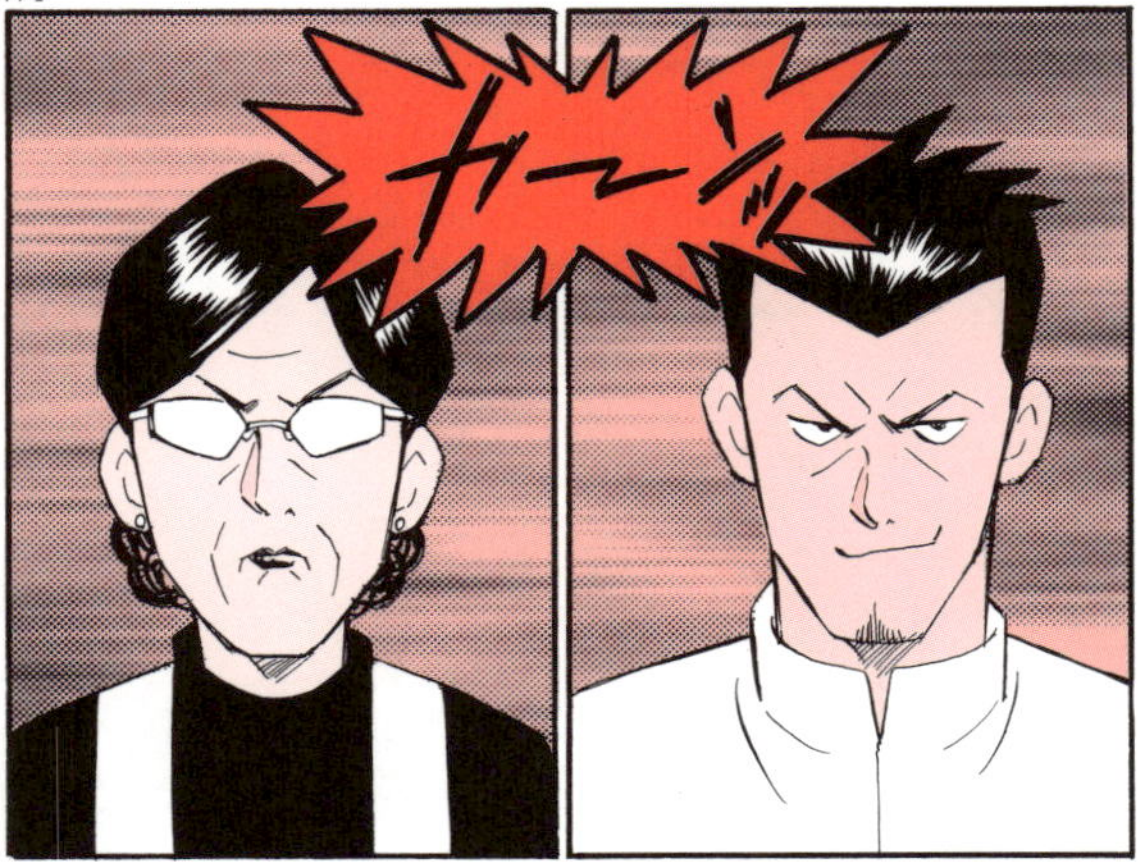

FILE《ファイル》 7

激突《げきとつ》! 味沢《あじさわ》VS古川《ふるかわ》の料理《りょうり》対決《たいけつ》!!

スタジオの中《なか》にただよいはじめたカレーのにおいで、お腹《なか》が減《へ》ってしまった元太《げんた》たち……。

カレーのにおいをかぐと、お腹《なか》が減《へ》ってしまうのは、いったいどうしてなんだろう?

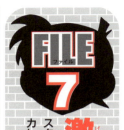

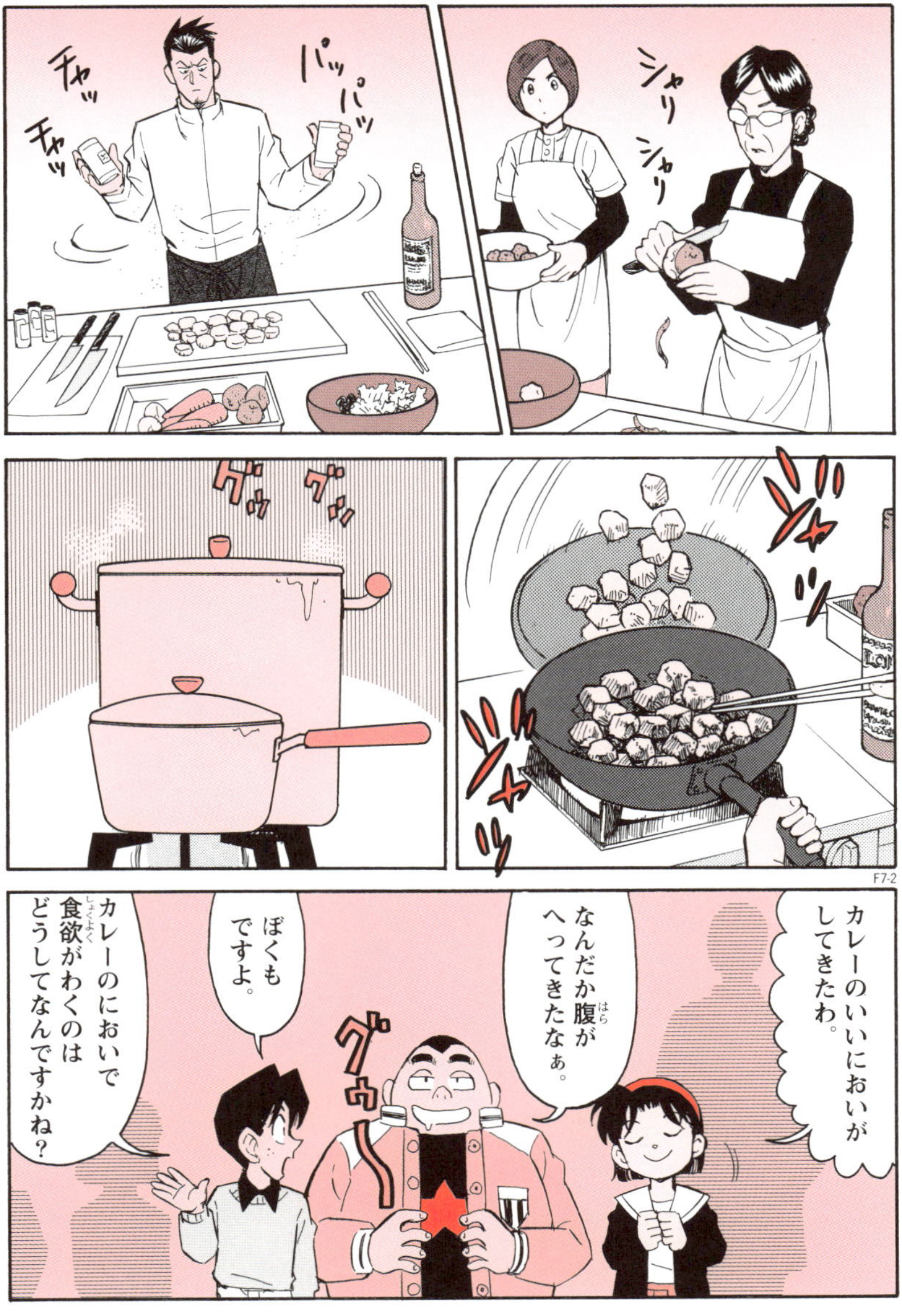
シャリ
シャリ
パッパッ
チャッ
チャッ
F7-2
カレーのいいにおいがしてきたわ。
なんだか腹《はら》がへってきたなぁ。
グゥ
ぼくもですよ。
カレーのにおいで食欲《しょくよく》がわくのはどうしてなんですかね？

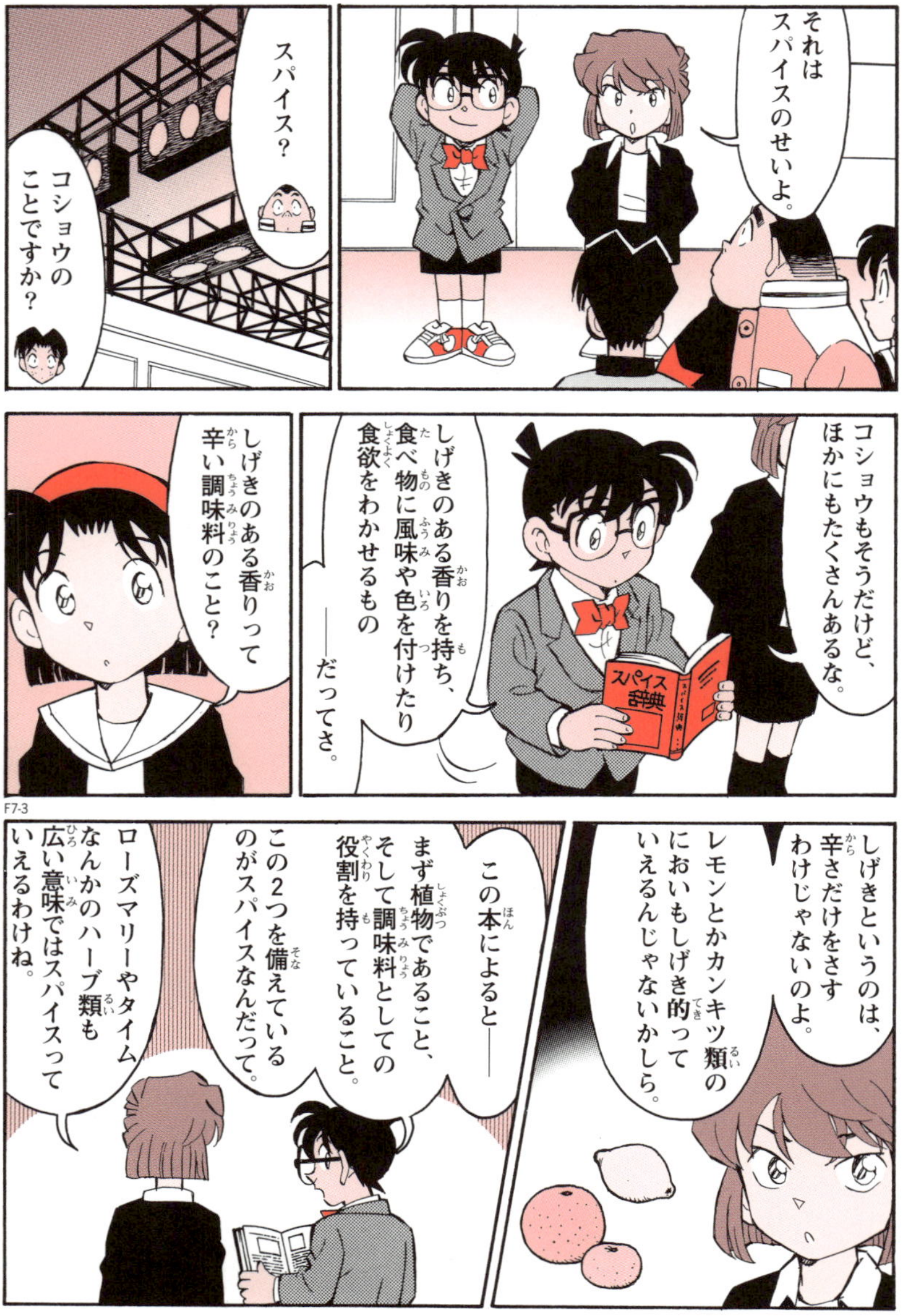

それはスパイスのせいよ。
スパイス？
コショウのことですか？
コショウもそうだけど、ほかにもたくさんあるな。
しげきのある香《かお》りを持《も》ち、食《た》べ物《もの》に風味《ふうみ》や色《いろ》を付《つ》けたり食欲《しょくよく》をわかせるもの——
だってさ。
スパイス辞典
しげきのある香《かお》りって辛《から》い調味料《ちょうみりょう》のこと？
しげきというのは、辛《から》さだけをさすわけじゃないのよ。
レモンとかカンキツ類《るい》のにおいもしげき的《てき》っていえるんじゃないかしら。
この本《ほん》によると——
まず植物《しょくぶつ》であること、そして調味料《ちょうみりょう》としての役割《やくわり》を持《も》っていること。
この2つを備《そな》えているのがスパイスなんだって。
ローズマリーやタイムなんかのハーブ類《るい》も広《ひろ》い意味《いみ》ではスパイスっていえるわけね。

F7-3

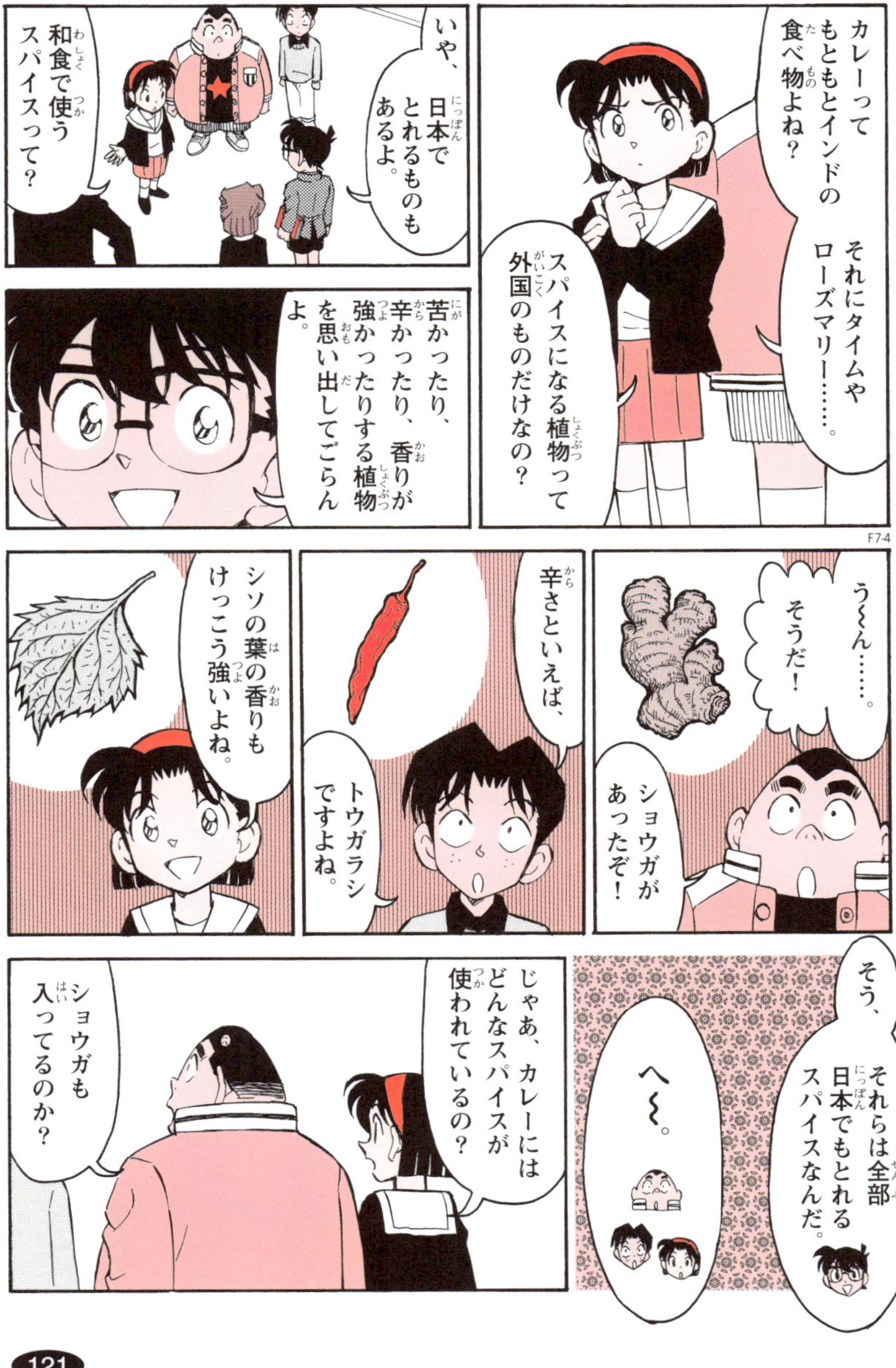
カレーってもともとインドの食べ物《たべもの》よね？
それにタイムやローズマリー……。
スパイスになる植物《しょくぶつ》って外国《がいこく》のものだけなの？
いや、日本《にっぽん》でとれるものもあるよ。
和食《わしょく》で使《つか》うスパイスって？
苦《にが》かったり、辛《から》かったり、香《かお》りが強《つよ》かったりする植物《しょくぶつ》を思《おも》い出《だ》してごらんよ。
F7-4
う〜ん……。
そうだ！
ショウガがあったぞ！
辛《から》さといえば、
トウガラシですよね。
シソの葉《は》の香《かお》りもけっこう強《つよ》いよね。
そう、
それらは全部《ぜんぶ》日本《にっぽん》でもとれるスパイスなんだ。
へ〜。
じゃあ、カレーにはどんなスパイスが使《つか》われているの？
ショウガも入《はい》ってるのか？

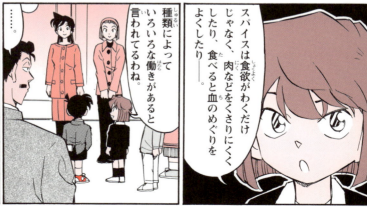

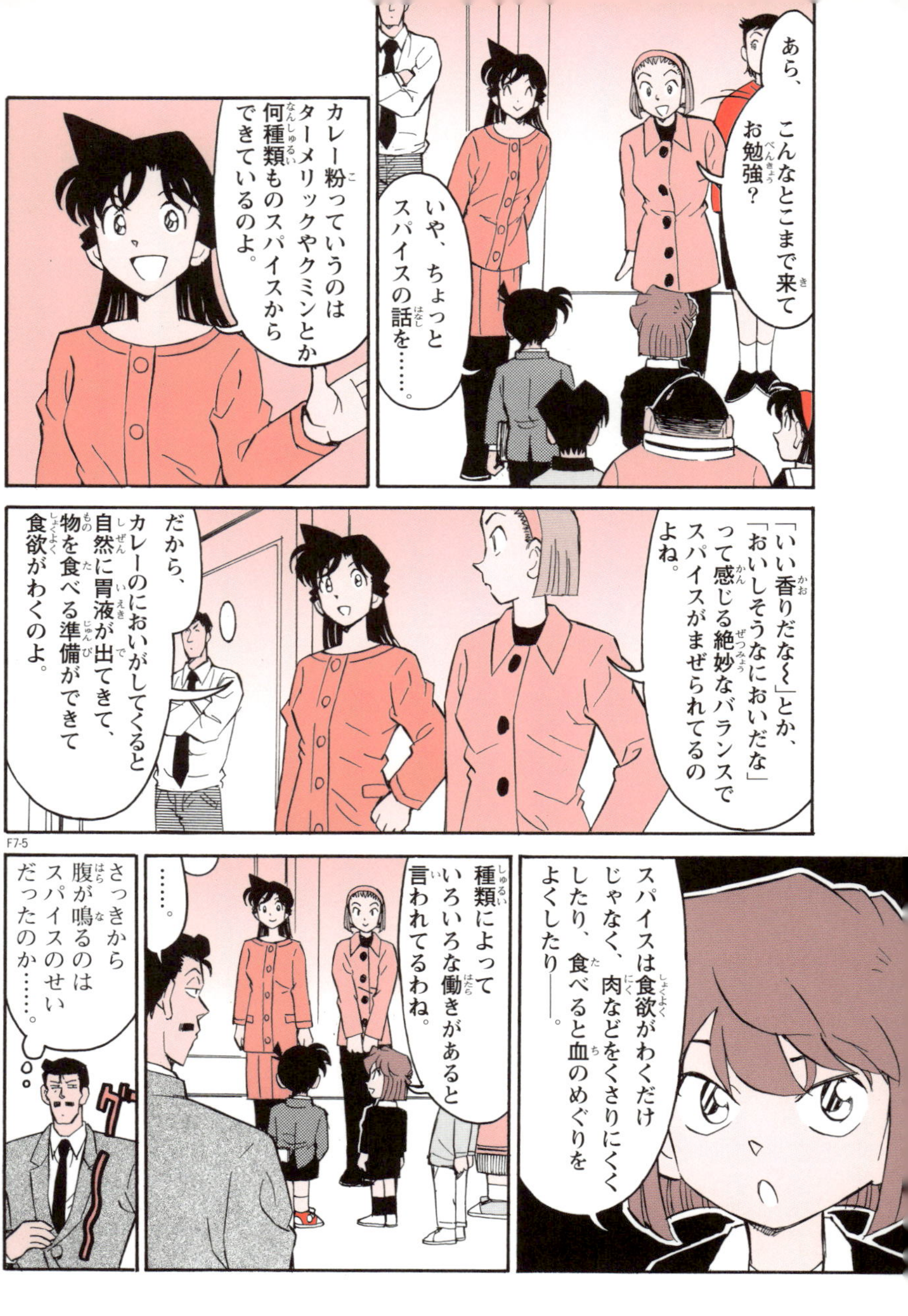

あら、こんなとこまで来《き》てお勉強《べんきょう》？

いや、ちょっとスパイスの話《はなし》を……。

カレー粉《こ》っていうのはターメリックやクミンとか何種類《なんしゅるい》ものスパイスからできているのよ。

「いい香《かお》りだな〜」とか、「おいしそうなにおいだな」って感《かん》じる絶妙《ぜつみょう》なバランスでスパイスがまぜられてるのよね。

だから、カレーのにおいがしてくると自然《しぜん》に胃液《いえき》が出《で》てきて、物《もの》を食《た》べる準備《じゅんび》ができて食欲《しょくよく》がわくのよ。

スパイスは食欲《しょくよく》がわくだけじゃなく、肉《にく》などをくさりにくくしたり、食《た》べると血《ち》のめぐりをよくしたり——。

種類《しゅるい》によっていろいろな働《はたら》きがあると言《い》われてるわね。

……。

さっきから腹《はら》が鳴《な》るのはスパイスのせいだったのか……。

グー

F7-5

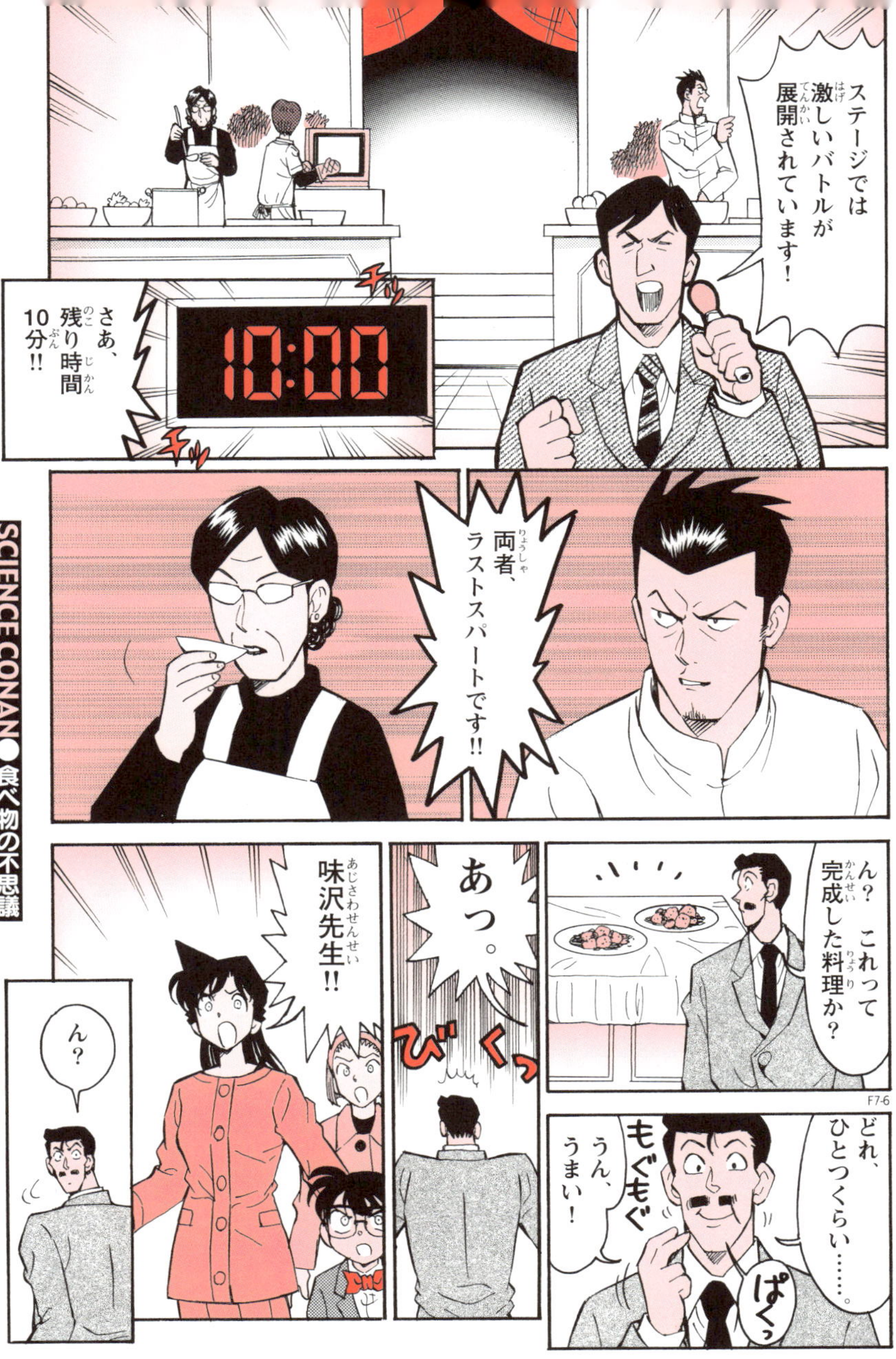
ステージでは激《はげ》しいバトルが展開《てんかい》されています!
チッ
10:00
チッ
さあ、残《のこ》り時間《じかん》10分《ぷん》!!
両者《りょうしゃ》、ラストスパートです!!
ん? これって完成《かんせい》した料理《りょうり》か?
どれ、ひとつくらい……。
ぱくっ
もぐもぐ
うん、うまい!
あっ。
びくっ
味沢先生《あじさわせんせい》!!
ん?

F7-6

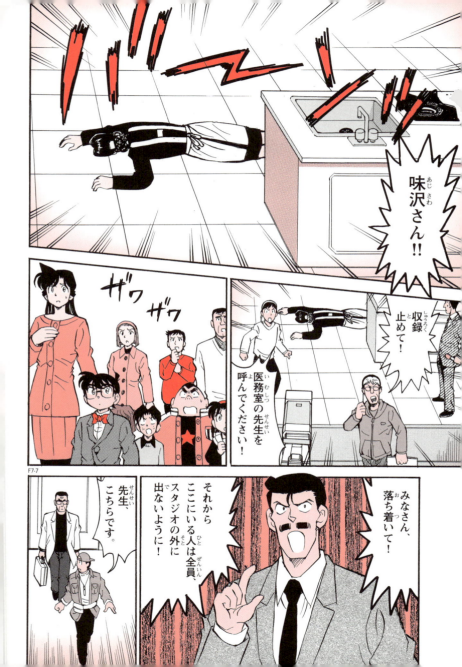

味沢《あじさわ》さん!!
収録《しゅうろく》止《と》めて!
医務室《いむしつ》の先生《せんせい》を呼《よ》んでください!
ザワ
ザワ
みなさん、落《お》ち着《つ》いて!
それからここにいる人《ひと》は全員《ぜんいん》、スタジオの外《そと》に出《で》ないように!
先生《せんせい》、こちらです。

F7-7

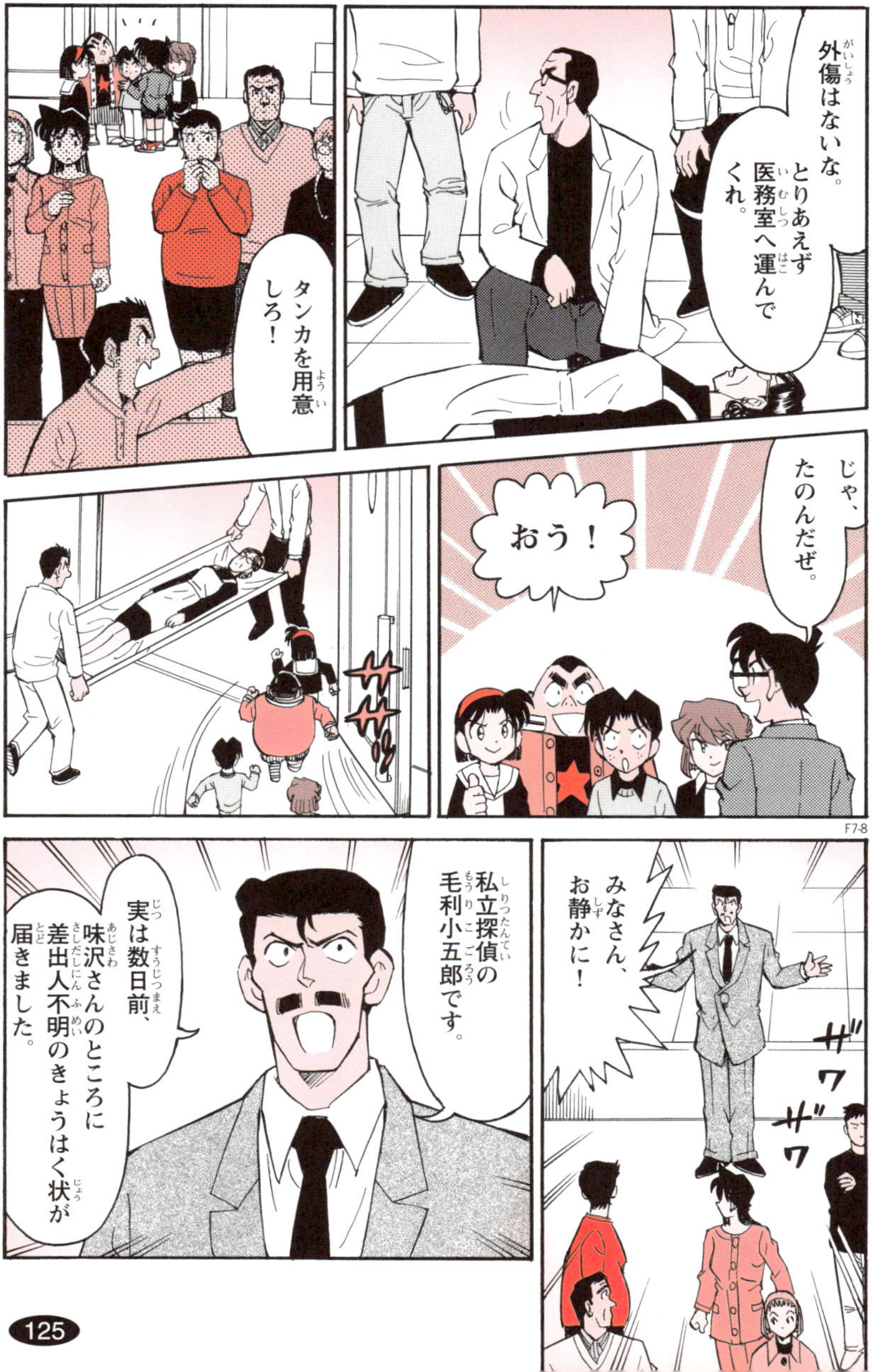
外傷《がいしょう》はないな。
とりあえず医務室《いむしつ》へ運《はこ》んでくれ。
タンカを用意《ようい》しろ！
じゃ、たのんだぜ。
おう！
みなさん、お静《しず》かに！
ザワ
ザワ
私立探偵《しりつたんてい》の毛利小五郎《もうりこごろう》です。
実《じつ》は数日前《すうじつまえ》、味沢《あじさわ》さんのところに差出人不明《さしだしにんふめい》のきょうはく状《じょう》が届《とど》きました。

F7-8

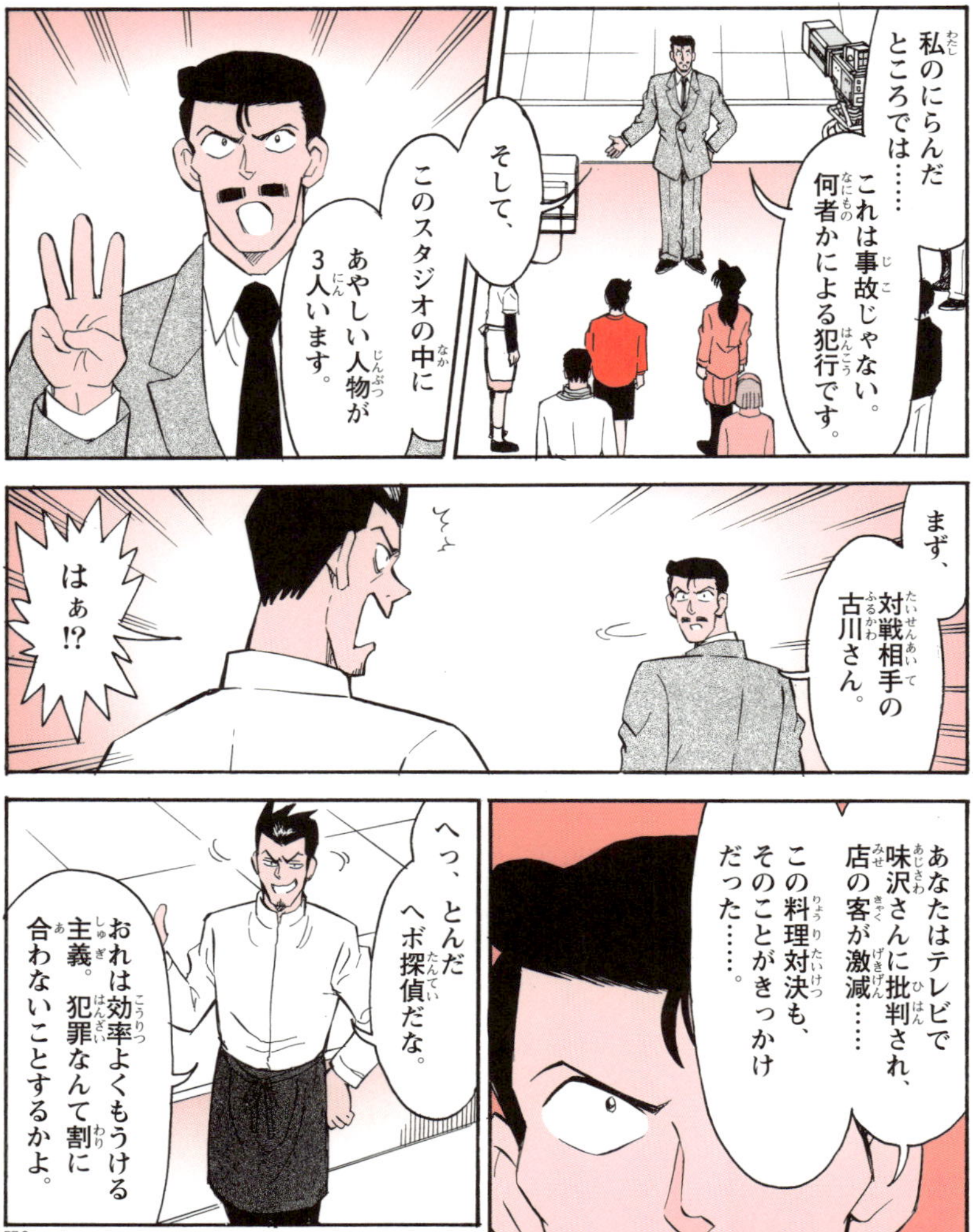
私《わたし》のにらんだところでは……
これは事故《じこ》じゃない。何者《なにもの》かによる犯行《はんこう》です。
そして、
このスタジオの中《なか》にあやしい人物《じんぶつ》が3人《にん》います。
まず、
対戦相手《たいせんあいて》の古川《ふるかわ》さん。
はぁ!?
あなたはテレビで味沢《あじさわ》さんに批判《ひはん》され、店《みせ》の客《きゃく》が激減《げきげん》……
この料理対決《りょうりたいけつ》も、そのことがきっかけだった……。
へっ、とんだヘボ探偵《たんてい》だな。
おれは効率《こうりつ》よくもうける主義《しゅぎ》。犯罪《はんざい》なんて割《わり》に合《あ》わないことするかよ。
……ぬぬ。

F7-9

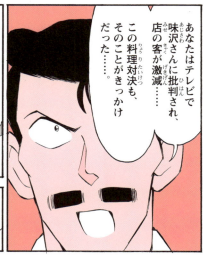

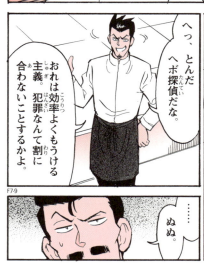

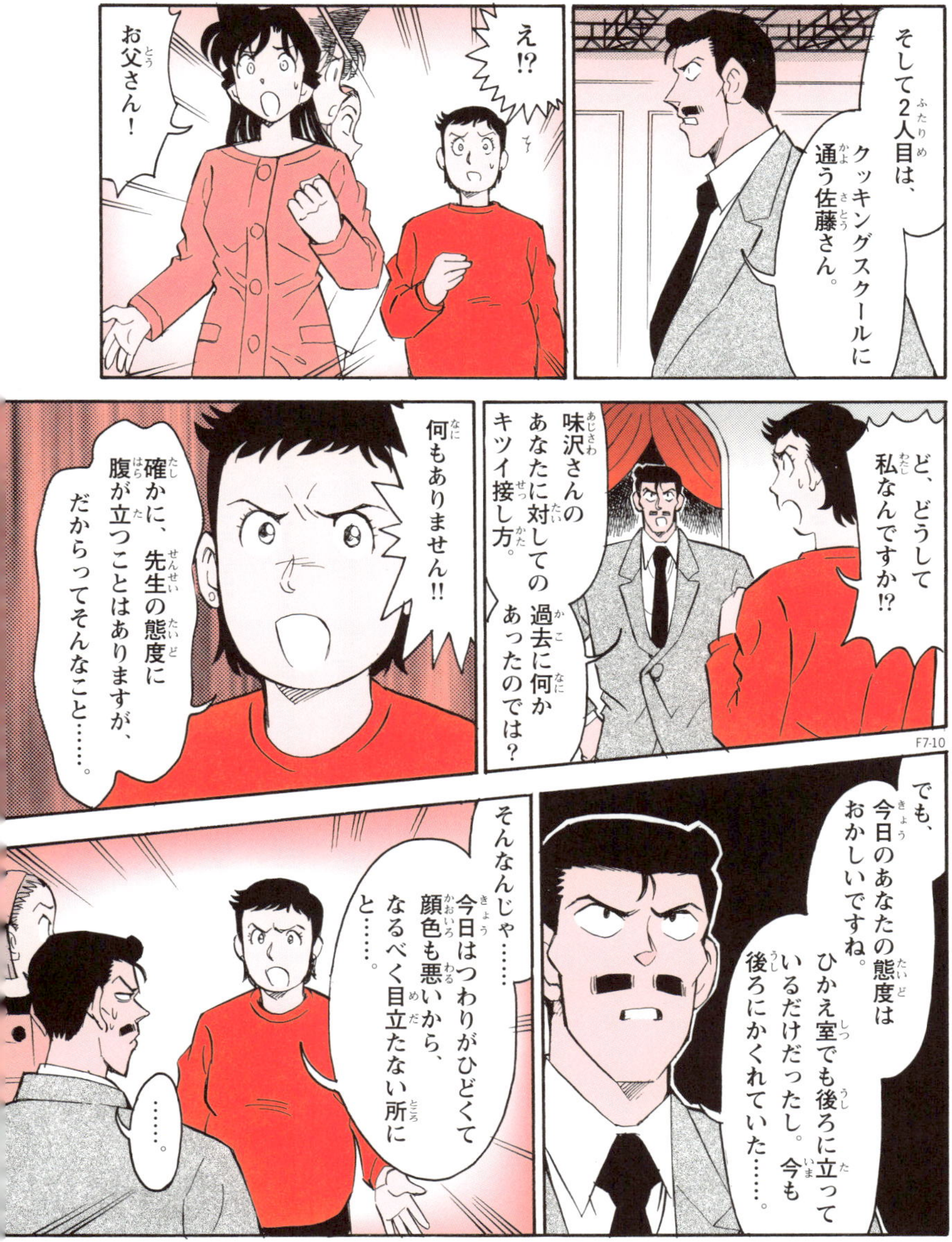

そして2人目《ふたりめ》は、クッキングスクールに通《かよ》う佐藤《さとう》さん。

え!?

お父《とう》さん！

ど、どうして私《わたし》なんですか!?

味沢《あじさわ》さんのあなたに対《たい》してのキツイ接《せっ》し方《かた》。過去《かこ》に何《なに》かあったのでは？

何《なに》もありません!!

確《たし》かに、先生《せんせい》の態度《たいど》に腹《はら》が立《た》つことはありますが、だからってそんなこと……。

F7-10
でも、今日《きょう》のあなたの態度《たいど》はおかしいですね。

ひかえ室《しつ》でも後《うし》ろに立《た》っているだけだったし。今《いま》も後《うし》ろにかくれていた……。

そんなんじゃ……今日《きょう》はつわりがひどくて顔色《かおいろ》も悪《わる》いから、なるべく目立《めだ》たない所《ところ》にと……。

……。

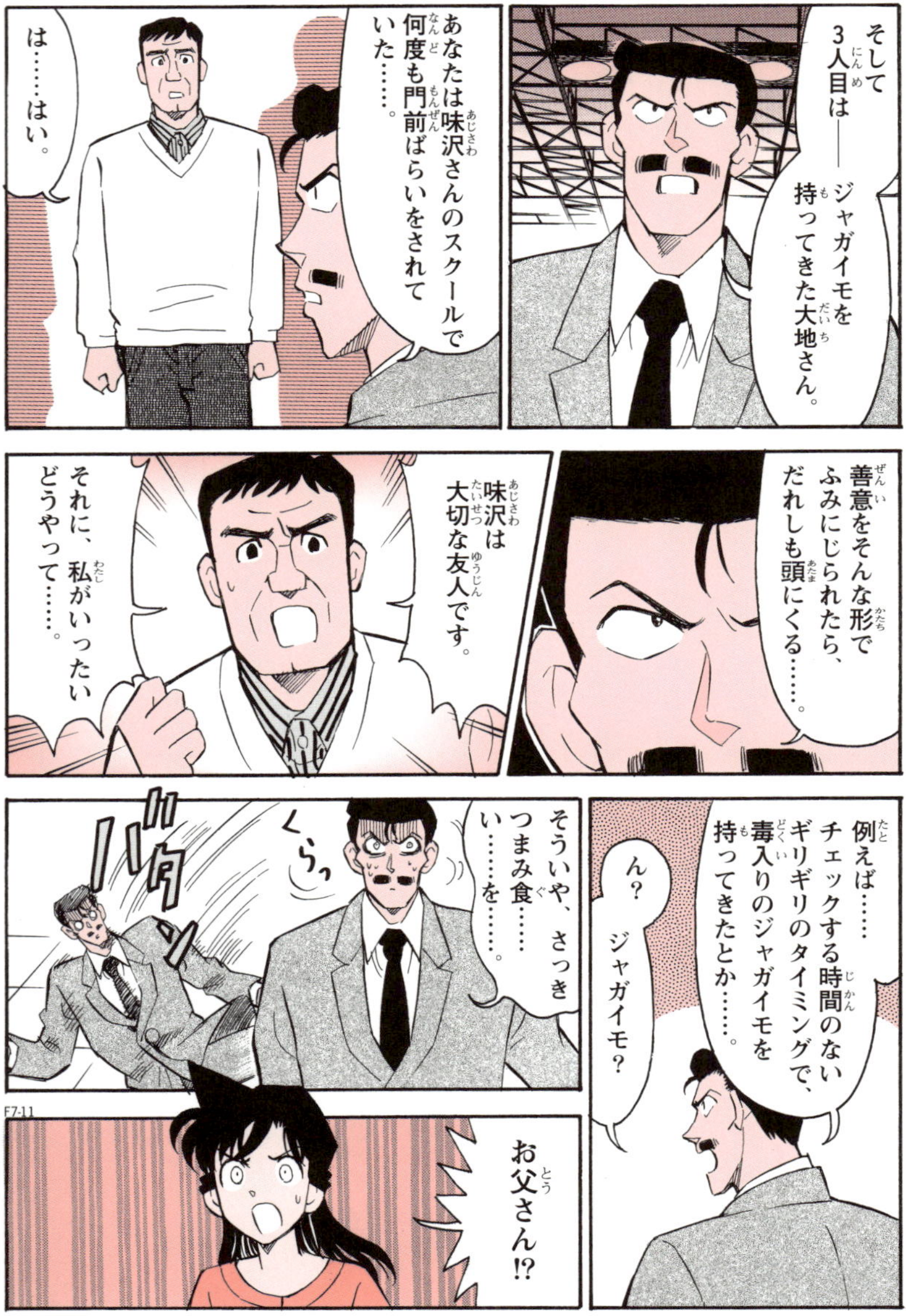
そして3人目《にんめ》は――

ジャガイモを持《も》ってきた大地《だいち》さん。

あなたは味沢《あじさわ》さんのスクールで何度《なんど》も門前《もんぜん》ばらいをされていた……。

は……はい。

善意《ぜんい》をそんな形《かたち》でふみにじられたら、だれしも頭《あたま》にくる……。

味沢《あじさわ》は大切《たいせつ》な友人《ゆうじん》です。

それに、私《わたし》がいったいどうやって……。

例《たと》えば……チェックする時間《じかん》のないギリギリのタイミングで、毒入《どくい》りのジャガイモを持《も》ってきたとか……。

ん？

ジャガイモ？

そういや、さっきつまみ食《ぐ》い……を……。

くらっ
バタッ
お父《とう》さん!?

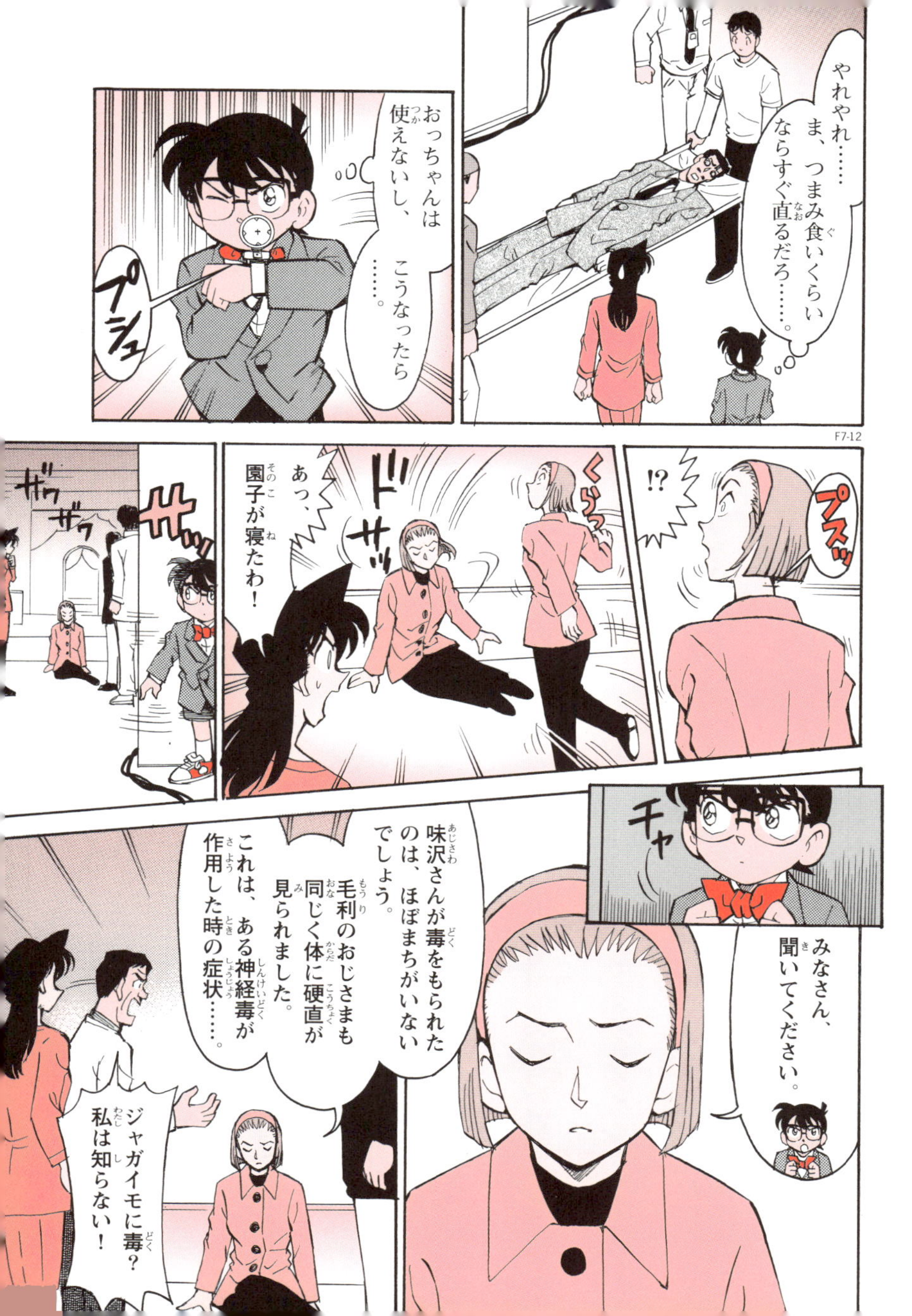
やれやれ……ま、つまみ食《ぐ》いくらいならすぐ直《なお》るだろ……。
おっちゃんは使《つか》えないし、こうなったら……。
プシュ
F7-12
プスッ
!?
ぐらっ
ドサッ
あっ、園子《そのこ》が寝《ね》たわ!
ザワザワ
ザッ
チャ
みなさん、聞《き》いてください。
味沢《あじさわ》さんが毒《どく》をもられたのは、ほぼまちがいないでしょう。
毛利《もうり》のおじさまも同《おな》じく体《からだ》に硬直《こうちょく》が見《み》られました。
これは、ある神経毒《しんけいどく》が作用《さよう》した時《とき》の症状《しょうじょう》……。
ジャガイモに毒《どく》?
私《わたし》は知《し》らない!

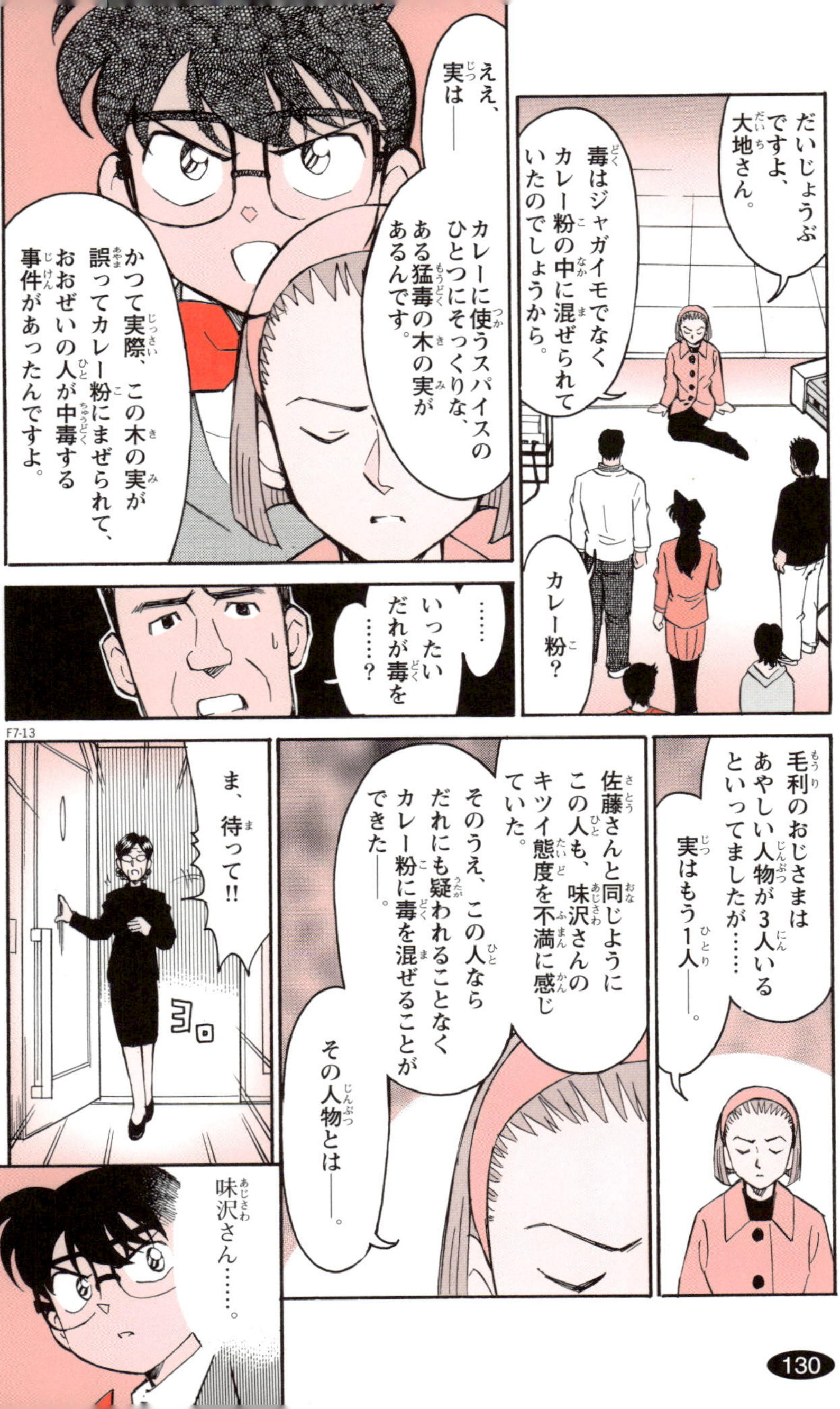
だいじょうぶですよ、大地《だいち》さん。

毒《どく》はジャガイモでなくカレー粉《こ》の中《なか》に混《ま》ぜられていたのでしょうから。

カレー粉《こ》?

ええ、実《じつ》は——

カレーに使《つか》うスパイスのひとつにそっくりな、ある猛毒《もうどく》の木《き》の実《み》があるんです。

かつて実際《じっさい》、この木《き》の実《み》が誤《あやま》ってカレー粉《こ》にまぜられて、おおぜいの人《ひと》が中毒《ちゅうどく》する事件《じけん》があったんですよ。

……いったいだれが毒《どく》を……?

毛利《もうり》のおじさまはあやしい人物《じんぶつ》が3人《にん》いるといってましたが……実《じつ》はもう1人《ひとり》——。

佐藤《さとう》さんと同《おな》じようにこの人《ひと》も、味沢《あじさわ》さんのキツイ態度《たいど》を不満《ふまん》に感《かん》じていた。

そのうえ、この人《ひと》ならだれにも疑《うたが》われることなくカレー粉《こ》に毒《どく》を混《ま》ぜることができた——。

その人物《じんぶつ》とは——。

ま、待《ま》って!!

ヨロ
味沢《あじさわ》さん……。

F7-13

スパイスって何《なに》？

食材《しょくざい》を調理《ちょうり》する時《とき》や、料理《りょうり》を食《た》べる時《とき》には、いろいろなスパイスが使《つか》われている。では、スパイスって一体《いったい》なんだろう？　実《じつ》は、人《ひと》によって「スパイス」の考《かんが》え方《かた》はちがうんだ。ここでは代表的《だいひょうてき》な考《かんが》え方《かた》を紹介《しょうかい》しよう。
「スパイスとは、おもに熱帯《ねったい》、亜熱《あねっ》帯《たい》、温帯地域《おんたいちいき》でとれる植物《しょくぶつ》の種《たね》・葉《は》・花《はな》・皮《かわ》・根《ね》・実《み》などの中《なか》でもとくに、しげき的《てき》な香《かお》りや味《あじ》を持《も》ち、食《た》べ物《もの》などに風味《ふうみ》や色《いろ》をつけるもの。また、食欲《しょくよく》をわかせたり、消化《しょうか》を助《たす》けたりする働《はたら》きがあるもの」
つまり、まず植物《しょくぶつ》であること。そして、調味料《ちょうみりょう》としての役割《やくわり》を持《も》つものをスパイスと呼《よ》ぶんだ。ただし、「しげき的《てき》な香《かお》りや味《あじ》」とは、「辛《から》さ」だけをさした表現《ひょうげん》ではない。ほかにも「酸《す》っぱさ」や「苦《にが》さ」など、もっと複雑《ふくざつ》な風味《ふうみ》をふくんだ言葉《ことば》なんだ。だから、広《ひろ》い意味《いみ》ではローズマリーやタイムなど、香草《こうそう》やハーブと呼《よ》ばれるものも「スパイス」の仲間《なかま》といえるんだよ。

カレーに使《つか》われる基本《きほん》スパイス

お店《みせ》では、カレールウやカレー粉《こ》などが売《う》られているけど、実《じつ》は「カレー」という名《な》のスパイスはない。何種類《なんしゅるい》ものスパイスを混《ま》ぜたものを「カレー」と呼《よ》んでいるんだ。

【カレーの基本《きほん》スパイス】

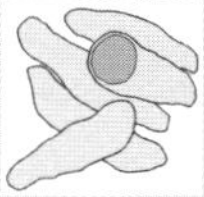

《ターメリック》
おもに黄色《きいろ》い色《いろ》をつけるためのスパイス。独特《どくとく》の香《かお》りと苦味《にがみ》がある。

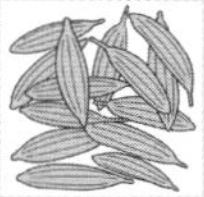

《クミン》
食欲《しょくよく》をそそるカレーの香《かお》りは、このクミンを中心《ちゅうしん》に作《つく》られる。

《チリパウダー》
レッドペッパーにいろいろなスパイスをまぜた複合《ふくごう》スパイスで、辛《から》みのもとになる。

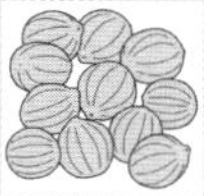

《コリアンダー》
とろみや苦味《にがみ》、香《かお》りをつけるスパイス。

《ガラムマサラ》
香《かお》りとコクをつける数種類《すうしゅるい》の複合《ふくごう》スパイス。

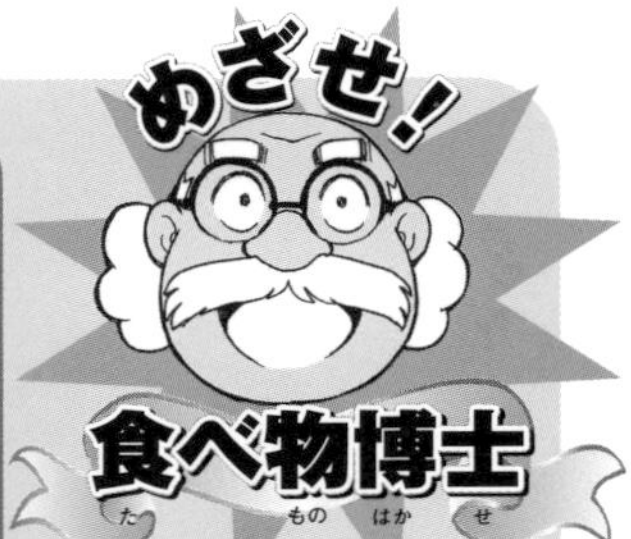

スパイスの働《はたら》き

スパイスは、味《あじ》や香《かお》りを引《ひ》き立《た》てる調味料《ちょうみりょう》として、多《おお》くの料理《りょうり》に使《つか》われているけど、ほかにはどんな働《はたら》きを持《も》っているんだろう？

抵抗力《ていこうりょく》がつく

ハーブやスパイスを使《つか》った料理《りょうり》を食《た》べていると、寒《さむ》さや暑《あつ》さに対《たい》して抵抗《ていこう》力《りょく》がつくといわれているよ。

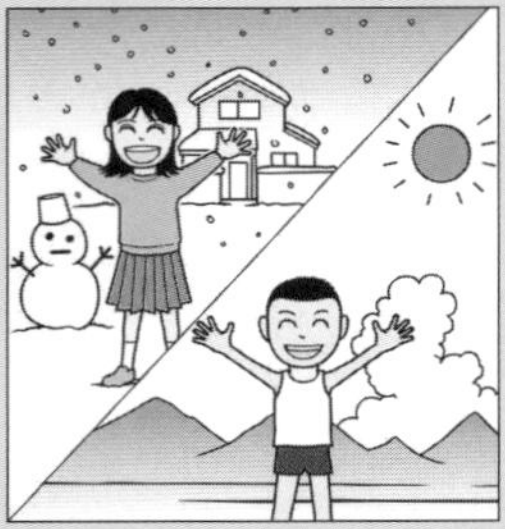

食《た》べ物《もの》の腐敗《ふはい》を防《ふせ》ぐ

スパイスには、肉《にく》や魚《さかな》など食《た》べ物《もの》の腐敗《ふはい》を防《ふせ》ぐ働《はたら》きがある。また、食《た》べ物《もの》といっしょに体《からだ》の中《なか》に入《はい》ってしまった悪《わる》い菌《きん》から、体《からだ》を守《まも》る働《はたら》きもあるんだ。刺身《さしみ》やお寿司《すし》を食《た》べる時《とき》にワサビが使《つか》われるのは、こういう働《はたら》きがあるためなんだよ。

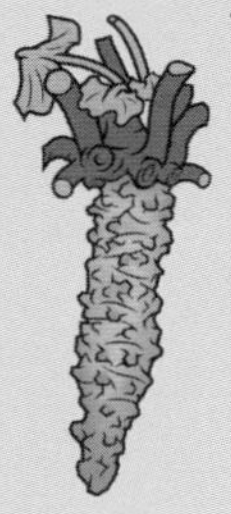

塩分《えんぶん》がひかえられる

香《かお》りの強《つよ》いスパイスや辛《から》いスパイスを料理《りょうり》に使《つか》うことで、塩《しお》の量《りょう》を減《へ》らしても、料理《りょうり》をおいしく調理《ちょうり》することができる。塩分《えんぶん》のとり過《す》ぎは、いろいろな病気《びょうき》のもとになるといわれているから、スパイスを活用《かつよう》しよう。

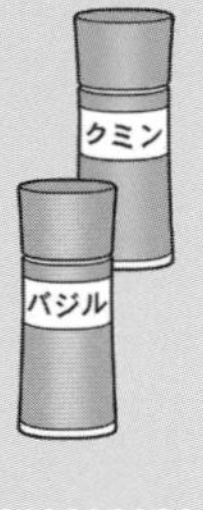

血《ち》のめぐりをよくする

香《かお》りの強《つよ》いスパイスは新陳代謝《しんちんたいしゃ》を高《たか》め、血液《けつえき》のめぐりをよくしてくれる。スパイスを使《つか》った料理《りょうり》を食《た》べると汗《あせ》をかくのは、このためなんだ。

食欲《しょくよく》の調節《ちょうせつ》

しげきの強《つよ》いスパイスをたくさんとると食欲《しょくよく》が減《へ》り、適切《てきせつ》な量《りょう》だと食欲《しょくよく》が増《ま》すといわれているよ。

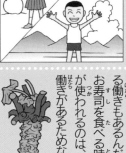

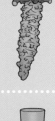

日本《にっぽん》のスパイス

スパイスというと「外《がい》国産《こくさん》の植物《しょくぶつ》」というイメージがあるけど、日本《にっぽん》の植物《しょくぶつ》にもワサビやショウガ、トウガラシやシソなど「スパイス」といえるものがたくさんあるんだ。

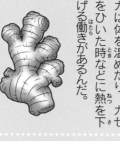

ショウガ（生姜）

ぶた肉《にく》のショウガ焼《や》きや、冷《ひ》やっこの薬味《やくみ》などに使《つか》われている。ショウガは体《からだ》を温《あたた》めたり、カゼをひいた時《とき》などに熱《ねつ》を下《さ》げる働《はたら》きがあるんだ。

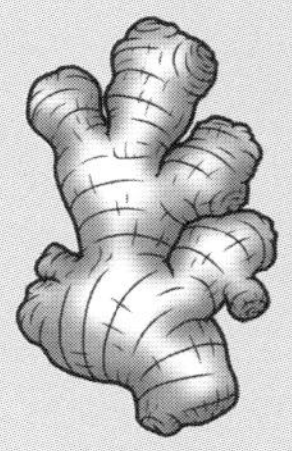

トウガラシ（唐辛子）

トウガラシは食用《しょくよう》のほか、胃痛《いつう》や消化《しょうか》不良《ふりょう》、歯痛《はいた》、痛風《つうふう》、リウマチなど、いろいろな病気《びょうき》の薬《くすり》として昔《むかし》から用《もち》いられてきた。最近《さいきん》では、トウガラシにふくまれているカプサイシンという成分《せいぶん》に、ガン予防《よぼう》の効果《こうか》があることが科学的《かがくてき》に分《わ》かり、注目《ちゅうもく》されているぞ。

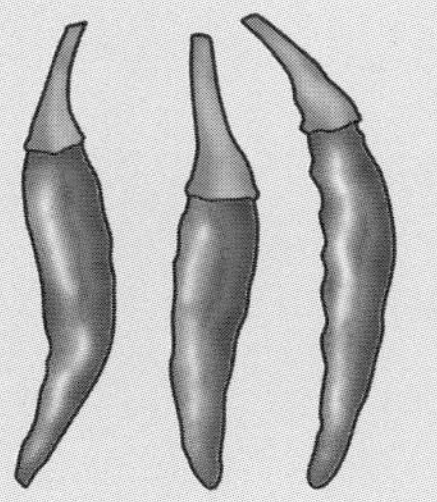

シソ（紫蘇）

シソには、ワサビと同《おな》じように体《からだ》に悪《わる》い菌《きん》を殺《ころ》したり、食《た》べ物《もの》の腐敗《ふはい》を防《ふせ》ぐ働《はたら》きがある。そのほか、胃腸《いちょう》の調子《ちょうし》を整《ととの》えたり、食欲《しょくよく》をわかせる働《はたら》きもあるんだ。また漢方《かんぽう》では、カゼ薬《ぐすり》として調合《ちょうごう》されることもあり、薬《くすり》としての一面《いちめん》も持《も》っている。

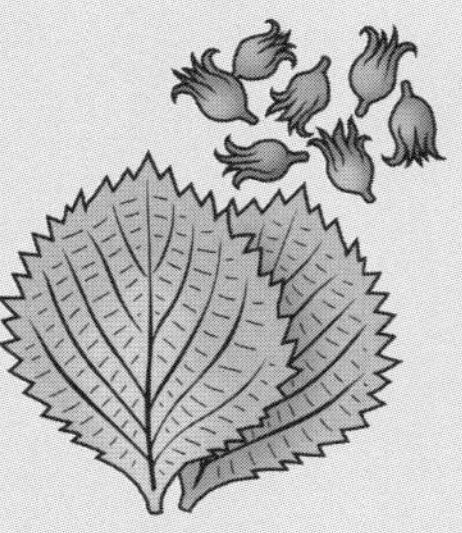

ここで問題《もんだい》

そばやうどんなど、いろいろな料理《りょうり》にかける七味唐辛子《しちみとうがらし》は、日本《にっぽん》古来《こらい》の7種類《しゅるい》のスパイスをまぜて作《つく》られた「ジャパニーズ複合《ふくごう》スパイス」だ。では、その7種類《しゅるい》のスパイスとはなんだろう？（答《こた》えは189ページ）

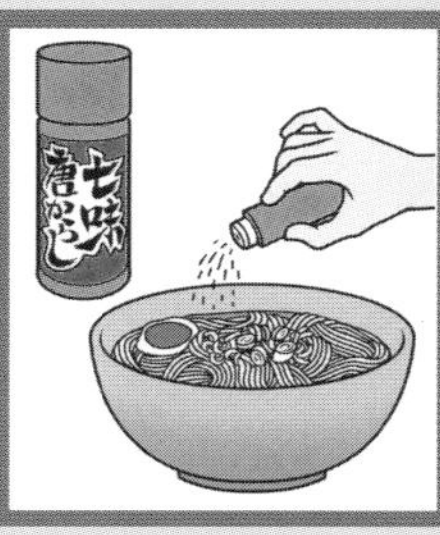

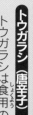

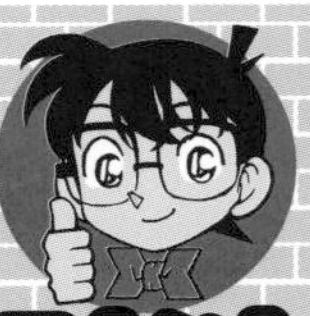

コナンと実験！

梅干《うめぼ》しを見《み》つめるとどうなる？

人《ひと》の体《からだ》は食《た》べ物《もの》のにおいだけでなく、味《あじ》の記憶《きおく》にも反応《はんのう》するんだ。そのことを梅干《うめぼ》しで体感《たいかん》してみよう！

用意《ようい》するもの

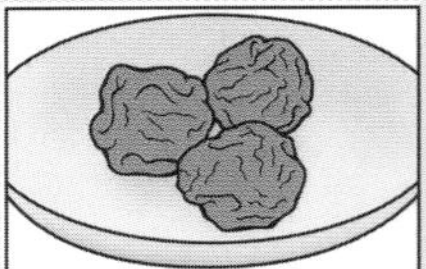

赤《あか》い梅干《うめぼ》しの写真《しゃしん》

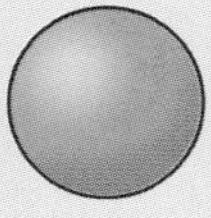

赤《あか》いスーパーボール

① スーパーボールを見《み》つめてみよう

赤《あか》いスーパーボールを、じーっと見《み》つめてみよう。でも、スーパーボールは食《た》べ物《もの》じゃないから、口《くち》の中《なか》につばは出《で》てこないよね。

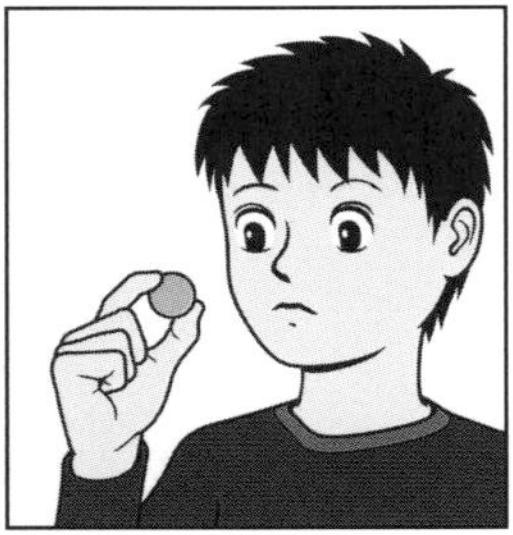

② 梅干《うめぼ》しの写真《しゃしん》を見《み》つめてみよう

次《つぎ》は、梅干《うめぼ》しの写真《しゃしん》でやってみよう（デジタルカメラの画像《がぞう》でもOK《オーケー》）。きっと、今度《こんど》はつばが出《で》てきたんじゃないかな……？

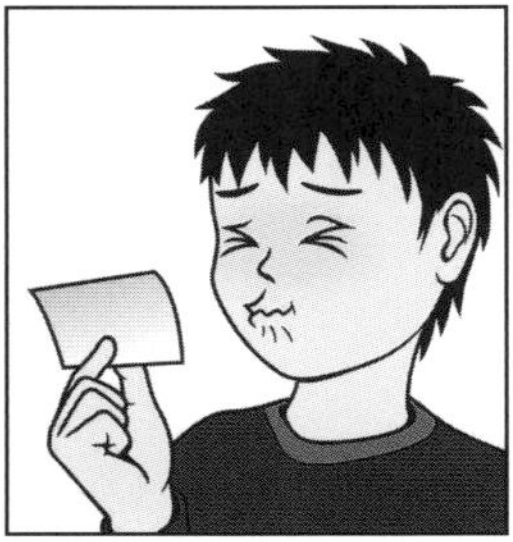

教《おし》えて蘭姉《らんねえ》ちゃん！

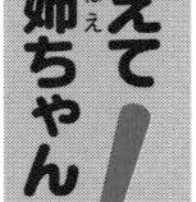

梅干《うめぼ》しの写真《しゃしん》だと、つばが出《で》るのはなぜ？

梅干《うめぼ》しを食《た》べて味《あじ》を覚《おぼ》えると、梅干《うめぼ》しを見《み》ただけで、「つばを出《だ》してスッパイ梅《うめ》干《ぼ》しを食《た》べる準備《じゅんび》をしなさい」という命令《めいれい》が脳《のう》から出《だ》されるからよ。このような働《はたら》きを、条件反射《じょうけんはんしゃ》というの。本物《ほんもの》の梅干《うめぼ》しではなく、写真《しゃしん》を見《み》ただけでも、この条件反射《じょうけんはんしゃ》が起《お》こるのよ。

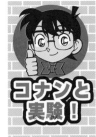

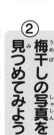

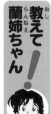

梅干《うめぼ》しの歴史《れきし》

梅干《うめぼ》しのルーツ

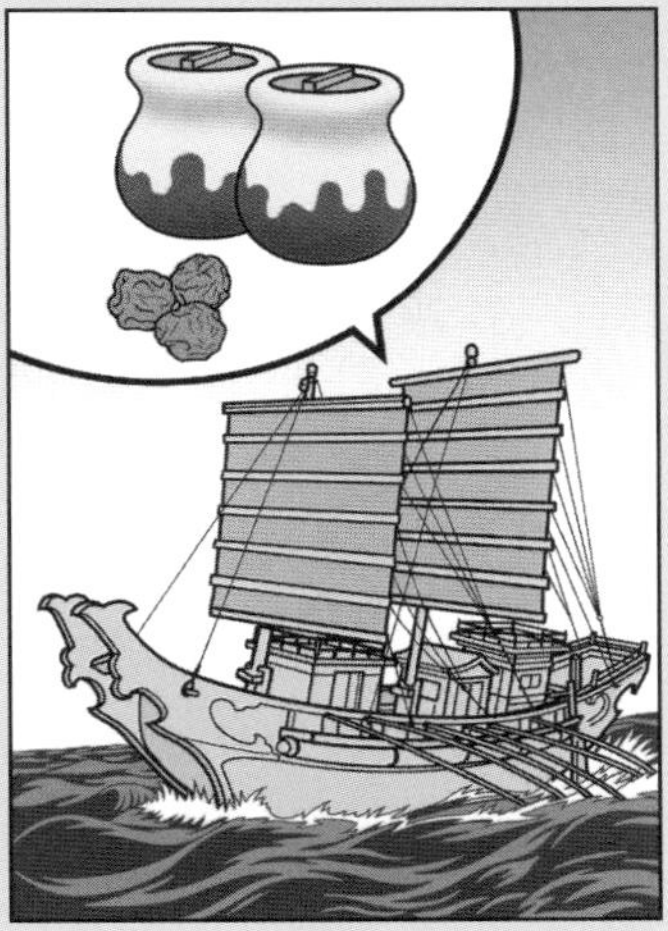

梅干《うめぼ》しは、梅《うめ》の原産地《げんさんち》である中国《ちゅうごく》から伝《つた》えられたといわれている。梅干《うめぼ》しが日本《にっぽん》の書物《しょもつ》に初《はじ》めて登場《とうじょう》したのは平安時代《へいあんじだい》、村上天皇《むらかみてんのう》の病気《びょうき》を回復《かいふく》させた食《た》べ物《もの》として記《しる》されているんだ。薬《くすり》としての効果《こうか》が知《し》られていたということは、それ以前《いぜん》から日本《にっぽん》では梅干《うめぼ》しが作《つく》られていたと推測《すいそく》することができるね。でも、このころの梅干《うめぼ》しは、今《いま》のように赤《あか》シソを使《つか》って作《つく》る赤《あか》い梅干《うめぼ》しではなく、梅《うめ》の実《み》を塩《しお》で漬《つ》けただけのものだったようだ。

江戸《えど》の人《ひと》たちと梅干《うめぼ》し

薬《くすり》として利用《りよう》することの多《おお》かった梅干《うめぼ》しが、食《た》べ物《もの》として人《ひと》びとの間《あいだ》に広《ひろ》がりはじめたのは、江戸時代《えどじだい》の終《お》わりから明治時代《めいじじだい》の初《はじ》めごろ。このころになると、赤《あか》い梅干《うめぼ》しが作《つく》られるようになり、商品《しょうひん》として売《う》られるようになったそうだ。さらに、梅干《うめぼ》しにふくまれる塩分《えんぶん》と酸《さん》には、食《た》べ物《もの》を腐敗《ふはい》させる細菌《さいきん》などを殺《ころ》したり、体《からだ》のつかれをとるなどの効果《こうか》があることから、おにぎりやお弁当《べんとう》に利用《りよう》されるようになった。こうして梅干《うめぼ》しは、多《おお》くの日本人《にっぽんじん》に食《た》べられるようになったんだ

梅干《うめぼ》しの種類《しゅるい》

デパートなどの売《う》り場《ば》を見《み》ると、梅《うめ》の実《み》の漬《つ》け方《かた》などがちがう、いろいろな種類《しゅるい》の梅干《うめぼ》しがあるよね。赤《あか》シソを使《つか》った赤《あか》い梅干《うめぼ》しや、赤《あか》シソを使《つか》わないうすい茶色《ちゃいろ》のもの。大《おお》きくてやわらかい種類《しゅるい》や、小梅《こうめ》で作《つく》ったカリカリとした食感《しょくかん》のもの、などなど……みんなは、どんなタイプの梅干《うめぼ》しが好《す》きだろうか？

FILE《ファイル》 8

赤《あか》く染《そ》まったハンカチが決《き》め手《て》!!

味沢《あじさわ》に続《つづ》き、小五郎《こごろう》のおっちゃんもたおれ……真犯人《しんはんにん》は古川《ふるかわ》なのか？ それとも、いったい……。赤《あか》く染《そ》まったハンカチのシミを決《き》め手《て》に、コナンの推理《すいり》がさえわたる!!

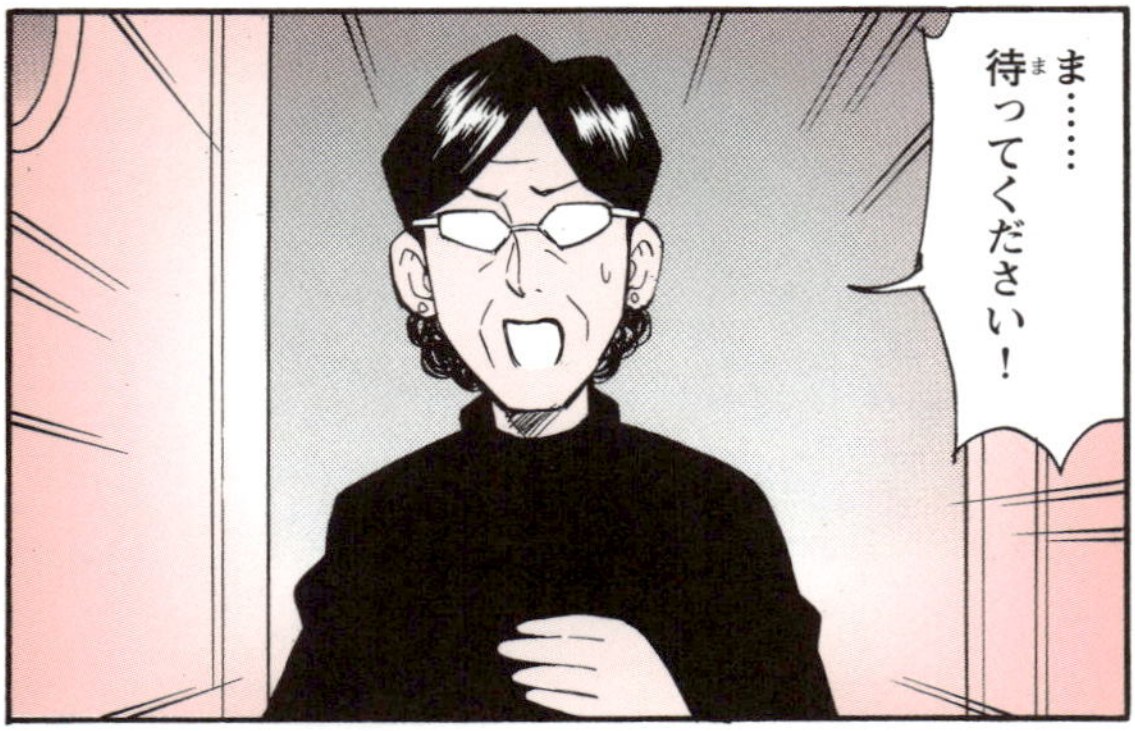

ま……
待《ま》ってください！

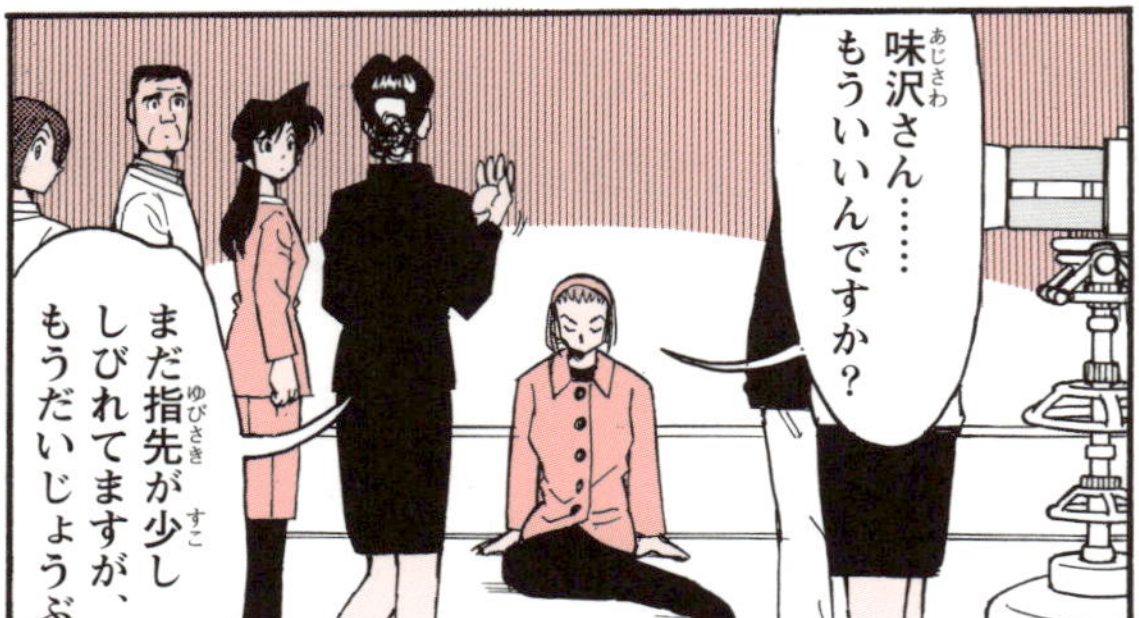

味沢《あじさわ》さん……
もういいんですか？
まだ指先《ゆびさき》が少《すこ》し
しびれてますが、
もうだいじょうぶ。

F8-1

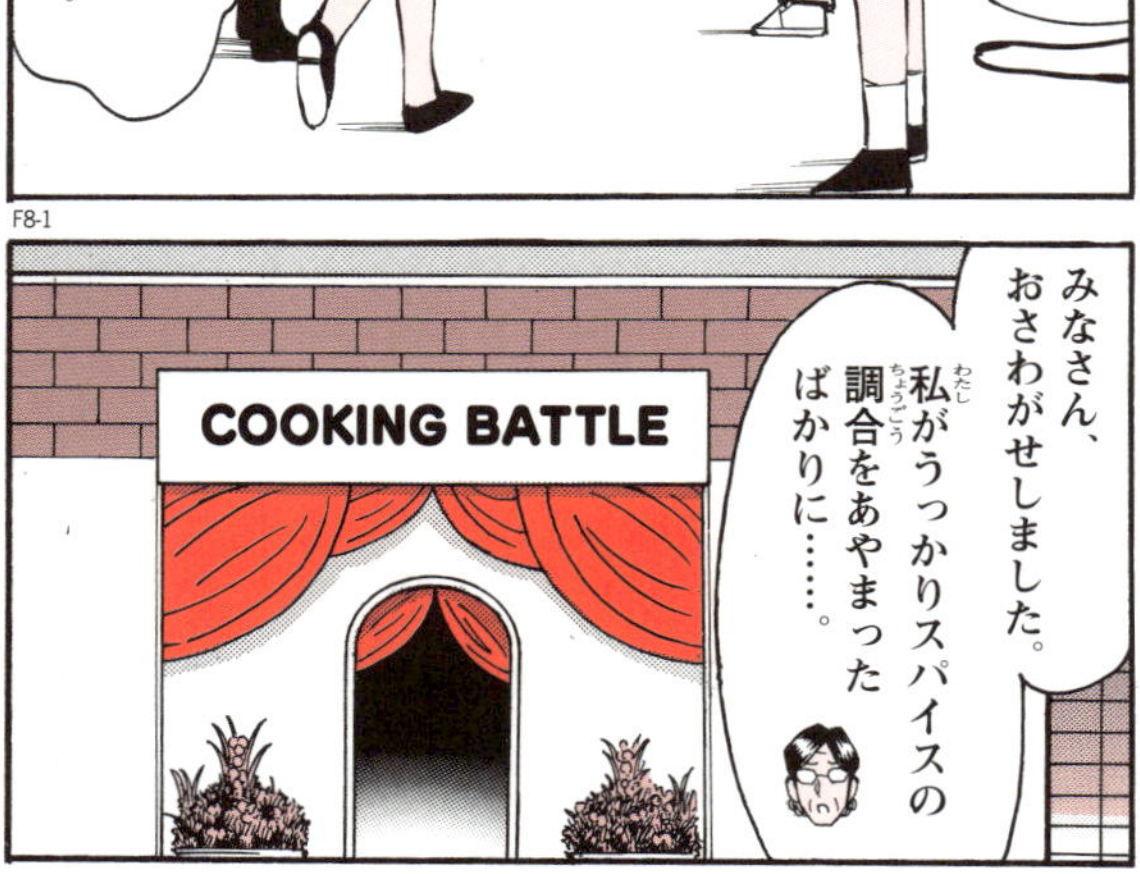

COOKING BATTLE
みなさん、
おさわがせしました。
私《わたし》がうっかりスパイスの
調合《ちょうごう》をあやまった
ばかりに……。

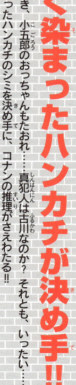

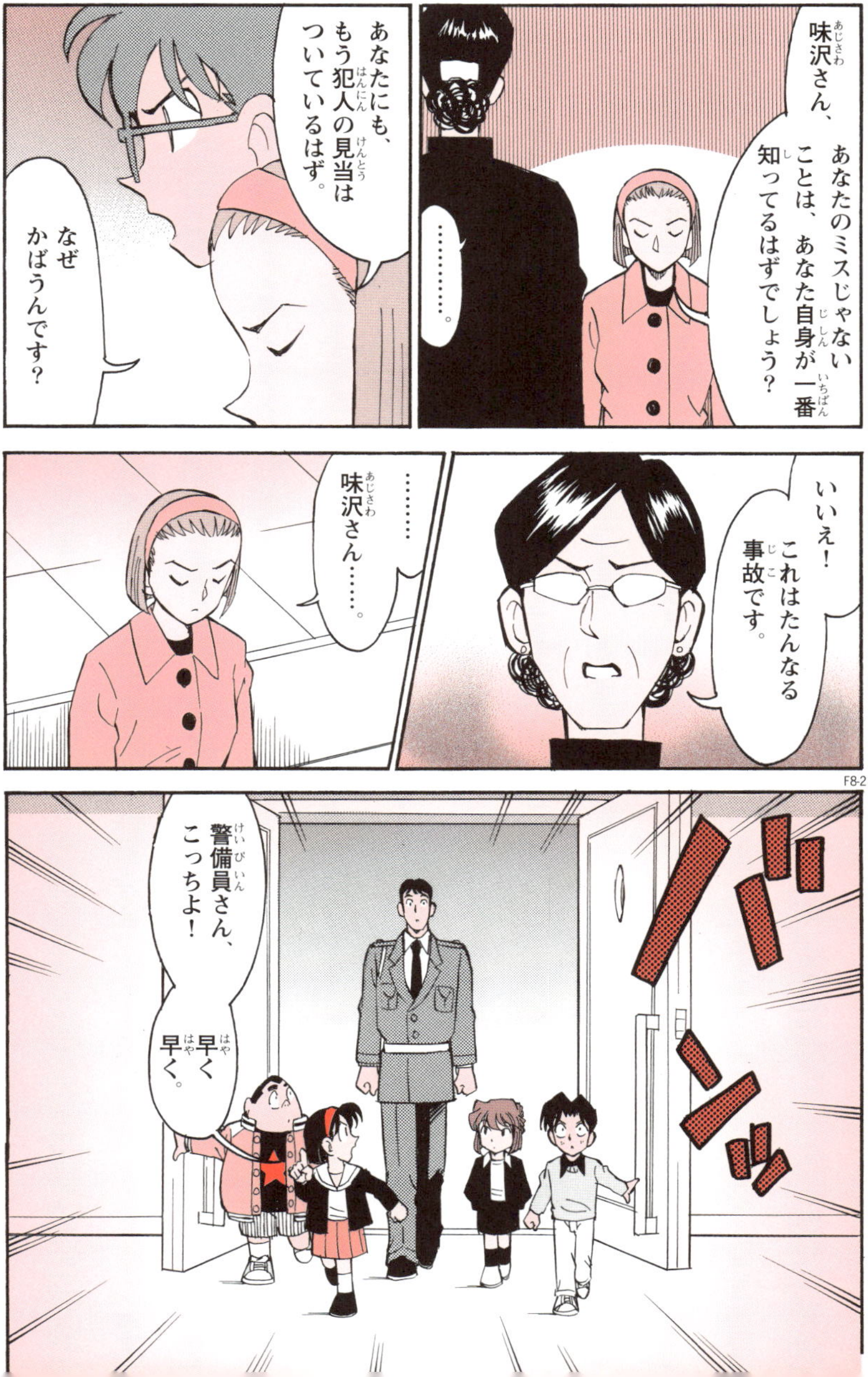
味沢《あじさわ》さん、あなたのミスじゃないことは、あなた自身《じしん》が一番《いちばん》知《し》ってるはずでしょう？
……………。
あなたにも、もう犯人《はんにん》の見当《けんとう》はついているはず。
なぜかばうんです？
いいえ！これはたんなる事故《じこ》です。
………味沢《あじさわ》さん……。
バンッ
警備員《けいびいん》さん、こっちよ！
早《はや》く早《はや》く。

F8-2

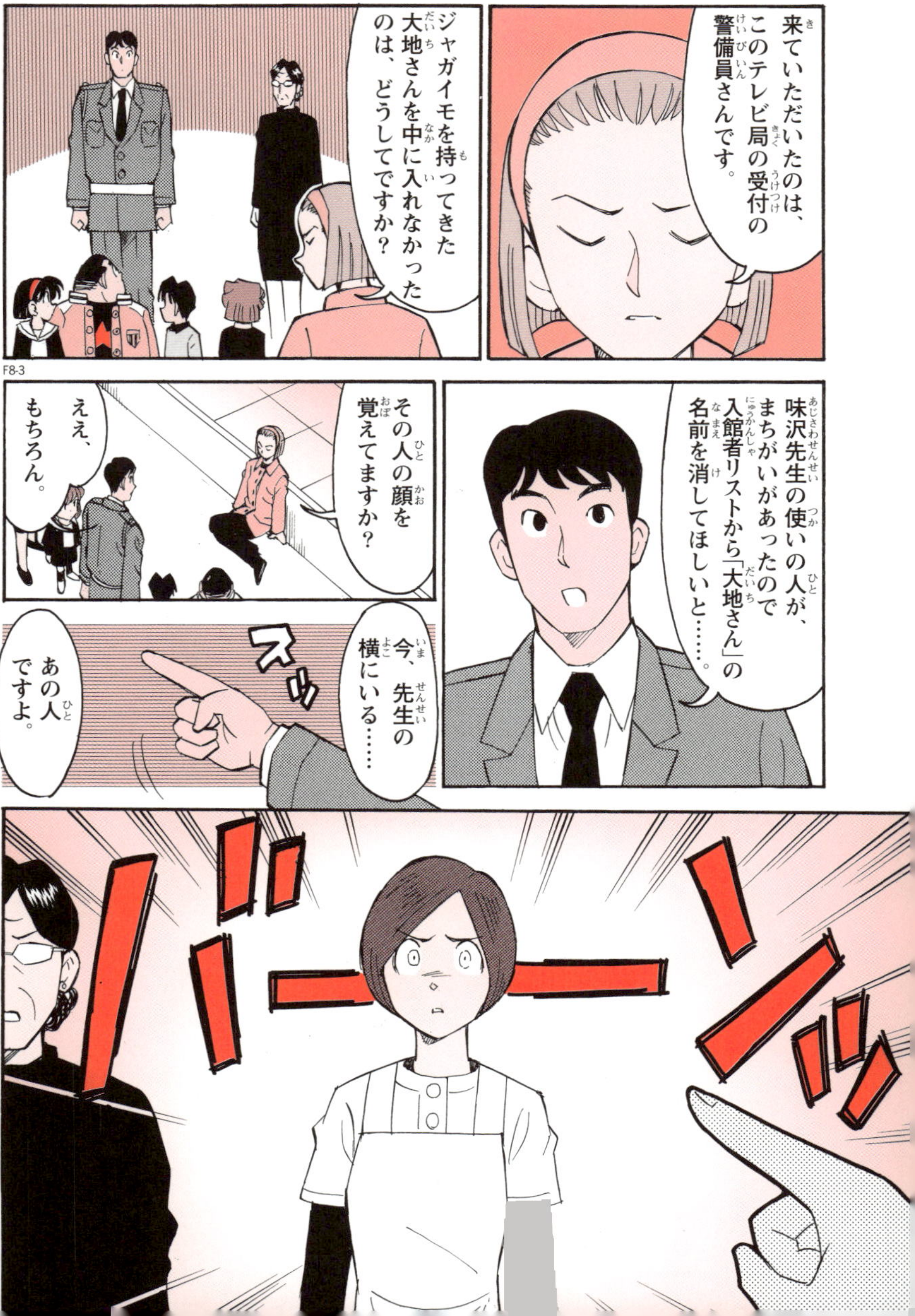
来《き》ていただいたのは、このテレビ局《きょく》の受付《うけつけ》の警備員《けいびいん》さんです。

ジャガイモを持《も》ってきた大地《だいち》さんを中《なか》に入《い》れなかったのは、どうしてですか？

味沢先生《あじさわせんせい》の使《つか》いの人《ひと》が、まちがいがあったので入館者《にゅうかんしゃ》リストから「大地《だいち》さん」の名前《なまえ》を消《け》してほしいと……。

その人《ひと》の顔《かお》を覚《おぼ》えてますか？

ええ、もちろん。

今《いま》、先生《せんせい》の横《よこ》にいる……

スッ
あの人《ひと》ですよ。

バーンッ
F8-3

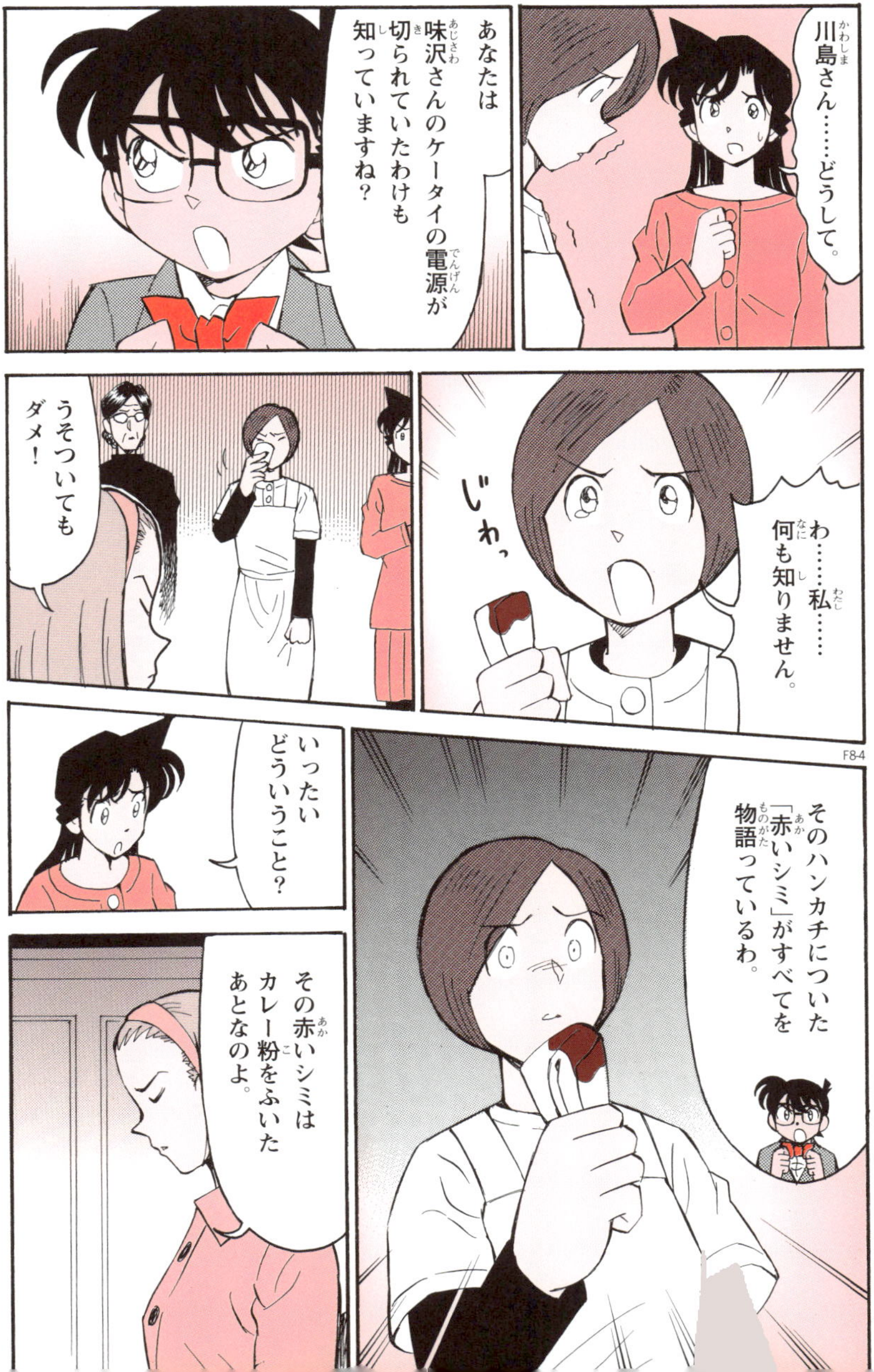
川島《かわしま》さん……どうして。
あなたは味沢《あじさわ》さんのケータイの電源《でんげん》が切《き》られていたわけも知《し》っていますね？
わ……私《わたし》……何《なに》も知《し》りません。
じわっ
うそついてもダメ！
そのハンカチについた「赤《あか》いシミ」がすべてを物語《ものがた》っているわ。
いったいどういうこと？
その赤《あか》いシミはカレー粉《こ》をふいたあとなのよ。

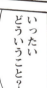

F8-4

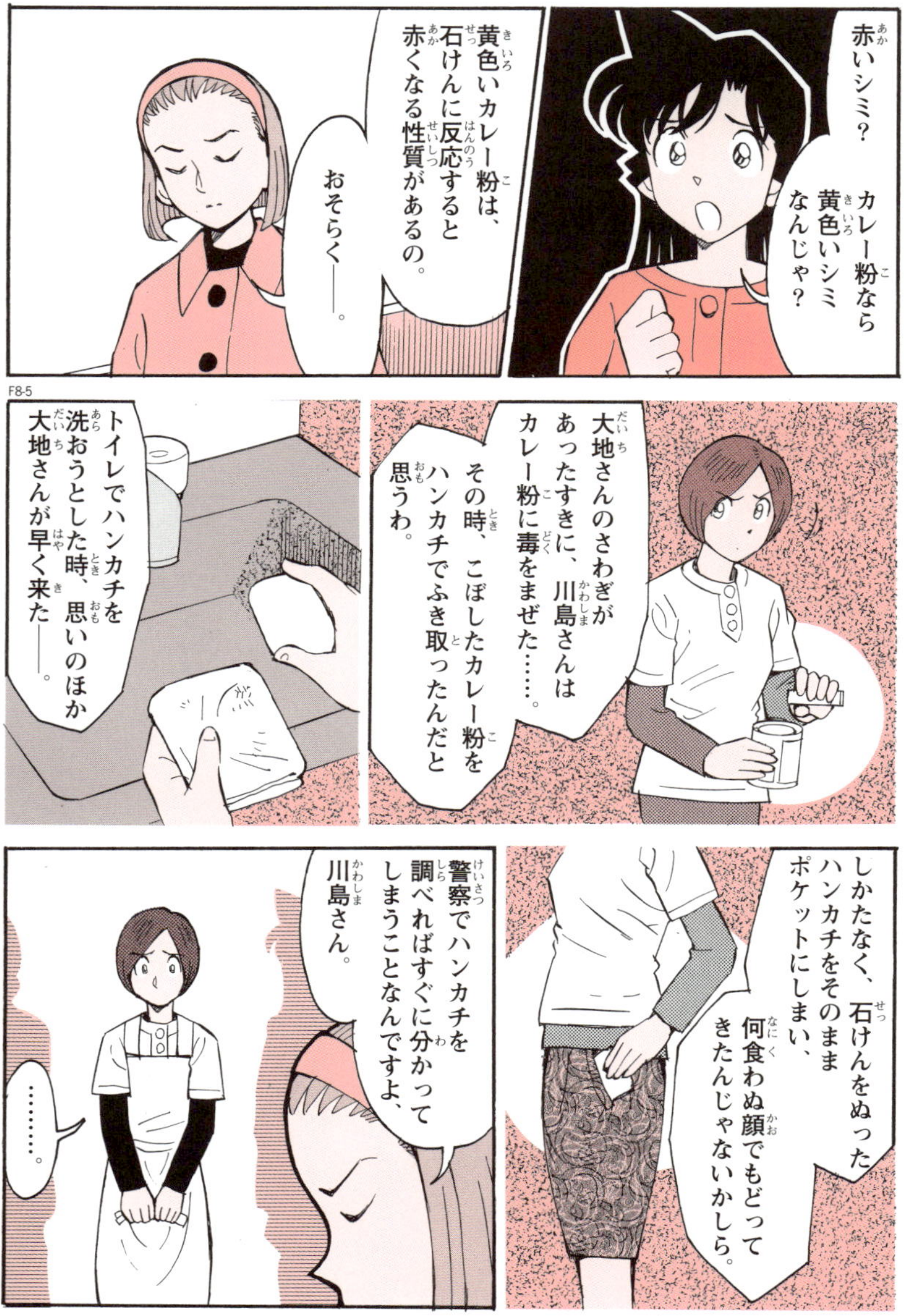
赤《あか》いシミ？

カレー粉《こ》なら黄色《きいろ》いシミなんじゃ？

黄色《きいろ》いカレー粉《こ》は、石《せっ》けんに反応《はんのう》すると赤《あか》くなる性質《せいしつ》があるの。

おそらく――。

大地《だいち》さんのさわぎがあったすきに、川島《かわしま》さんはカレー粉《こ》に毒《どく》をまぜた……。

その時《とき》、こぼしたカレー粉《こ》をハンカチでふき取《と》ったんだと思《おも》うわ。

トイレでハンカチを洗《あら》おうとした時《とき》、思《おも》いのほか大地《だいち》さんが早《はや》く来《き》た――。

しかたなく、石《せっ》けんをぬったハンカチをそのままポケットにしまい、何食《なにく》わぬ顔《かお》でもどってきたんじゃないかしら。

警察《けいさつ》でハンカチを調《しら》べればすぐに分《わ》かってしまうことなんですよ、川島《かわしま》さん。

………。

F8-5

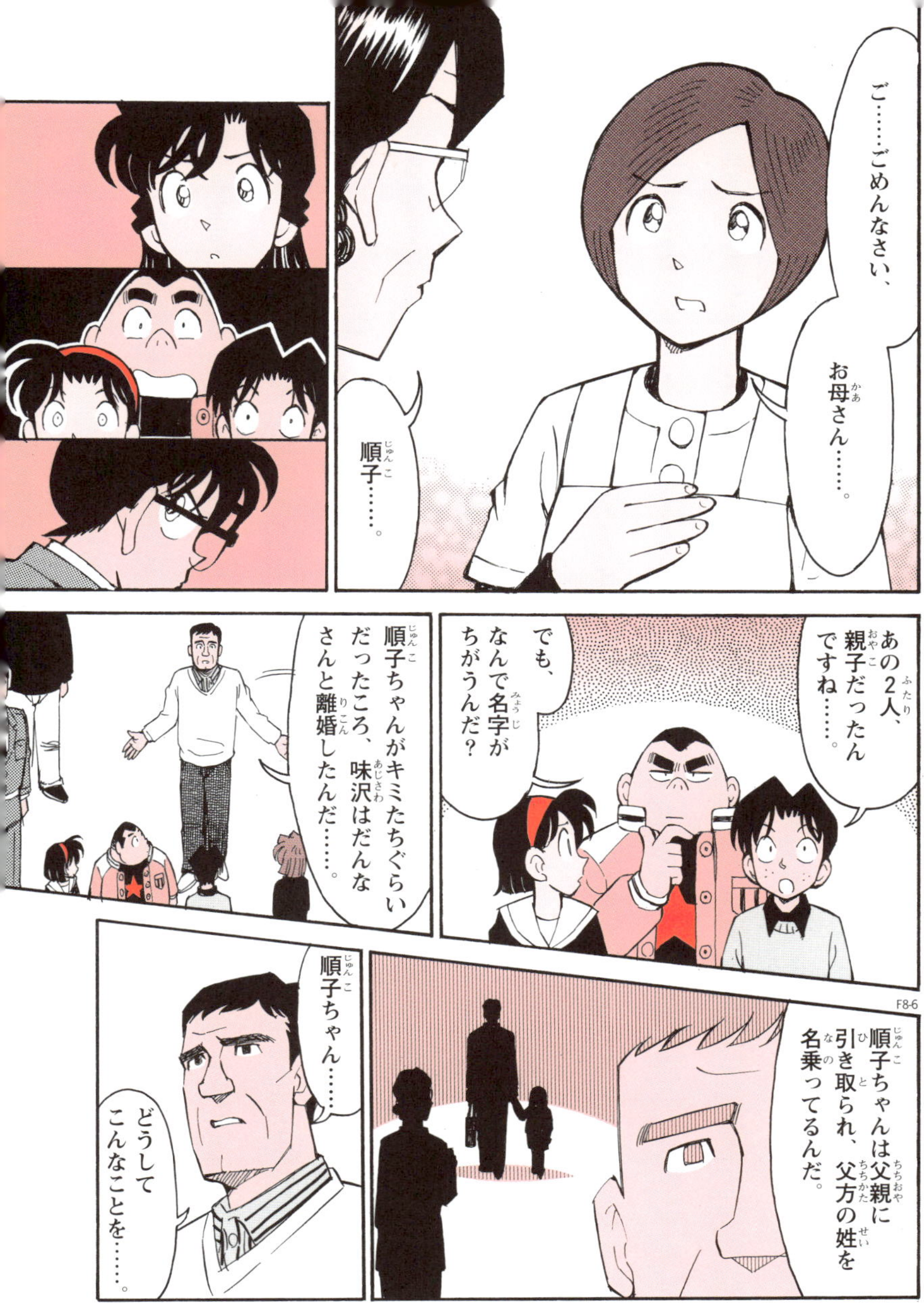
ご……ごめんなさい、
お母《かあ》さん……。
順子《じゅんこ》……。
あの2人《ふたり》、親子《おやこ》だったんですね……。
でも、なんで名字《みょうじ》がちがうんだ？
順子《じゅんこ》ちゃんがキミたちぐらいだったころ、味沢《あじさわ》はだんなさんと離婚《りこん》したんだ……。
順子《じゅんこ》ちゃんは父親《ちちおや》に引《ひ》き取《と》られ、父方《ちちかた》の姓《せい》を名乗《なの》ってるんだ。
順子《じゅんこ》ちゃん……
どうしてこんなことを……。
F8-6

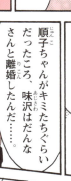

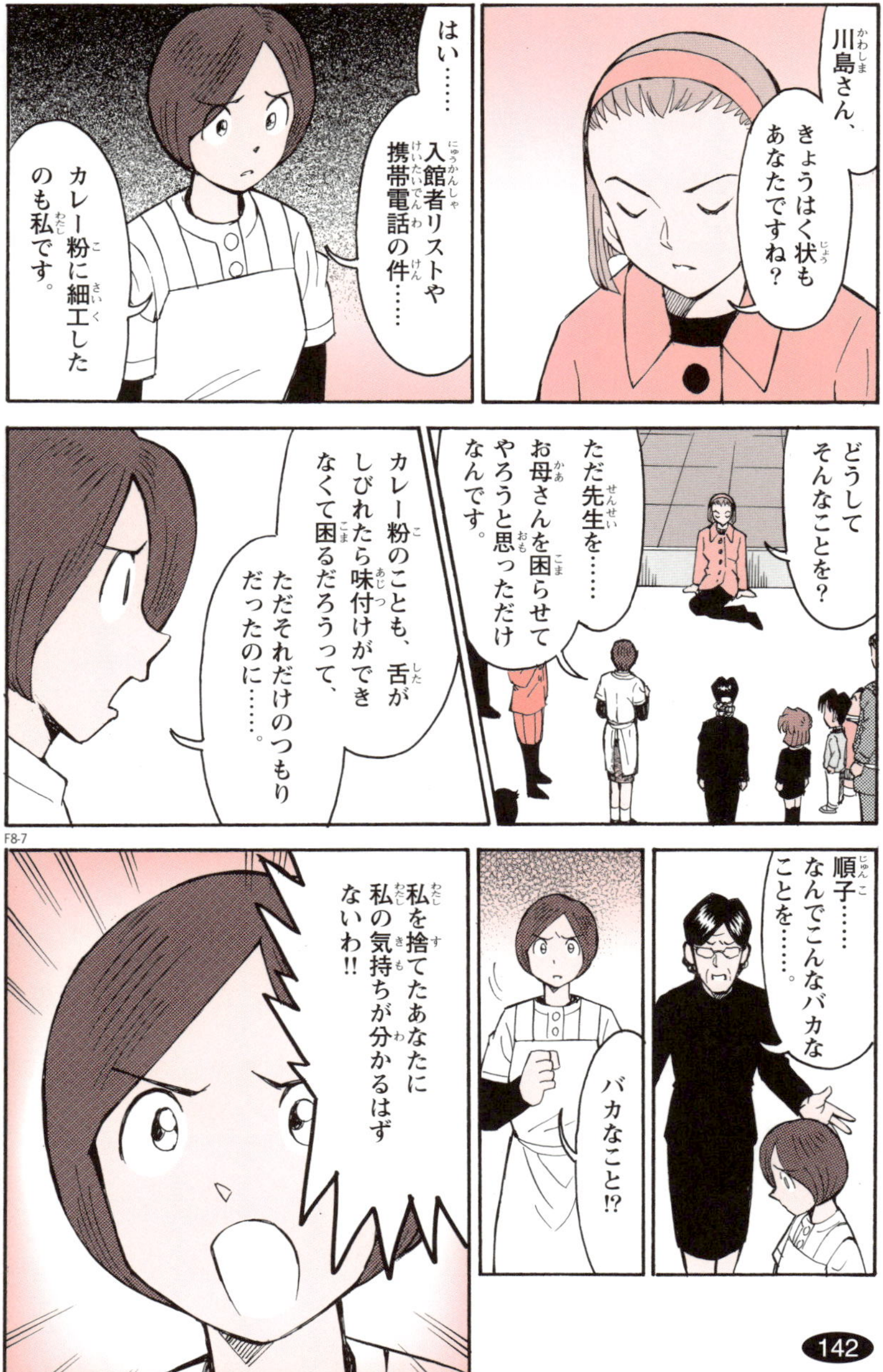
川島《かわしま》さん、
きょうはく状《じょう》もあなたですね？
はい……
入館者《にゅうかんしゃ》リストや携帯電話《けいたいでんわ》の件《けん》……
カレー粉《こ》に細工《さいく》したのも私《わたし》です。
どうしてそんなことを？
ただ先生《せんせい》を……お母《かあ》さんを困《こま》らせてやろうと思《おも》っただけなんです。
カレー粉《こ》のことも、舌《した》がしびれたら味付《あじつ》けができなくて困《こま》るだろうって、
ただそれだけのつもりだったのに……。
順子《じゅんこ》……なんでこんなバカなことを……。
バカなこと!?
私《わたし》を捨《す》てたあなたに私《わたし》の気持《きも》ちが分《わ》かるはずないわ!!

F8-7

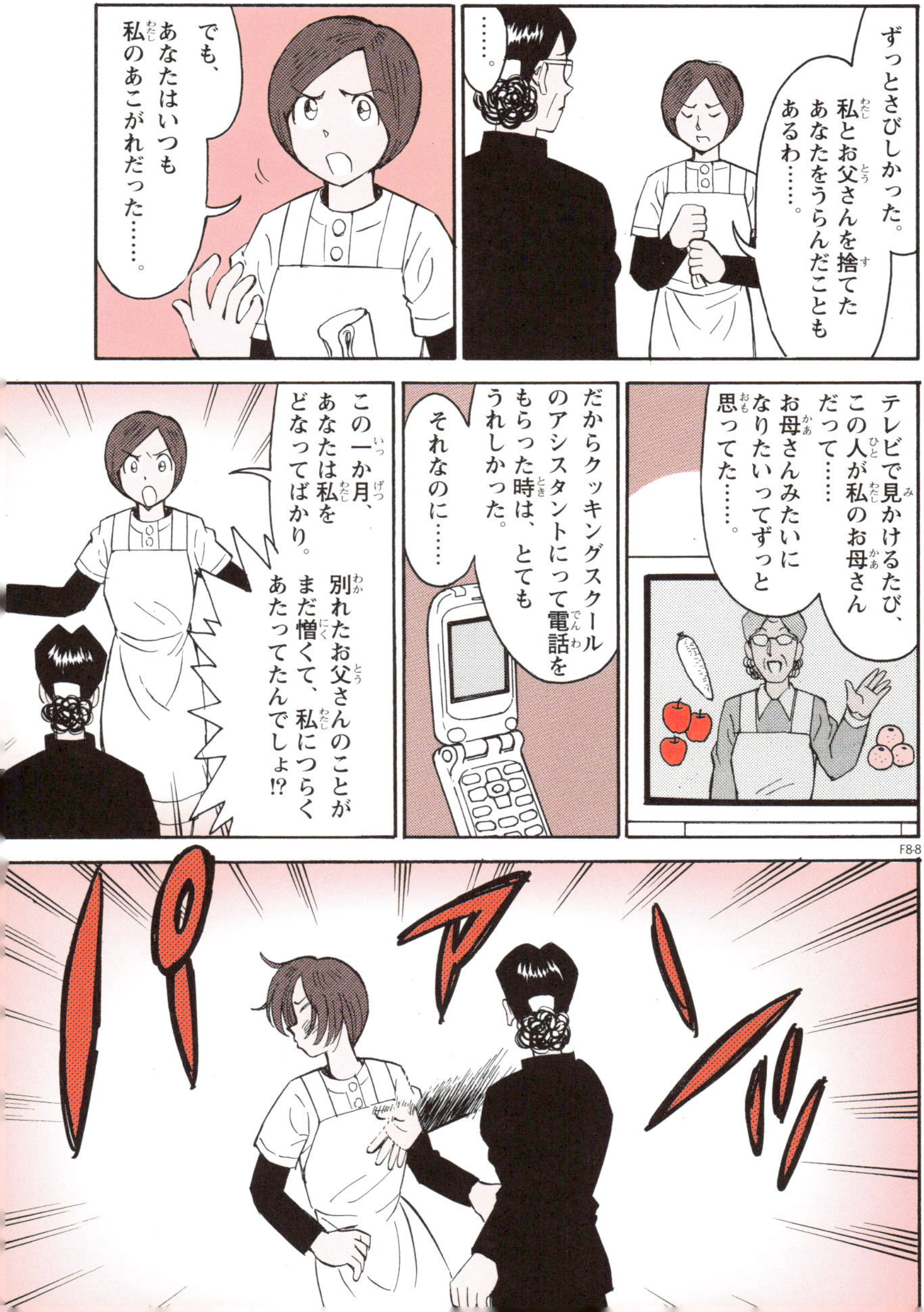
ずっとさびしかった。

私《わたし》とお父《とう》さんを捨《す》てたあなたをうらんだこともあるわ……。

……。

でも、あなたはいつも私《わたし》のあこがれだった……。

テレビで見《み》かけるたび、この人《ひと》が私《わたし》のお母《かあ》さんだって……お母《かあ》さんみたいになりたいってずっと思《おも》ってた……。

だからクッキングスクールのアシスタントにって電話《でんわ》をもらった時《とき》は、とてもうれしかった。

それなのに……

この一《いっ》か月《げつ》、あなたは私《わたし》をどなってばかり。

別《わか》れたお父《とう》さんのことがまだ憎《にく》くて、私《わたし》につらくあたってたんでしょ!?

F8-8
パアン

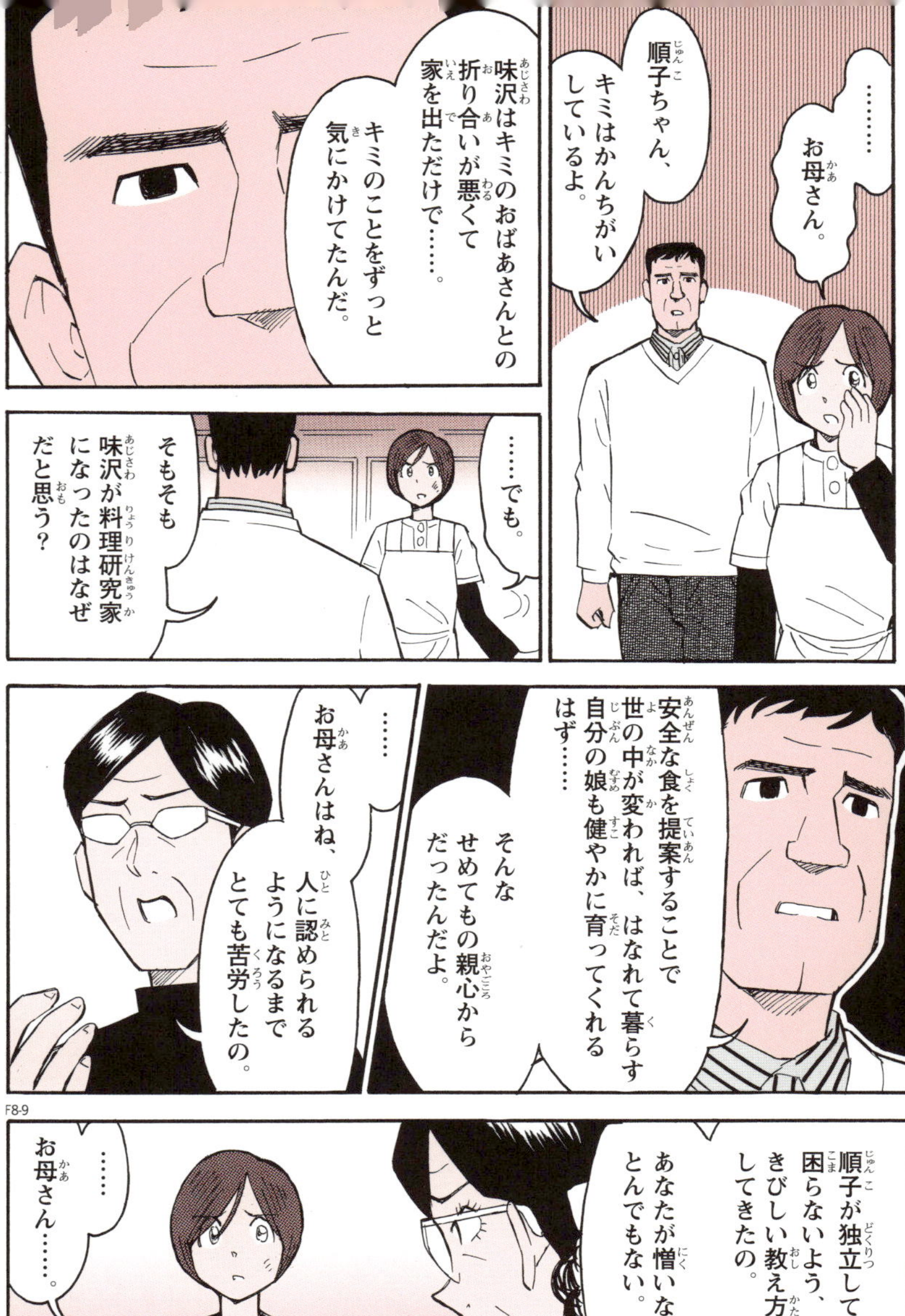
……

お母《かあ》さん。

順子《じゅんこ》ちゃん、
キミはかんちがいしているよ。

味沢《あじさわ》はキミのおばあさんとの折《お》り合《あ》いが悪《わる》くて家《いえ》を出《で》ただけで……。

キミのことをずっと気《き》にかけてたんだ。

……でも。

そもそも味沢《あじさわ》が料理研究家《りょうりけんきゅうか》になったのはなぜだと思《おも》う?

安全《あんぜん》な食《しょく》を提案《ていあん》することで世《よ》の中《なか》が変《か》われば、はなれて暮《く》らす自分《じぶん》の娘《むすめ》も健《すこ》やかに育《そだ》ってくれるはず……

そんなせめてもの親心《おやごころ》からだったんだよ。

……

お母《かあ》さんはね、
人《ひと》に認《みと》められるようになるまでとても苦労《くろう》したの。

だから、順子《じゅんこ》が独立《どくりつ》しても困《こま》らないよう、きびしい教《おし》え方《かた》をしてきたの。

あなたが憎《にく》いなんてとんでもない。

……

お母《かあ》さん……。

F8-9

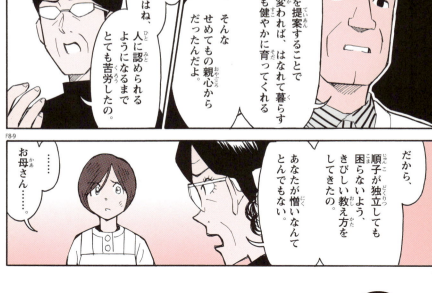

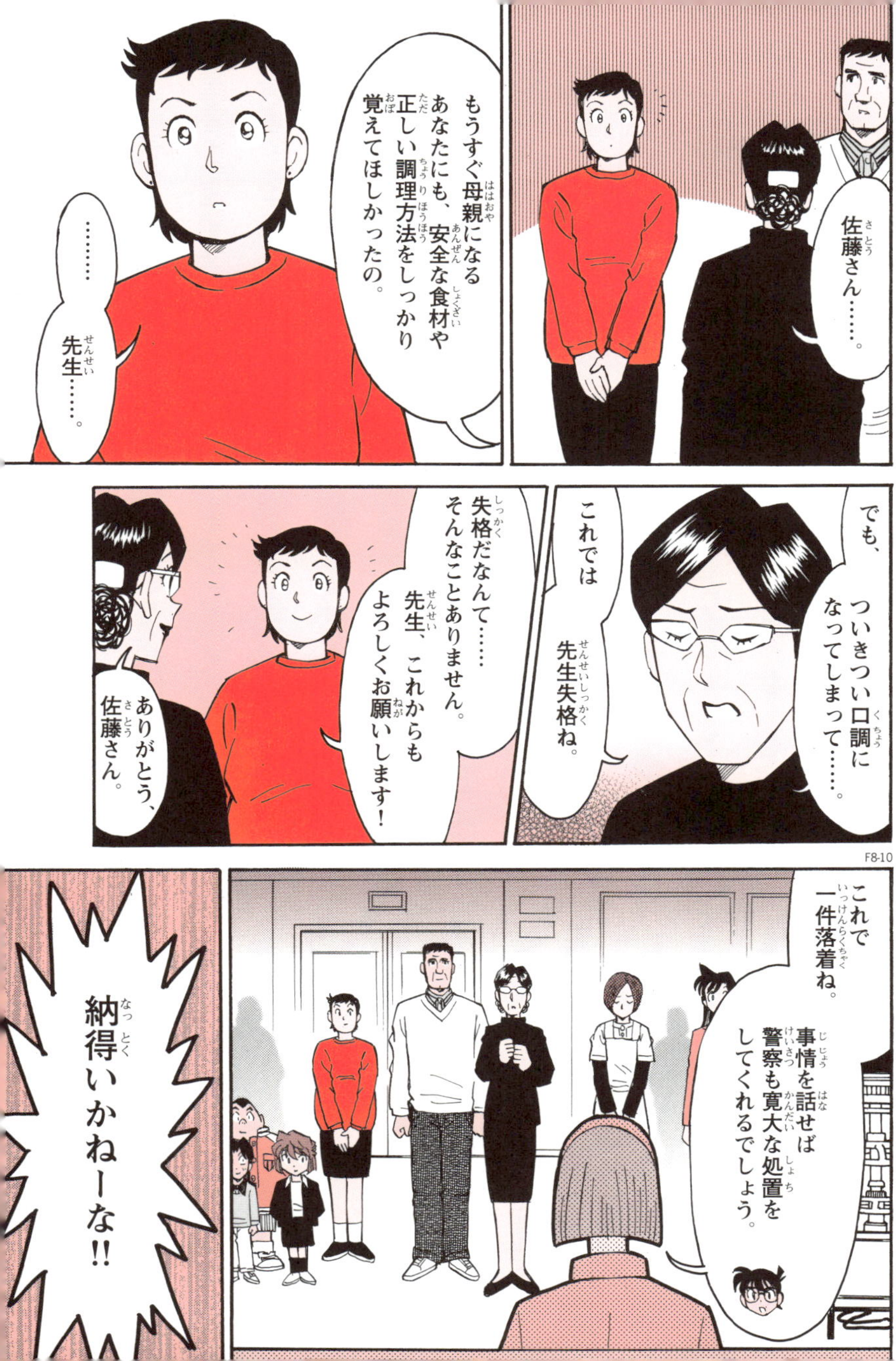

佐藤《さとう》さん……。

もうすぐ母親《ははおや》になるあなたにも、安全《あんぜん》な食材《しょくざい》や正《ただ》しい調理方法《ちょうりほうほう》をしっかり覚《おぼ》えてほしかったの。

………

先生《せんせい》……。

でも、ついきつい口調《くちょう》になってしまって……。

これでは先生失格《せんせいしっかく》ね。

失格《しっかく》だなんて……そんなことありません。先生《せんせい》、これからもよろしくお願《ねが》いします！

ありがとう、佐藤《さとう》さん。

これで一件落着《いっけんらくちゃく》ね。

事情《じじょう》を話《はな》せば警察《けいさつ》も寛大《かんだい》な処置《しょち》をしてくれるでしょう。

納得《なっとく》いかねーな!!

F8-10

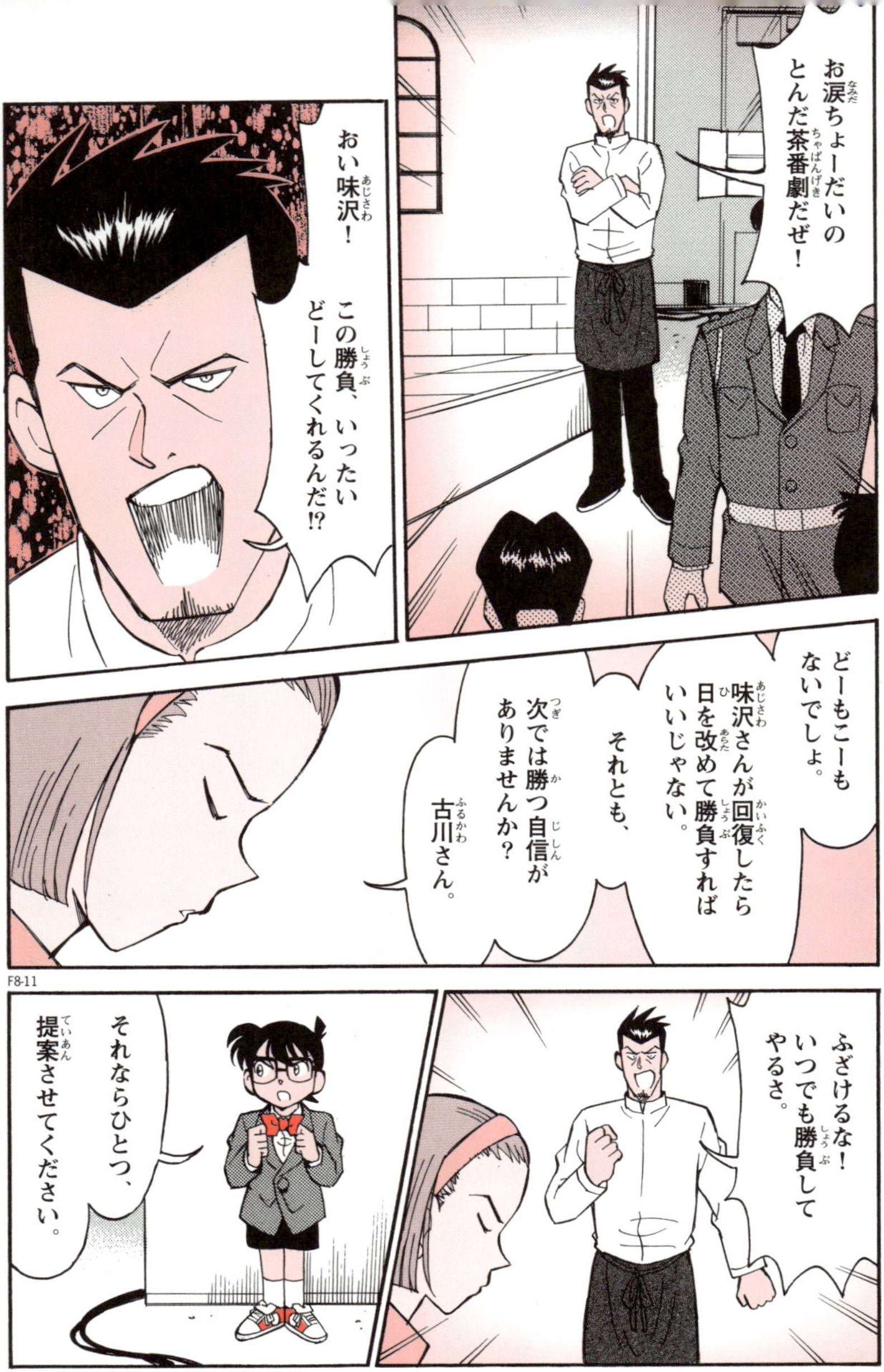

お涙《なみだ》ちょーだいのとんだ茶番劇《ちゃばんげき》だぜ!
おい味沢《あじさわ》!
この勝負《しょうぶ》、いったいどーしてくれるんだ!?
どーもこーもないでしょ。
味沢《あじさわ》さんが回復《かいふく》したら日《ひ》を改《あらた》めて勝負《しょうぶ》すればいいじゃない。
それとも、
次《つぎ》では勝《か》つ自信《じしん》がありませんか?
古川《ふるかわ》さん。
ふざけるな!
いつでも勝負《しょうぶ》してやるさ。
それならひとつ、提案《ていあん》させてください。

F8-11

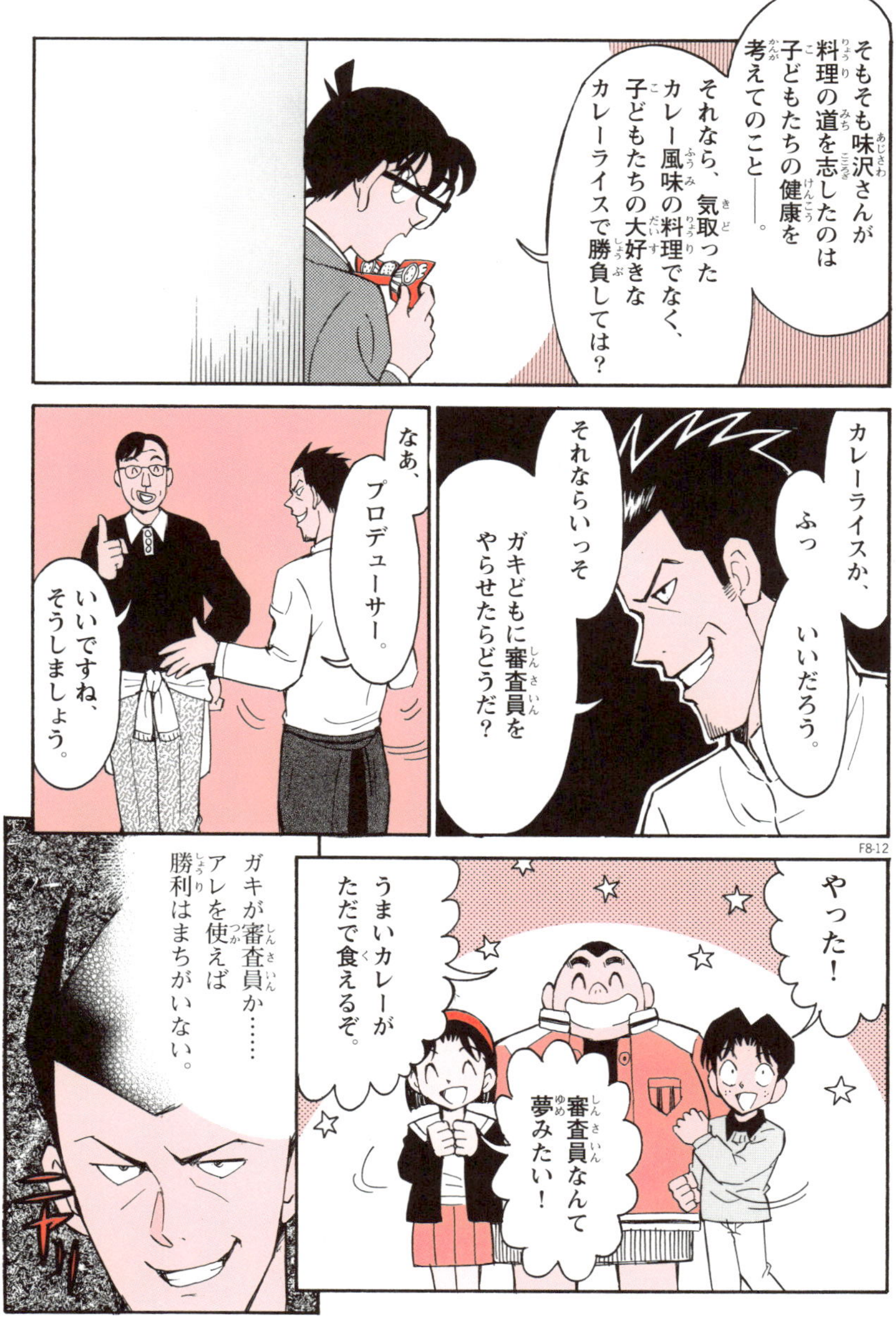
そもそも味沢《あじさわ》さんが料理《りょうり》の道《みち》を志《こころざ》したのは子《こ》どもたちの健康《けんこう》を考《かんが》えてのこと――。

それなら、気取《きど》ったカレー風味《ふうみ》の料理《りょうり》でなく、子《こ》どもたちの大好《だいす》きなカレーライスで勝負《しょうぶ》しては？

カレーライスか、ふっ　いいだろう。

それならいっそ　ガキどもに審査員《しんさいん》をやらせたらどうだ？

なあ、プロデューサー。

いいですね、そうしましょう。

F8-12
やった！

うまいカレーがただで食《く》えるぞ。

審査員《しんさいん》なんて夢《ゆめ》みたい！

ガキが審査員《しんさいん》か……　アレを使《つか》えば勝利《しょうり》はまちがいない。

ニヤリ

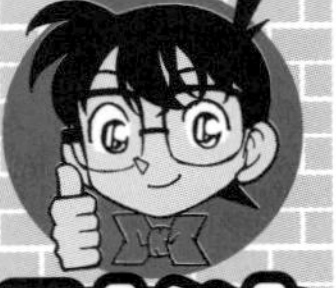

コナンと実験《じっけん》！

黄色《きいろ》いカレーが赤《あか》くなる!?

コナンが解《と》き明《あ》かした「赤《あか》く染《そ》まったハンカチ」のヒミツ……キミも白《しろ》いガーゼとカレー粉《こ》を使《つか》って実験《じっけん》してみよう！

用意《ようい》するもの

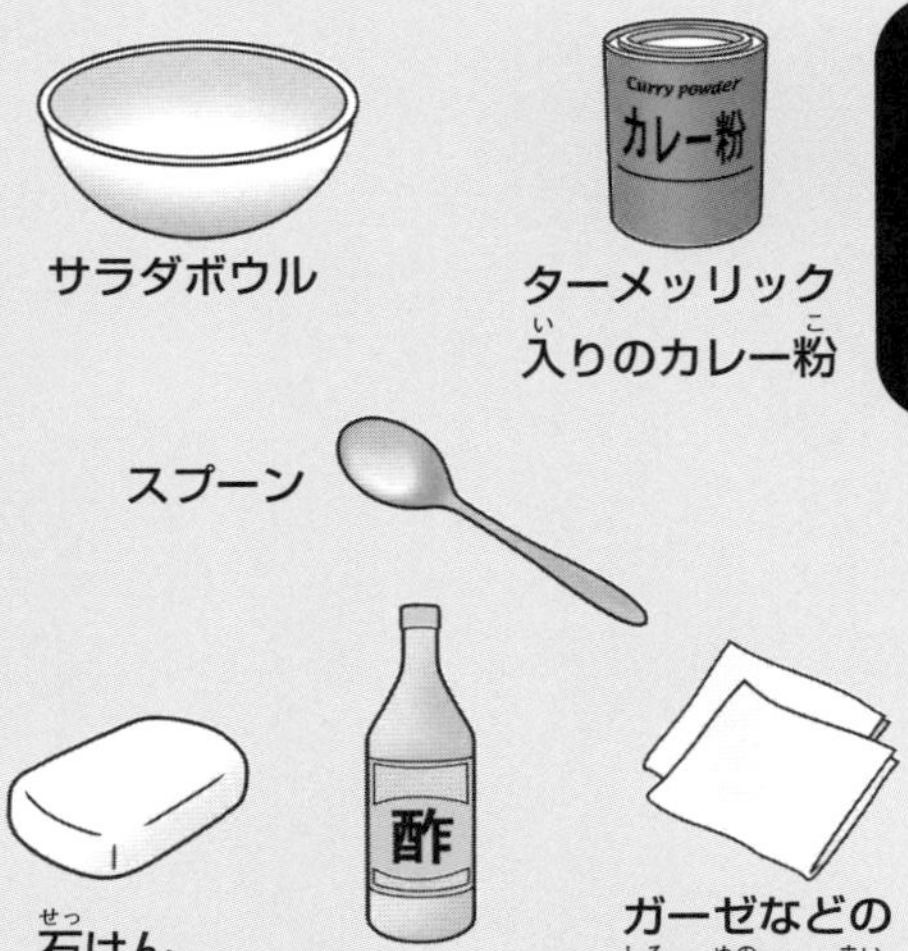

- サラダボウル
- ターメッリック入《い》りのカレー粉《こ》
- スプーン
- 石《せっ》けん
- 酢《す》
- ガーゼなどの白《しろ》い布《ぬの》（2枚《まい》）

① カレー粉《こ》を水《みず》に溶《と》かそう

水《みず》を入《い》れたサラダボウルにカレー粉《こ》を加《くわ》え、スプーンでかきまぜて溶《と》かそう。

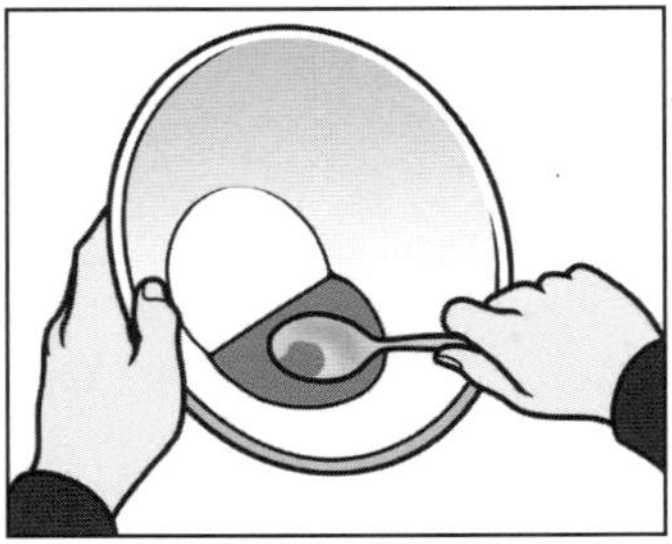

② ボウルの水《みず》で布《ぬの》を黄色《きいろ》にそめよう

カレー粉《こ》を溶《と》かした水《みず》を2枚《まい》の布《ぬの》それぞれにぬり、黄色《きいろ》にそめよう。

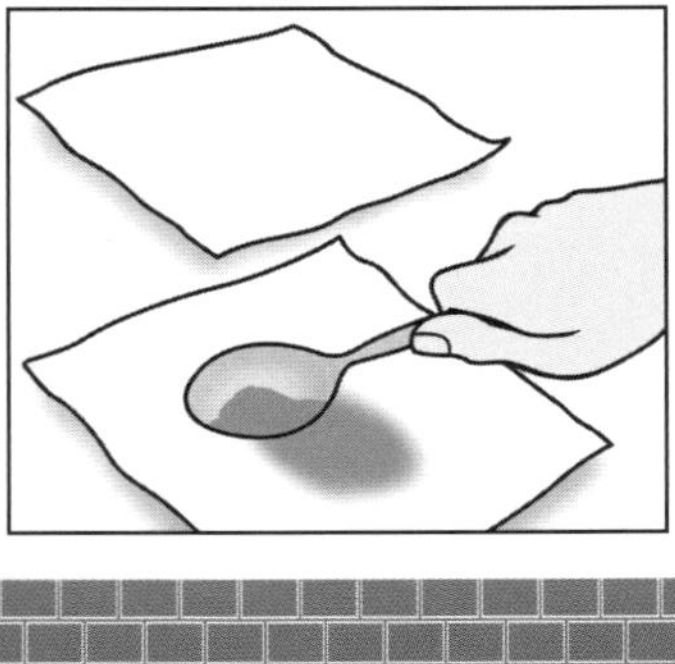

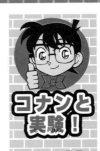

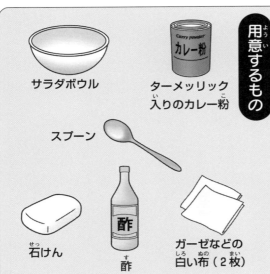

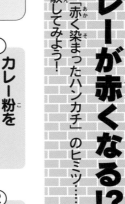

③ それぞれの布《ぬの》に酢《す》と石《せっ》けんをぬろう

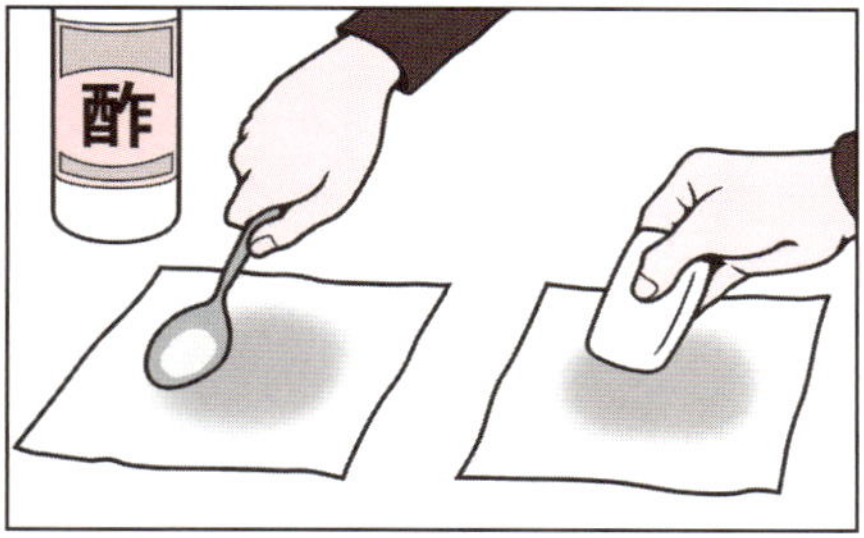
酢

黄色《きいろ》にそめた布《ぬの》の一方《いっぽう》には酢《す》を、もう一方《いっぽう》には水《みず》でぬらした石《せっ》けんをぬろう。それぞれ、どんな変化《へんか》が起《お》こるか、よーく観察《かんさつ》してね。

教《おし》えて哀《あい》ちゃん！

色《いろ》が変《か》わるのはどうして？

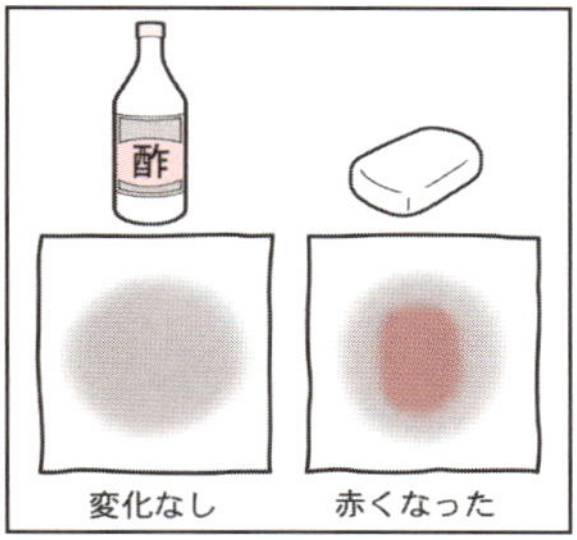
酢
変化なし
赤くなった

結果《けっか》はどうだったかしら？ 酢《す》をぬった方《ほう》には変化《へんか》がなくても、石《せっ》けんの方《ほう》は黄色《きいろ》から赤《あか》に変化《へんか》したでしょう？

ところで、みんなは「リトマス試験紙《しけんし》」って知《し》ってるかしら？ リトマス試験《しけん》紙《し》には、赤《あか》と青《あお》の2種類《しゅるい》があるの。そして、赤《あか》い試験《しけん》紙《し》にアルカリ性《せい》のものをしみこませると色《いろ》が青《あお》に変化《へんか》し、青《あお》い試験紙《しけんし》に酸性《さんせい》のものをしみこませると赤《あか》に変《か》わるのよ。

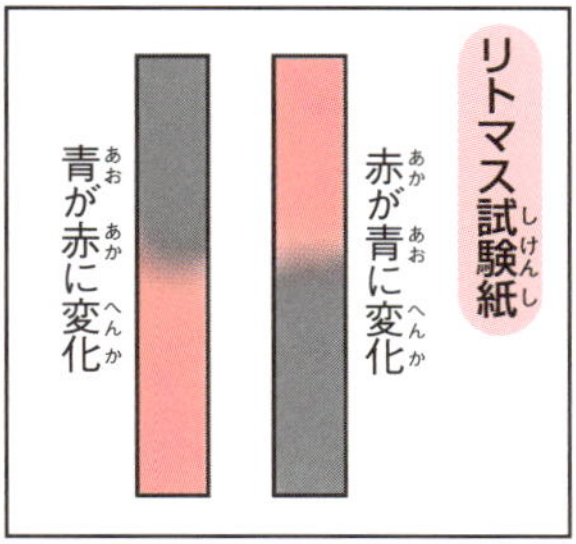
リトマス試験紙《しけんし》
赤《あか》が青《あお》に変化《へんか》
青《あお》が赤《あか》に変化《へんか》

カレー粉《こ》にもリトマス試験紙《しけんし》のような働《はたら》きがあって、石《せっ》けんのようなアルカリ性《せい》のものを加《くわ》えると、色《いろ》が黄色《きいろ》から赤《あか》に変化《へんか》する特徴《とくちょう》があるの。だから、酸性《さんせい》の酢《す》を加《くわ》えても、カレー粉《こ》の色《いろ》に変化《へんか》は起《お》こらなかったわけね。

ところが……試《ため》しに、色《いろ》が赤《あか》に変《か》わった方《ほう》の布《ぬの》に酢《す》をぬってみて。すると、赤《あか》く変化《へんか》したカレー粉《こ》の色《いろ》が、もとの黄色《きいろ》にもどってしまうのよ。

ここで問題《もんだい》

実験《じっけん》では石《せっ》けんを使《つか》ったけど、ほかにはどんなものでカレー粉《こ》の色《いろ》を変《か》えることができるだろう？ 身近《みぢか》な物《もの》の中《なか》から探《さが》してみよう。

（答《こた》えは189ページ）

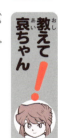

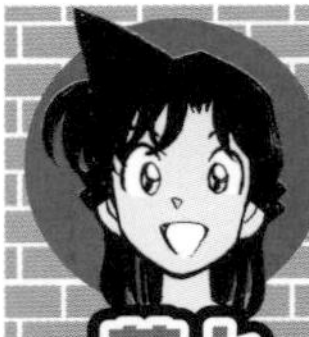

蘭《らん》と実験《じっけん》！

緑色《みどりいろ》のラーメンを作《つく》ってみよう！

えっ、緑色《みどりいろ》のラーメン？　マジックみたいな実験《じっけん》に挑戦《ちょうせん》しよう！
この実験《じっけん》は火《ひ》を使《つか》うから、おとなの人《ひと》とやってね。

用意《ようい》するもの

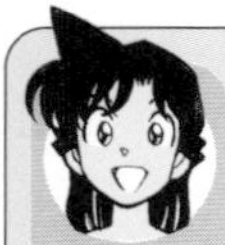

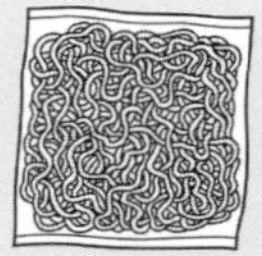

かんすいが使《つか》われている中華《ちゅうか》めん

スープの素《もと》

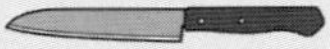

包丁《ほうちょう》

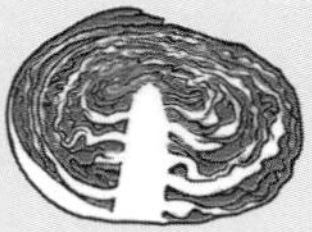

むらさきキャベツ

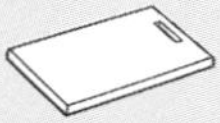

まな板《いた》

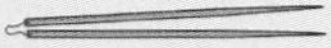

さいばし

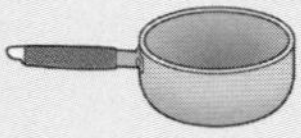

鍋《なべ》

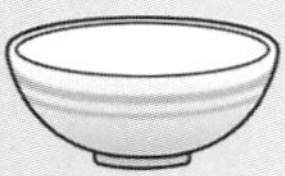

どんぶり

火《ひ》を使《つか》うので、ヤケドに注意《ちゅうい》！

① むらさきキャベツを切《き》ろう

包丁《ほうちょう》で、むらさきキャベツを食《た》べやすい大《おお》きさに切《き》ろう。

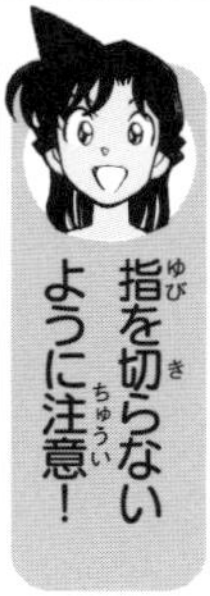

指《ゆび》を切《き》らないように注意《ちゅうい》！

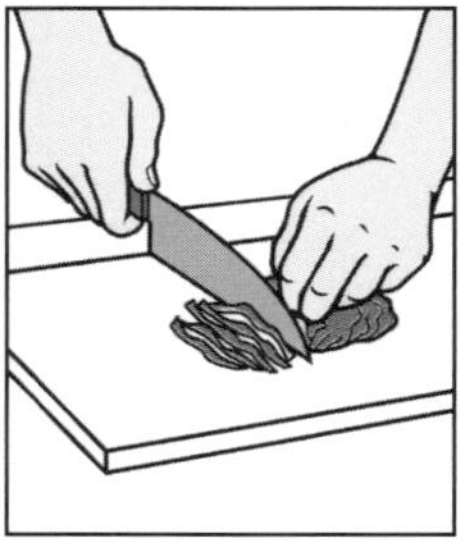

② むらさきキャベツを鍋《なべ》で煮《に》よう

水《みず》を入《い》れた鍋《なべ》をコンロにかけて、お湯《ゆ》をわかそう。ふっとうしたら、食《た》べやすい大《おお》きさに切《き》ったむらさきキャベツを入《い》れて煮《に》よう。

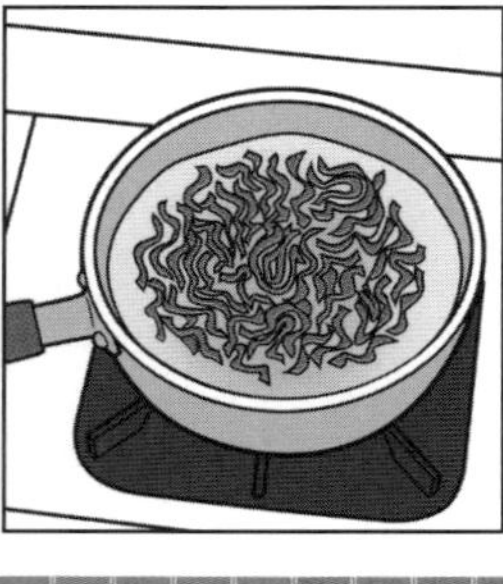

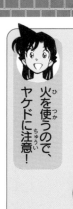

③めんを入《い》れてさらに煮《に》る

むらさきキャベツを煮《に》て、お湯《ゆ》にキャベツの色《いろ》がついてきたら、中華《ちゅうか》めんを入《い》れてさらに煮《に》よう。すると、めんの色《いろ》が緑色《みどりいろ》に変化《へんか》するよ。

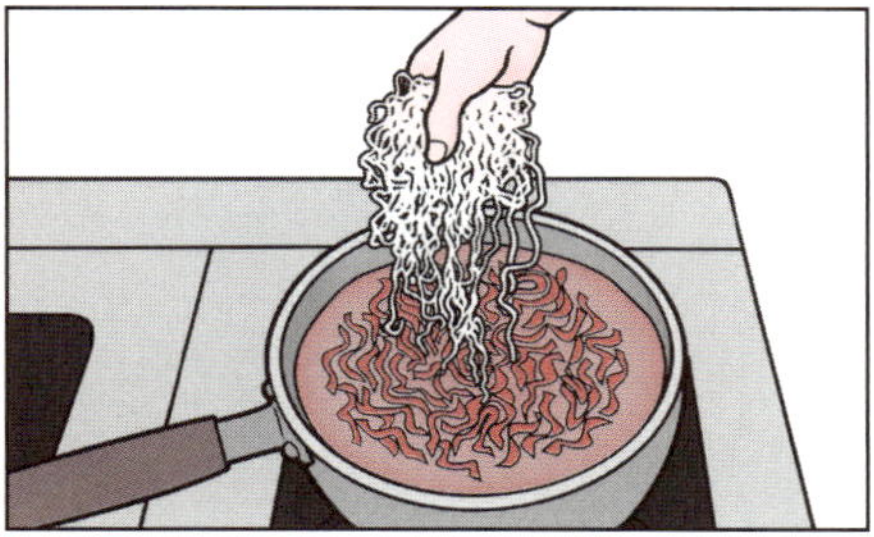

④スープの素《もと》を入《い》れよう

めんが煮《に》えたらスープの素《もと》を入《い》れて、緑色《みどりいろ》ラーメンの出来上《できあ》がり。すき通《とお》った塩味《しおあじ》のスープにすると、めんが緑色《みどりいろ》なのがよく分《わ》かるよ。

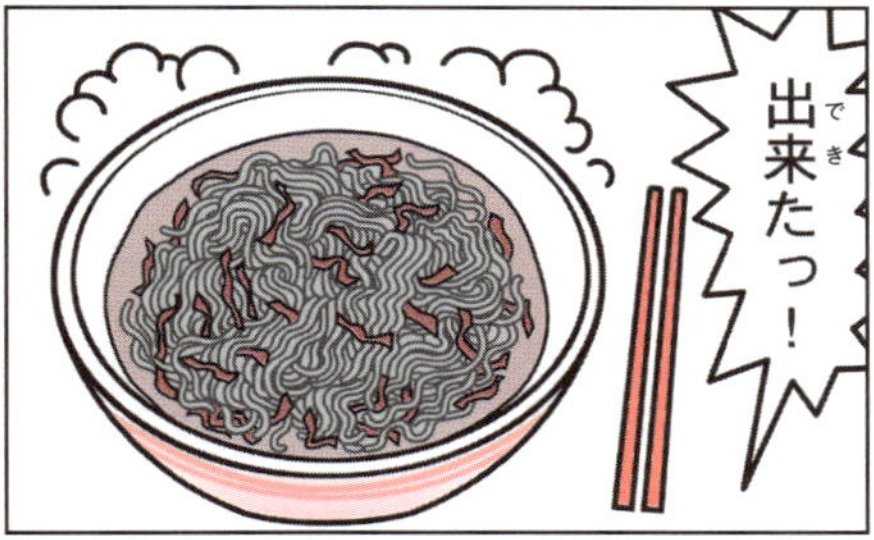

教《おし》えて蘭姉《らんねえ》ちゃん！

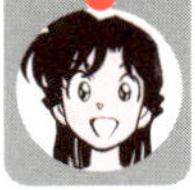

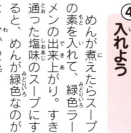

めんの色《いろ》が変《か》わったのはどうして?

むらさきキャベツの色《いろ》にヒミツがあるのよ。お湯《ゆ》に溶《と》け出《だ》したキャベツの色《いろ》の成分《せいぶん》の中《なか》には、アルカリ性《せい》の物《もの》とまざると緑色《みどりいろ》に変化《へんか》する「アントシアン」という物《もの》がふくまれているの。実験《じっけん》に使《つか》った中華《ちゅうか》めんは、小麦粉《こむぎこ》に「かんすい」というアルカリ性《せい》の水《みず》をまぜて作《つく》られているから、「アントシアン」はそのアルカリに反応《はんのう》したのね。この緑色《みどりいろ》になっためんに酢《す》をかけると、酸《さん》の働《はたら》きでもとの色《いろ》にもどるのよ。

緑色《みどりいろ》の焼《や》きそばにも挑戦《ちょうせん》！

フライパンに食用油《しょくようあぶら》をしき、切《き》ったむらさきキャベツと少量《しょうりょう》の水《みず》を入《い》れて蒸《む》し焼《や》きにしよう。そして、フライパンの中《なか》の水分《すいぶん》がなくならないうちに焼《や》きそばのめんを入《い》れ、炒《いた》めてから調味料《ちょうみりょう》で味《あじ》つけをすれば、緑色《みどりいろ》の焼《や》きそばの出来上《できあ》がり！

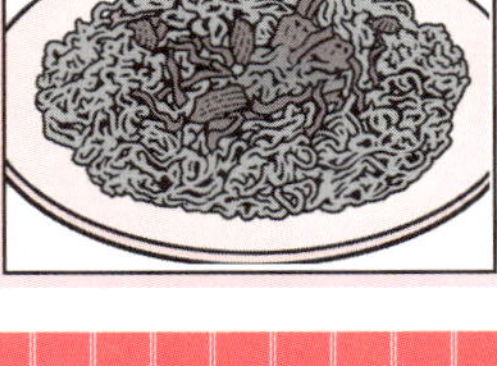

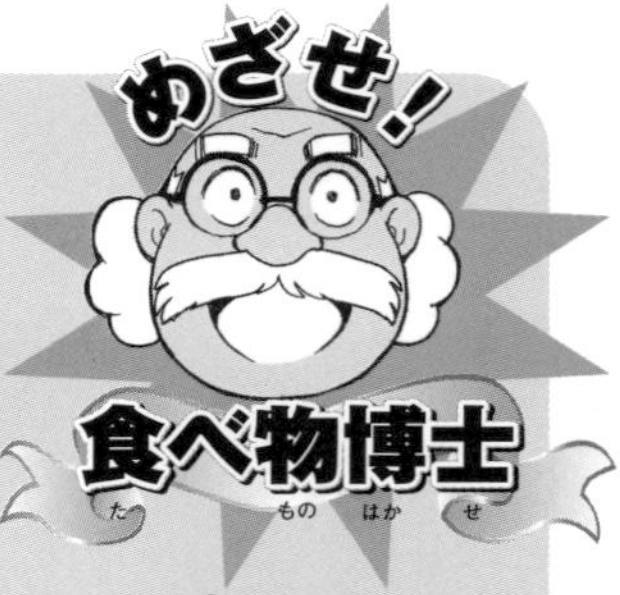

食《た》べ物《もの》の記憶《きおく》

食《た》べ物《もの》と食欲《しょくよく》のかかわり、食《た》べ物《もの》の「好《す》き・きらい」は、日《ひ》ごろの食生活《しょくせいかつ》の記憶《きおく》が大《おお》きく関係《かんけい》しているんだ。

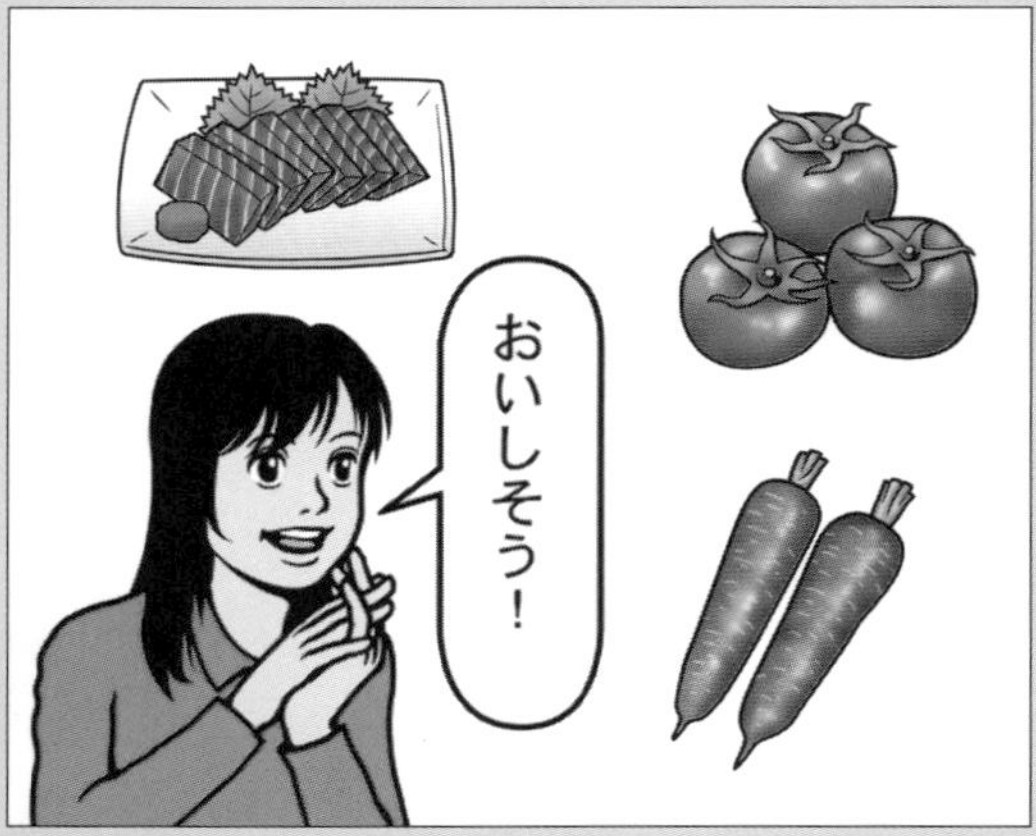

赤《あか》くてみずみずしいトマトやニンジン、マグロの刺身《さしみ》は、「おいしそう」に見《み》えるよね。人《ひと》は、記憶《きおく》している味《あじ》だけでなく、食《た》べ物《もの》の色《いろ》からも「おいしそう」とか「新鮮《しんせん》そうだ」という判断《はんだん》をしているんだ。

おいしい記憶《きおく》が食欲《しょくよく》をわかせる

実験《じっけん》で中華《ちゅうか》めんが緑色《みどりいろ》に変《か》わったのを見《み》て、キミはどう思《おも》った？　あまりおいしそうじゃない、と感《かん》じた人《ひと》もいたんじゃないかな。

人《ひと》はふつう、ふだんの食事《しょくじ》から「おいしい食《た》べ物《もの》」と「まずい食《た》べ物《もの》」を、自分《じぶん》でも気《き》づかないうちに記憶《きおく》している。その記憶《きおく》の中《なか》には、食《た》べ物《もの》の味《あじ》はもちろん、形《かたち》や食《しょく》感《かん》、におい、そして色《いろ》などもふくまれているんだ。

キミたちがいつも食《た》べている中華《ちゅうか》めんは、少《すこ》し黄色《きいろ》っぽい物《もの》だよね？　緑色《みどりいろ》の中華《ちゅうか》めんを食《た》べたことがある人《ひと》は、あまりいないだろう。つまり「おいしい食《た》べ物《もの》」としての記憶《きおく》がないから、緑色《みどりいろ》のラーメンを見《み》ても食欲《しょくよく》がわかないんだよ。

食《た》べ物《もの》の「好《す》き・きらい」はどうやってできるのかな？

人《ひと》は体《からだ》によくない食《た》べ物《もの》をとり入《い》れないようにするため、生《う》まれてすぐ、赤《あか》ちゃんの時《とき》から好《す》きな味《あじ》ときらいな味《あじ》があるんだ。

好《す》きな味《あじ》

甘味《あまみ》・塩味《しおあじ》

※お母《かあ》さんのおっぱいの味《あじ》だ。

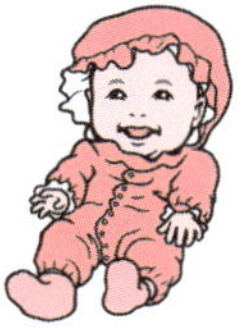

きらいな味《あじ》

酸味《さんみ》・苦味《にがみ》

※食《た》べ物《もの》が腐敗《ふはい》した時《とき》や毒物《どくぶつ》の味《あじ》だ。

↓

赤《あか》ちゃんから成長《せいちょう》するに従《したが》って、親《おや》が食《た》べさせる食《た》べ物《もの》や、親《おや》が食《た》べている食《た》べ物《もの》を見《み》ることで、きらいな味《あじ》の食《た》べ物《もの》の中《なか》にも安全《あんぜん》な食《た》べ物《もの》があることが分《わ》かり、いろいろな物《もの》を食《た》べられるようになっていく。

↓

いろいろな味《あじ》の食《た》べ物《もの》を食《た》べられるようになると、苦《にが》かったり酸《す》っぱかったりしても自分《じぶん》が「おいしい」と感《かん》じる物《もの》を好《す》きになり、逆《ぎゃく》に甘《あま》くても「まずい」と感《かん》じる物《もの》はきらいになる。また、味《あじ》とは関係《かんけい》なく、食《た》べた場所《ばしょ》や、その時《とき》の気分《きぶん》によって「好《す》き・きらい」が決《き》まることもある。例《たと》えば、楽《たの》しい旅行《りょこう》へ行《い》った時《とき》に食《た》べた物《もの》を好《す》きになることって、けっこうあるよね。

おとなになっても、食《た》べ物《もの》の「好《す》き・きらい」がある人《ひと》は多《おお》い。でも、好《す》きな食《た》べ物《もの》ばかり食《た》べていると、体《からだ》に必要《ひつよう》な栄養《えいよう》がかたよって、病気《びょうき》になってしまうことがあるぞ。できるだけ好《す》き・きらいはしないで、いろいろな食《た》べ物《もの》を食《た》べるようにしよう！

FILE《ファイル》 9

ついに決着《けっちゃく》! カレーライス対決《たいけつ》

きょうはく状《じょう》の件《けん》も一件落着《いっけんらくちゃく》し、ついにやってきたカレーライス対決《たいけつ》の日《ひ》。やけに自信《じしん》たっぷりな古川《ふるかわ》の態度《たいど》が気《き》になるが……勝利《しょうり》の女神《めがみ》がほほえむのは味沢《あじさわ》か!? 古川《ふるかわ》か!?

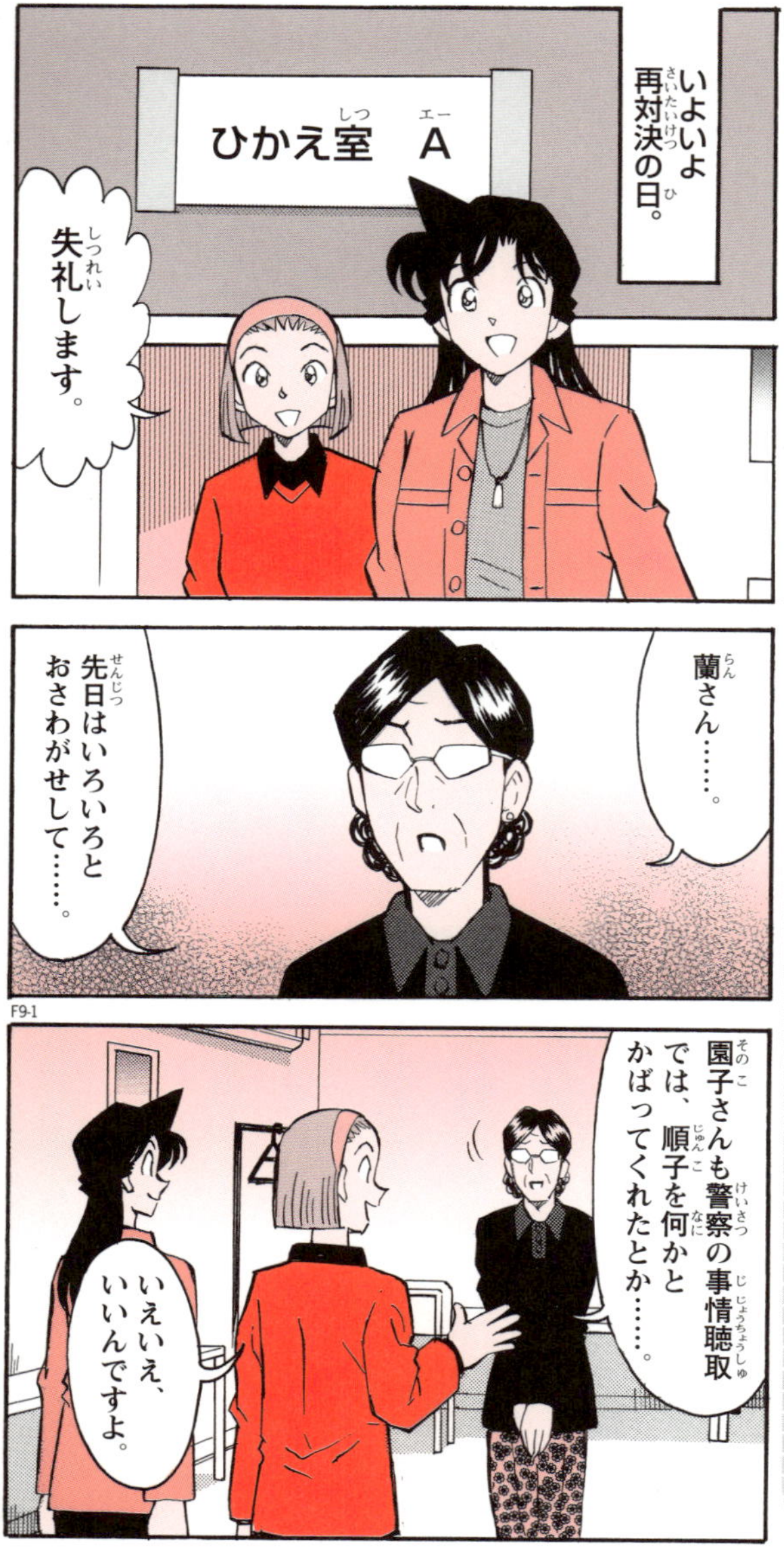

いよいよ再対決《さいたいけつ》の日《ひ》。
ひかえ室《しつ》　A《エー》
失礼《しつれい》します。
蘭《らん》さん……。
先日《せんじつ》はいろいろとおさわがせして……。
園子《そのこ》さんも警察《けいさつ》の事情聴取《じじょうちょうしゅ》では、順子《じゅんこ》を何《なに》かとかばってくれたとか……。
いえいえ、いいんですよ。

F9-1

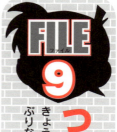

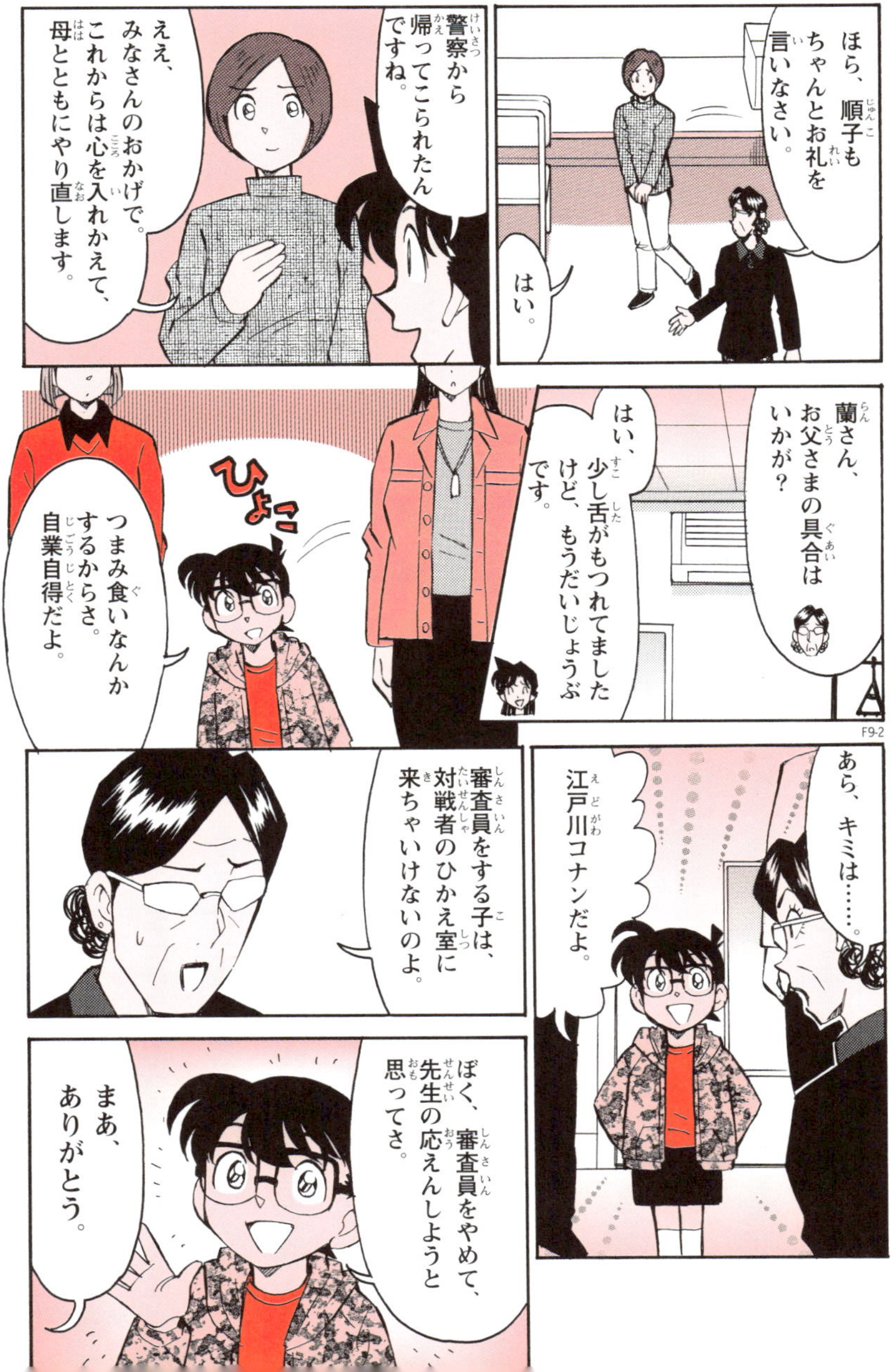

ほら、順子《じゅんこ》もちゃんとお礼《れい》を言《い》いなさい。
はい。
警察《けいさつ》から帰《かえ》ってこられたんですね。
ええ、みなさんのおかげで。これからは心《こころ》を入《い》れかえて、母《はは》とともにやり直《なお》します。
蘭《らん》さん、お父《とう》さまの具合《ぐあい》はいかが？
はい、少《すこ》し舌《した》がもつれてましたけど、もうだいじょうぶです。
ひょこ
つまみ食《ぐ》いなんかするからさ。自業自得《じごうじとく》だよ。
F9-2
あら、キミは……。
江戸川《えどがわ》コナンだよ。
審査員《しんさいん》をする子《こ》は、対戦者《たいせんしゃ》のひかえ室《しつ》に来《き》ちゃいけないのよ。
ぼく、審査員《しんさいん》をやめて、先生《せんせい》の応《おう》えんしようと思《おも》ってさ。
まあ、ありがとう。

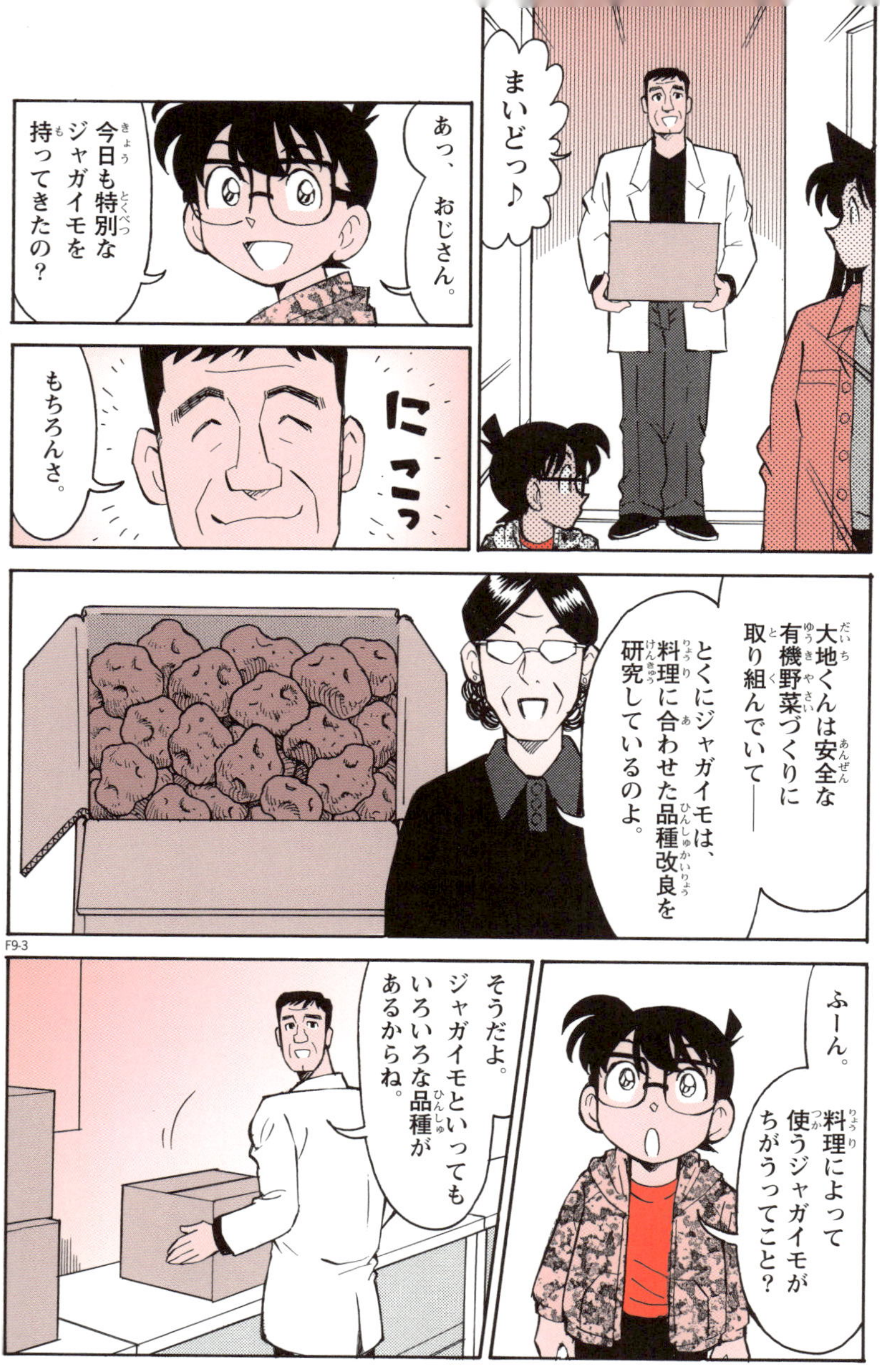
まいどっ♪
あっ、おじさん。
今日《きょう》も特別《とくべつ》なジャガイモを持《も》ってきたの？
にこっ
もちろんさ。
大地《だいち》くんは安全《あんぜん》な有機野菜《ゆうきやさい》づくりに取《と》り組《く》んでいて――
とくにジャガイモは、料理《りょうり》に合《あ》わせた品種改良《ひんしゅかいりょう》を研究《けんきゅう》しているのよ。
ふーん。
料理《りょうり》によって使《つか》うジャガイモがちがうってこと？
そうだよ。ジャガイモといってもいろいろな品種《ひんしゅ》があるからね。

ジャガイモの歴史《れきし》

ジャガイモの原産地《げんさんち》は南米《なんべい》アンデス山脈《さんみゃく》の高地《こうち》。15世紀《せいき》から16世紀《せいき》の大航海時代《だいこうかいじだい》、ヨーロッパを中心《ちゅうしん》に世界《かい》へ広《ひろ》まったとされている。日本《にっぽん》へは1600年《ねん》ごろ、現在《げんざい》のインドネシアから外国人《がいこくじん》によって持《も》ちこまれたようだ。江戸時代《えどじだい》には、米《こめ》が不作《ふさく》だった時《とき》などに、ご飯《はん》の代《か》わりとして食《た》べることが多《おお》かったみたいだね。

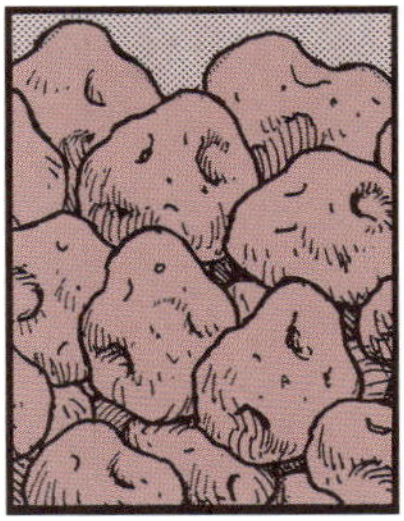

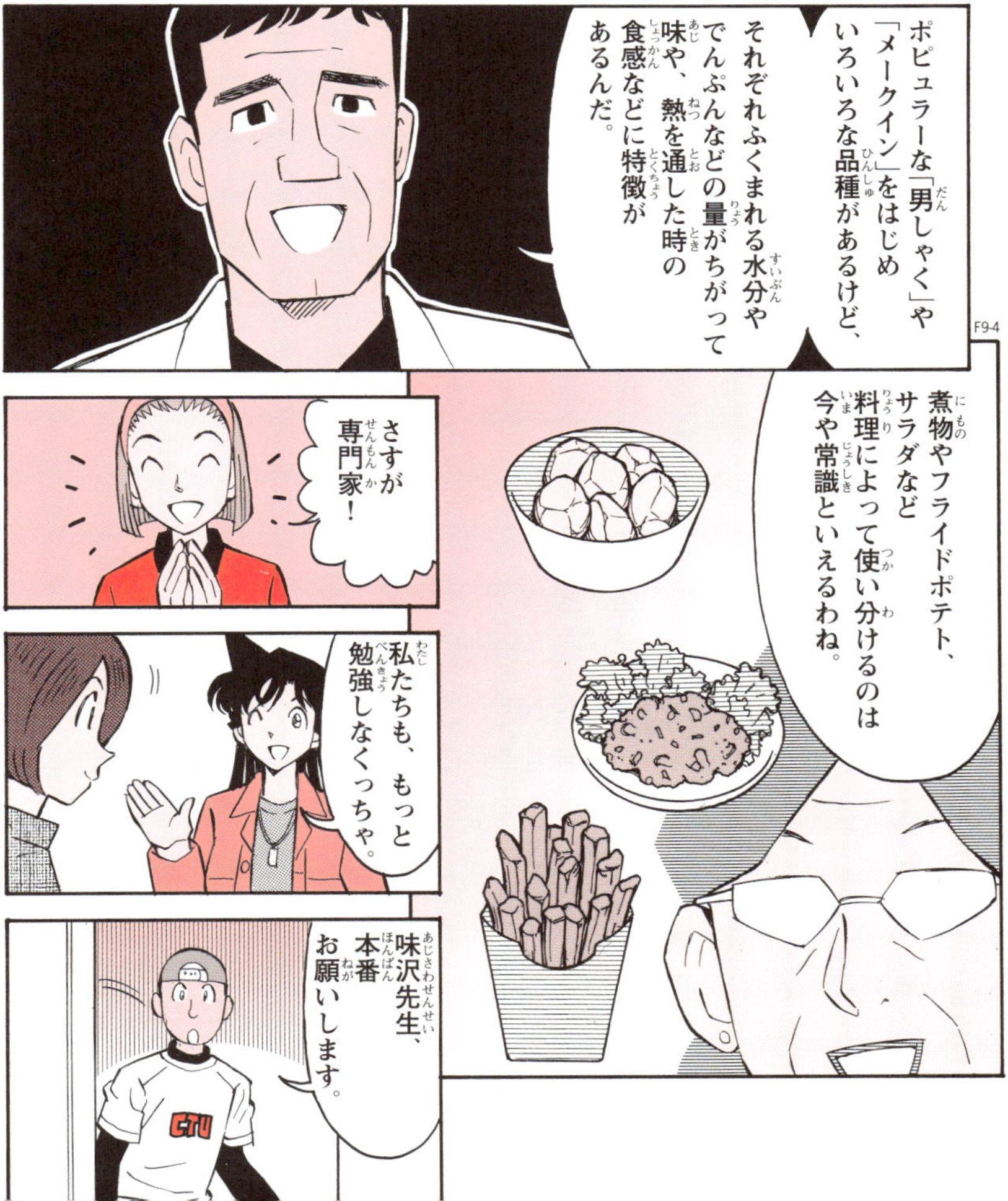
ポピュラーな「男《だん》しゃく」や「メークイン」をはじめいろいろな品種《ひんしゅ》があるけど、それぞれふくまれる水分《すいぶん》やでんぷんなどの量《りょう》がちがって味《あじ》や、熱《ねつ》を通《とお》した時《とき》の食感《しょっかん》などに特徴《とくちょう》があるんだ。

煮物《にもの》やフライドポテト、サラダなど料理《りょうり》によって使《つか》い分《わ》けるのは今《いま》や常識《じょうしき》といえるわね。

さすが専門家《せんもんか》！

私《わたし》たちも、もっと勉強《べんきょう》しなくっちゃ。

味沢先生《あじさわせんせい》、本番《ほんばん》お願《ねが》いします。

CTU

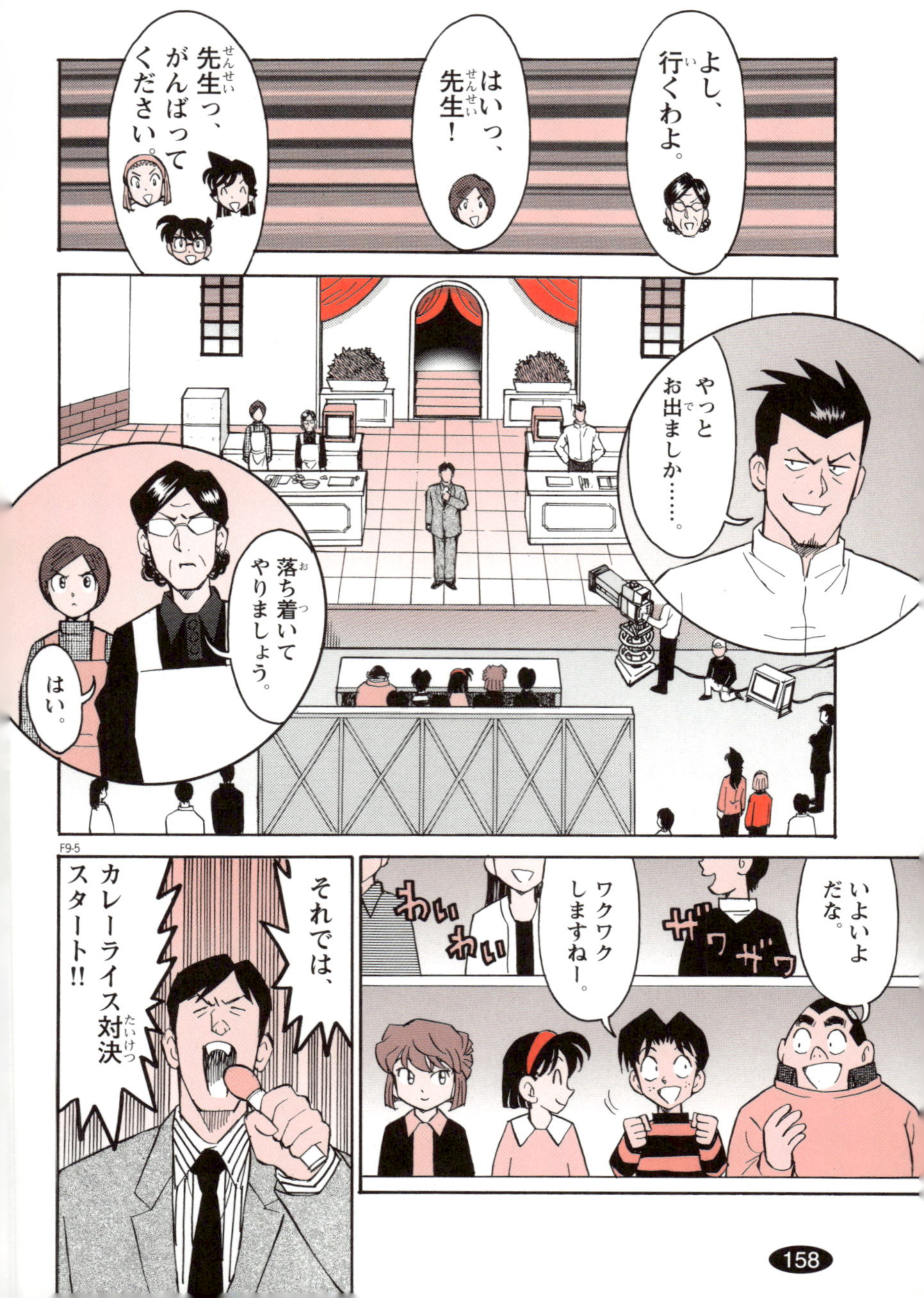

よし、行《い》くわよ。
はいっ、先生《せんせい》！
先生《せんせい》っ、がんばってください。
やっとお出《で》ましか……。
落《お》ち着《つ》いてやりましょう。
はい。
F9-5
いよいよだな。
ザワザワ
ワクワクしますねー。
わいわい
それでは、カレーライス対決《たいけつ》スタート!!

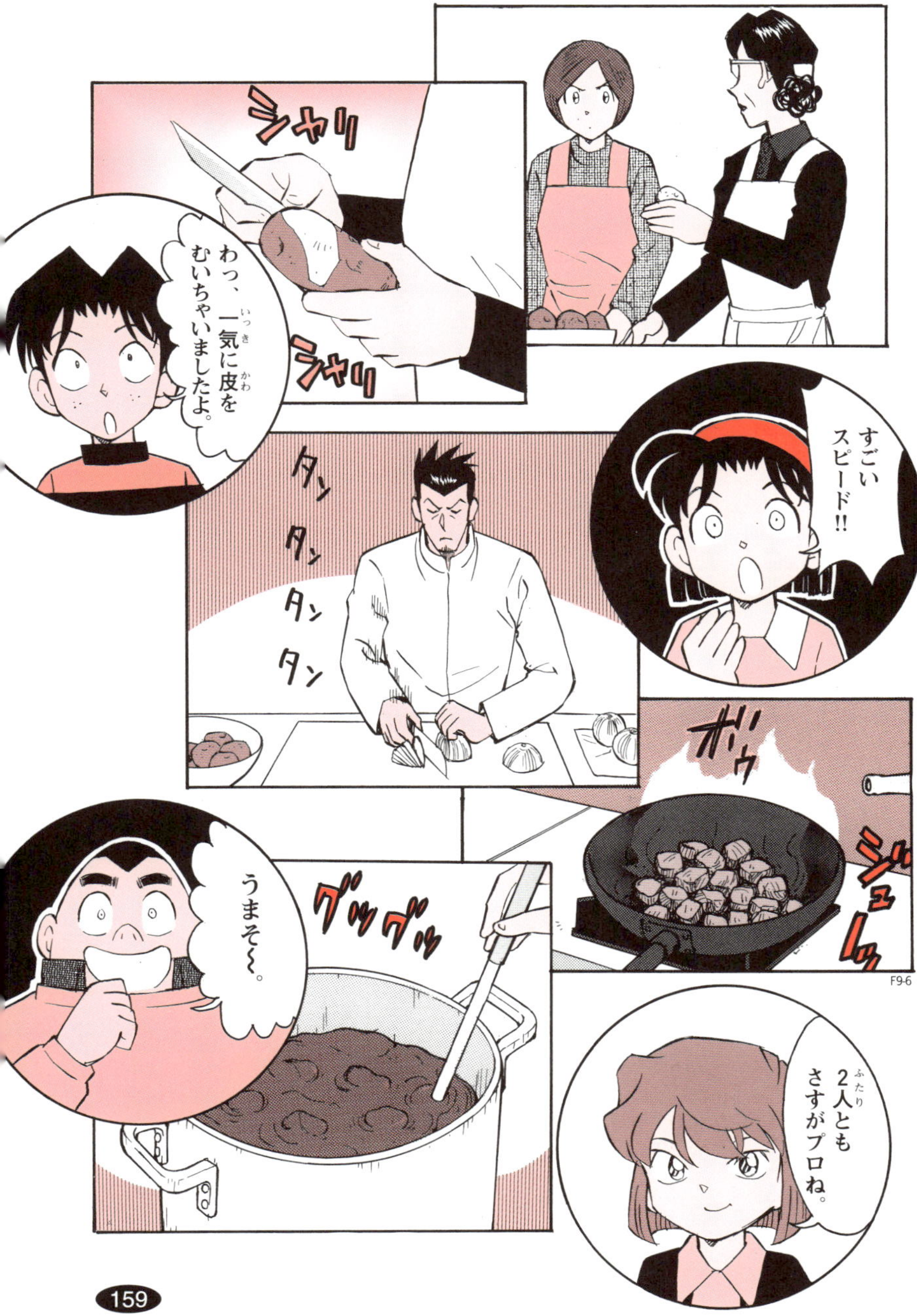
シャリ
シャリ
わっ、一気《いっき》に皮《かわ》をむいちゃいましたよ。
すごいスピード!!
タン
タン
タン
タン
ボウ
グツグツ
うまそ〜。
2人《ふたり》ともさすがプロね。

F9-6

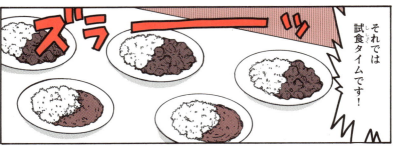

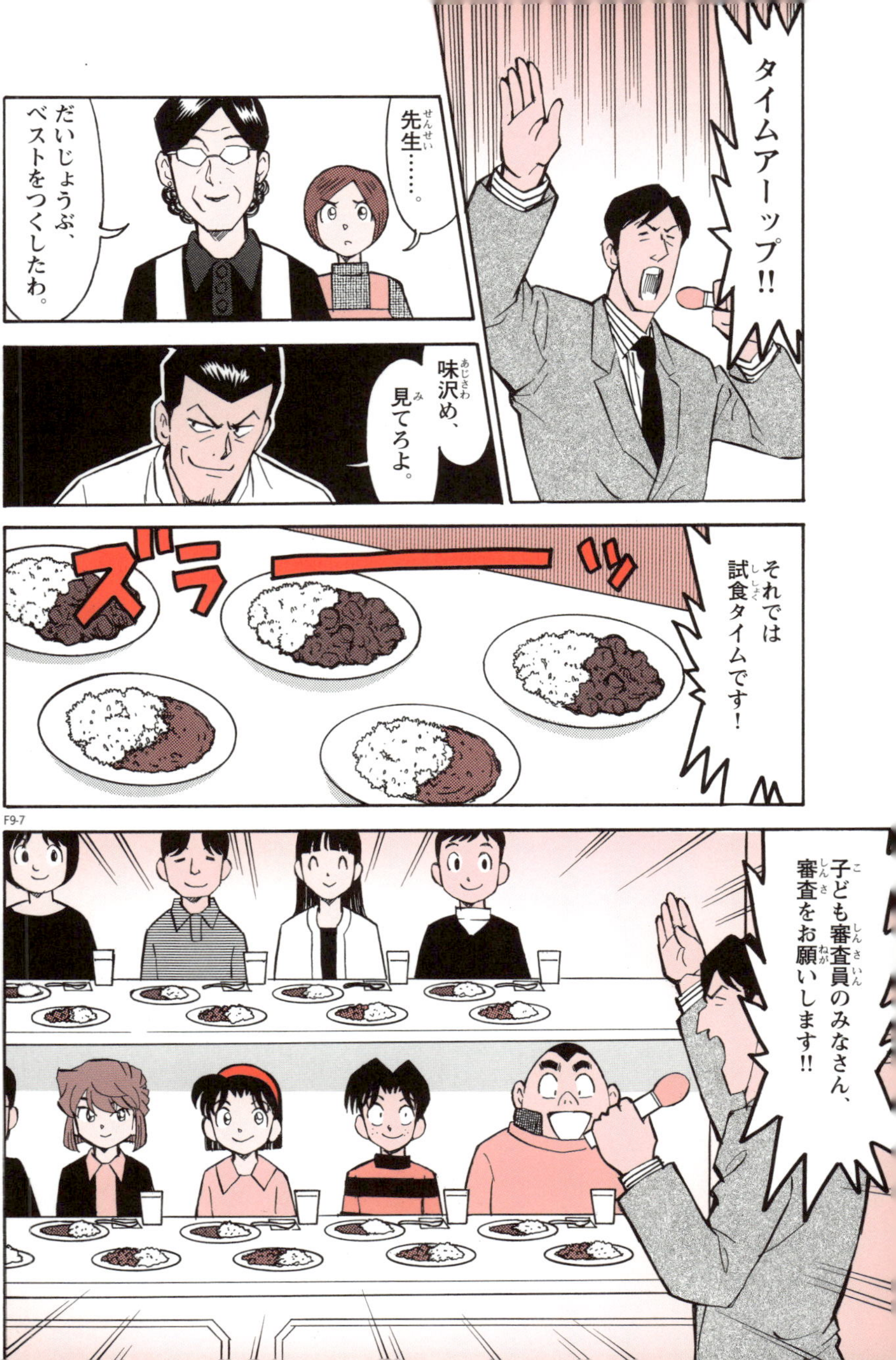
タイムアーップ!!
先生《せんせい》……。
だいじょうぶ、ベストをつくしたわ。
味沢《あじさわ》め、見《み》てろよ。
ズラーーーッ
それでは試食《ししょく》タイムです！
子《こ》ども審査員《しんさいん》のみなさん、審査《しんさ》をお願《ねが》いします!!

F9-7

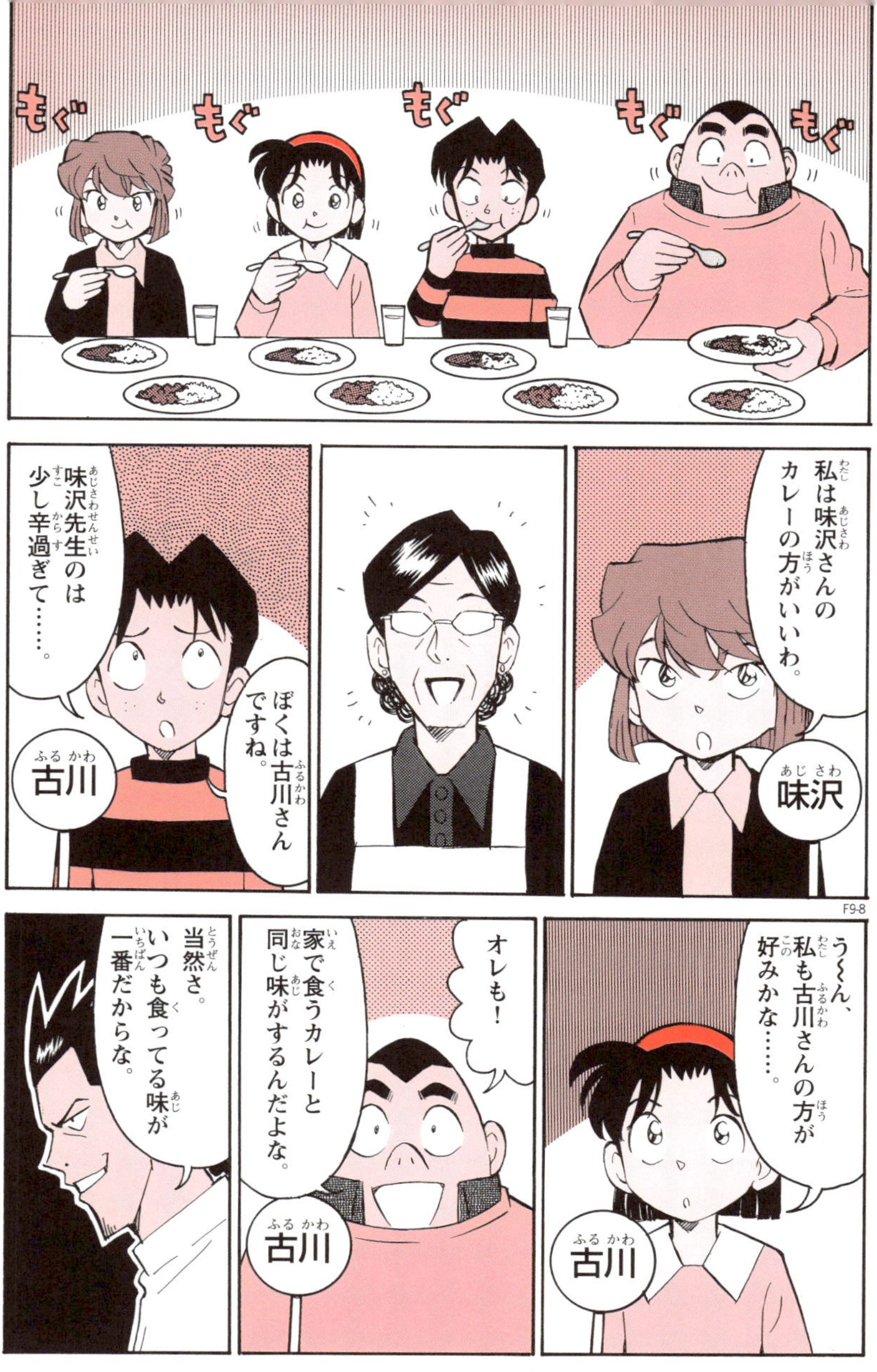
もぐ
もぐ
もぐ
もぐ
もぐ
私《わたし》は味沢《あじさわ》さんのカレーの方《ほう》がいいわ。
味沢《あじさわ》
ぼくは古川《ふるかわ》さんですね。
味沢先生《あじさわせんせい》のは少《すこ》し辛過《からす》ぎて……。
古川《ふるかわ》
う〜ん、私《わたし》も古川《ふるかわ》さんの方《ほう》が好《この》みかな……。
古川《ふるかわ》
オレも！
家《いえ》で食《く》うカレーと同《おな》じ味《あじ》がするんだよな。
古川《ふるかわ》
当然《とうぜん》さ。いつも食《く》ってる味《あじ》が一番《いちばん》だからな。

F9-8

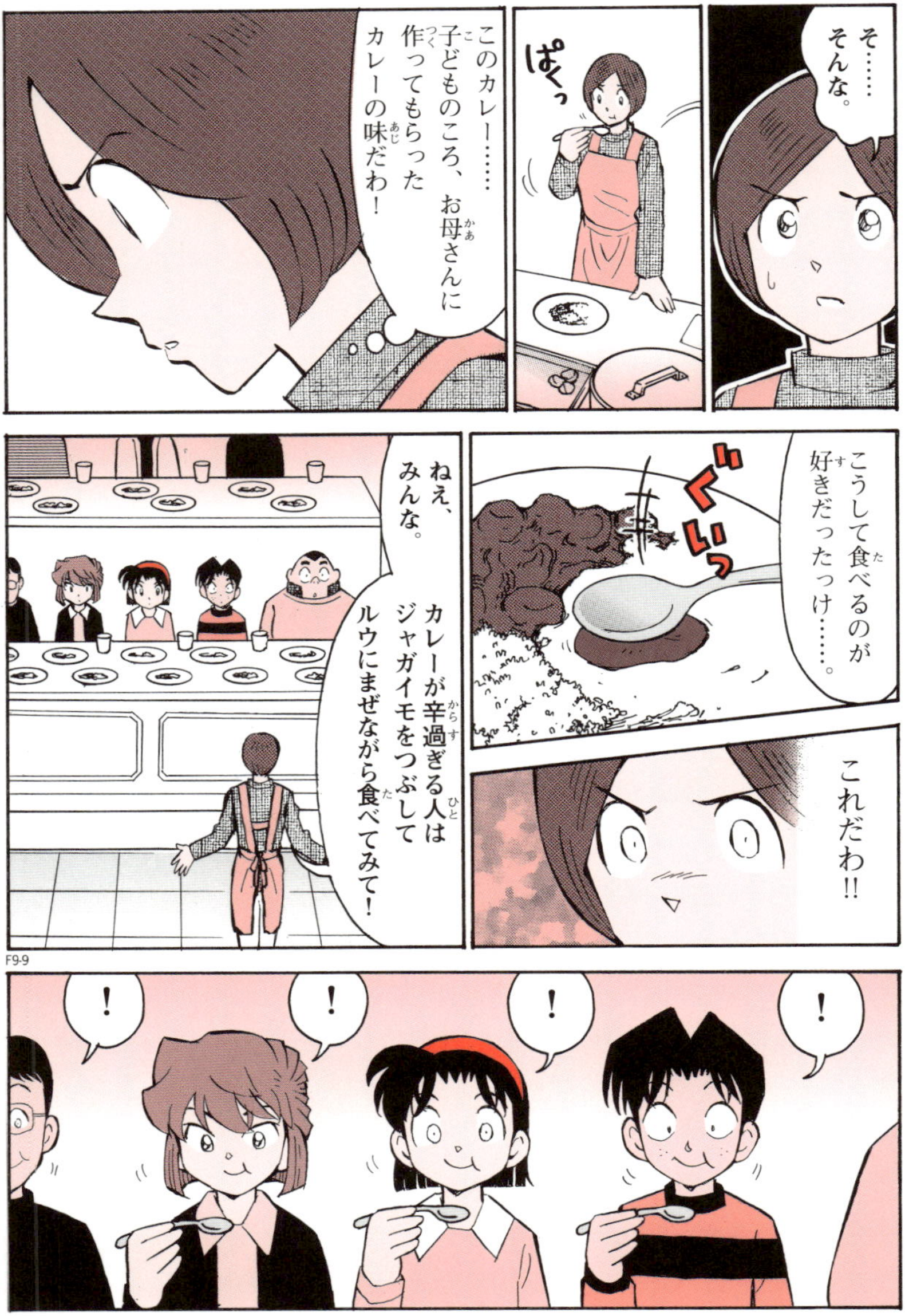

そ……
そんな。
ぱくっ
このカレー……
子《こ》どものころ、お母《かあ》さんに
作《つく》ってもらった
カレーの味《あじ》だわ！
こうして食《た》べるのが
好《す》きだったっけ……。
ぐいっ
これだわ!!
ねえ、
みんな。
カレーが辛《から》過《す》ぎる人《ひと》は
ジャガイモをつぶして
ルウにまぜながら食《た》べてみて！
！
！
！
！

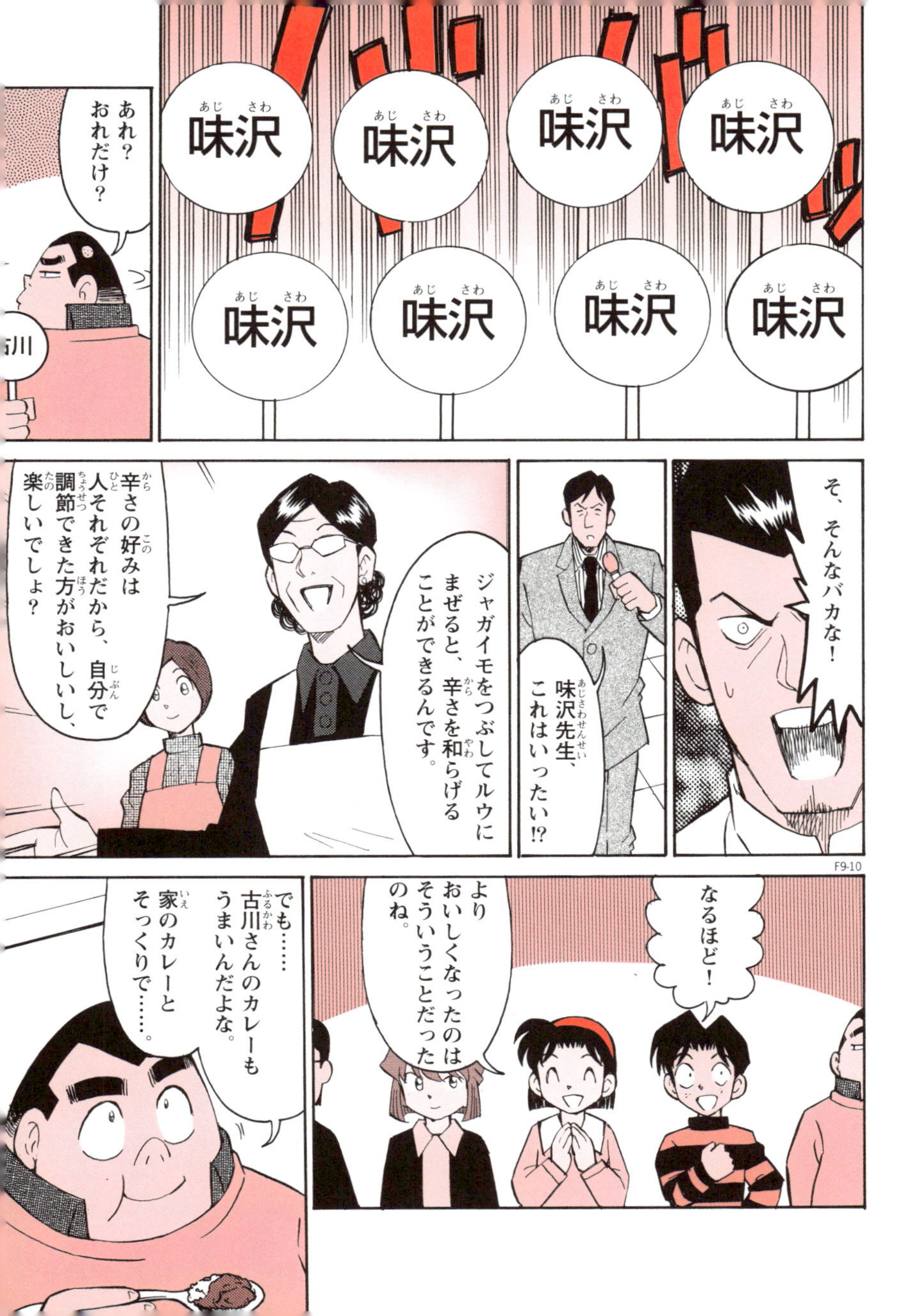
味沢《あじさわ》
味沢《あじさわ》
味沢《あじさわ》
味沢《あじさわ》
味沢《あじさわ》
味沢《あじさわ》
味沢《あじさわ》
味沢《あじさわ》
あれ？おれだけ？
そ、そんなバカな！
味沢先生《あじさわせんせい》、これはいったい!?
ジャガイモをつぶしてルウにまぜると、辛《から》さを和《やわ》らげることができるんです。
辛《から》さの好《この》みは人《ひと》それぞれだから、自分《じぶん》で調節《ちょうせつ》できた方《ほう》がおいしいし、楽《たの》しいでしょ？
なるほど！
よりおいしくなったのはそういうことだったのね。
でも……古川《ふるかわ》さんのカレーもうまいんだよな。家《いえ》のカレーとそっくりで……。

F9-10

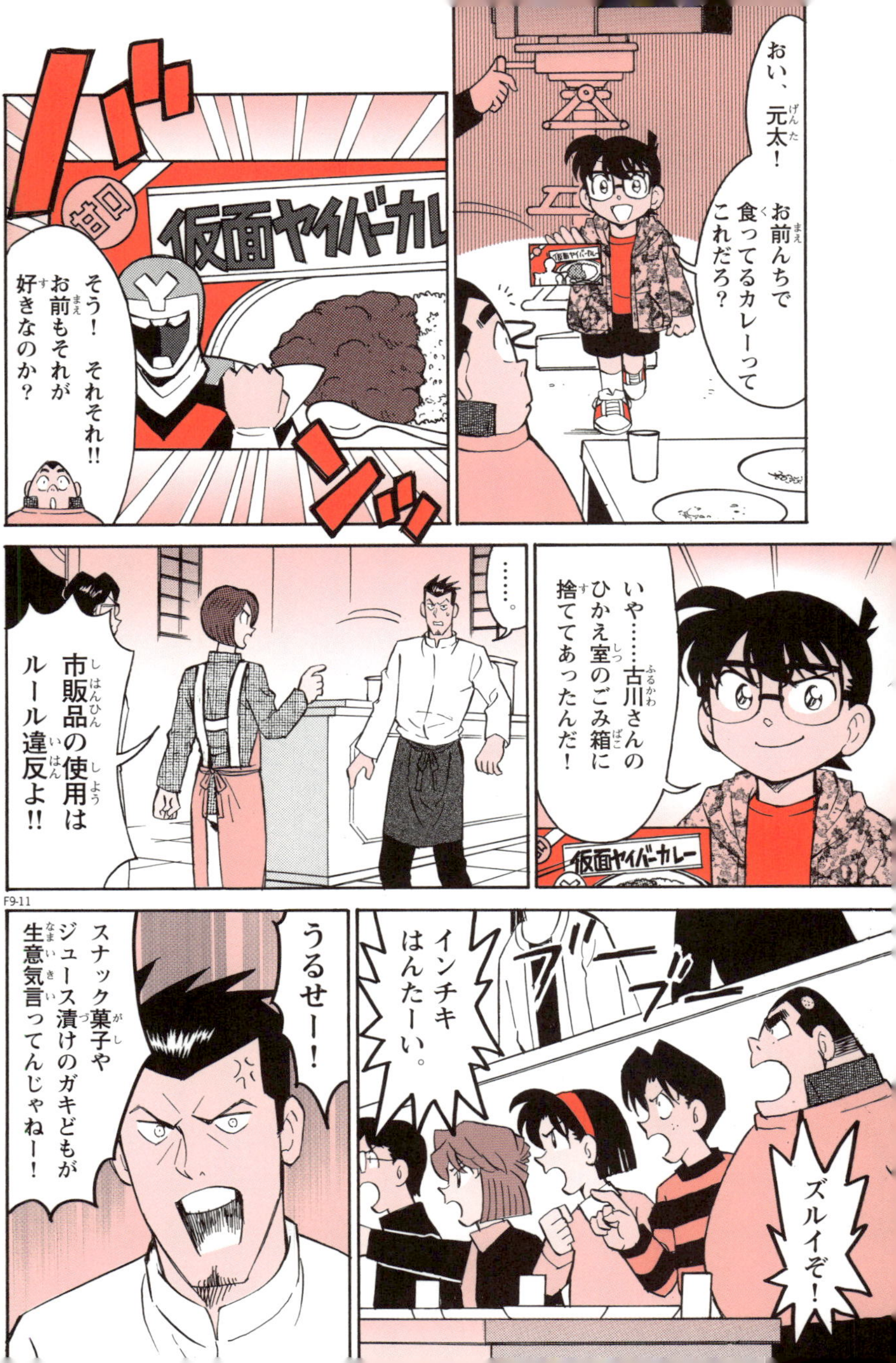
おい、元太《げんた》！
お前《まえ》んちで食《く》ってるカレーってこれだろ？
バッ
甘口
仮面ヤイバーカレー
ンッ
そう！　それそれ!!
お前《まえ》もそれが好《す》きなのか？
いや……古川《ふるかわ》さんのひかえ室《しつ》のごみ箱《ばこ》に捨《す》ててあったんだ！
仮面ヤイバーカレー
……。
市販品《しはんひん》の使用《しよう》はルール違反《いはん》よ!!
ブーブー
インチキはんたーい。
ズルイぞ！
うるせー！
スナック菓子《がし》やジュース漬《づ》けのガキどもが生意気《なまいき》言ってんじゃねー！

F9-11

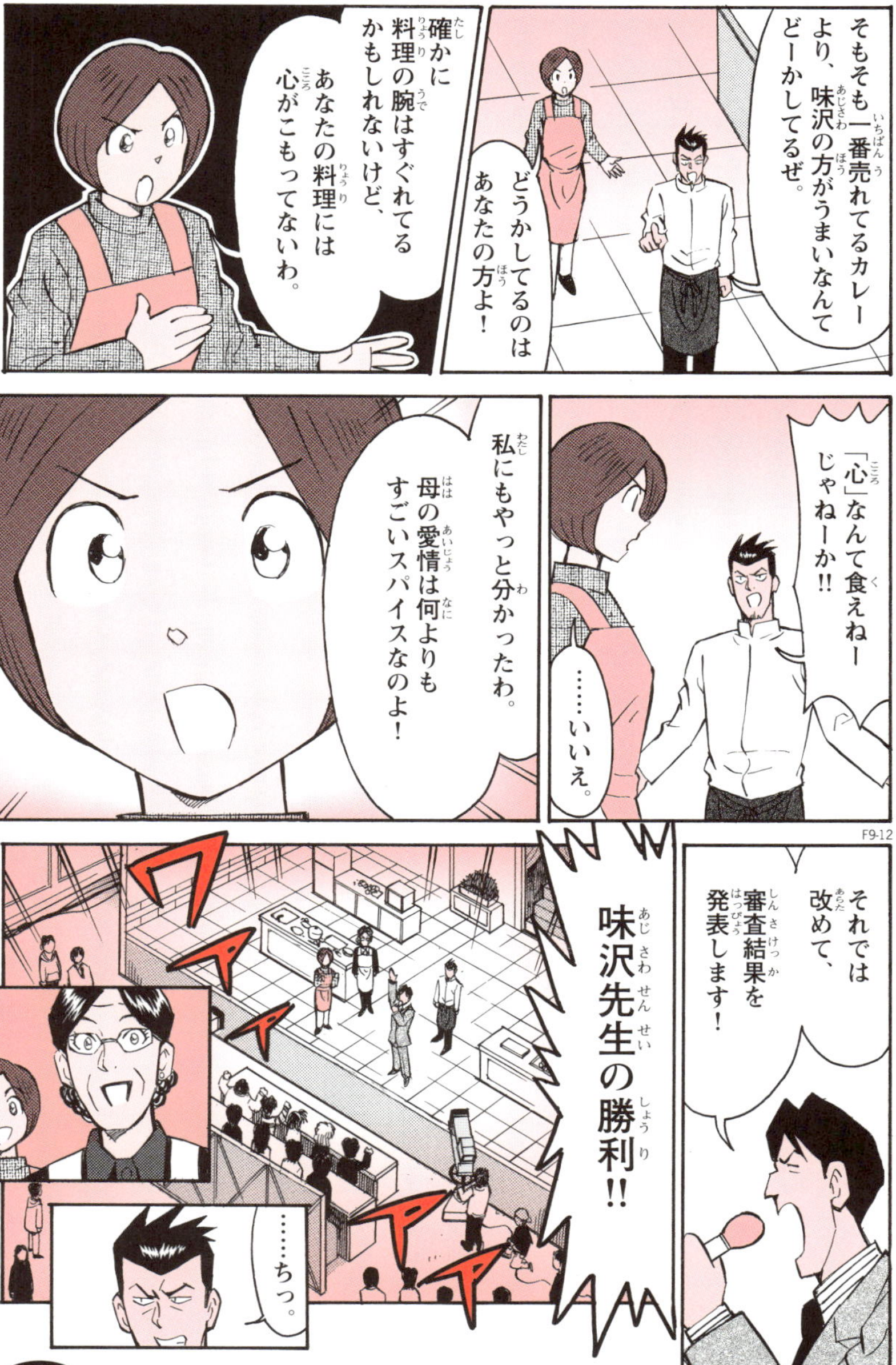
そもそも一番《いちばん》売《う》れてるカレーより、味沢《あじさわ》の方《ほう》がうまいなんてどーかしてるぜ。
どうかしてるのはあなたの方《ほう》よ！
確《たし》かに料理《りょうり》の腕《うで》はすぐれてるかもしれないけど、
あなたの料理《りょうり》には心《こころ》がこもってないわ。
「心《こころ》」なんて食《く》えねーじゃねーか!!
……いいえ。
私《わたし》にもやっと分《わ》かったわ。母《はは》の愛情《あいじょう》は何《なに》よりもすごいスパイスなのよ！
F9-12
それでは改《あらた》めて、審査結果《しんさけっか》を発表《はっぴょう》します！
味沢先生《あじさわせんせい》の勝利《しょうり》!!
ワァァァァ
……ちっ。

コナンと実験《じっけん》！

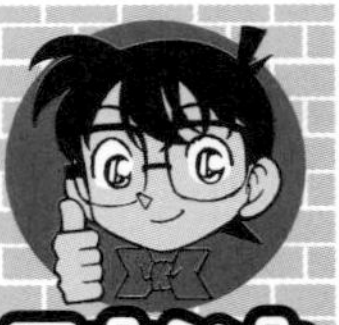

炭酸《たんさん》ジュースを作《つく》ってみよう！

ふだん飲《の》んでいる炭酸《たんさん》ジュースって、けっこうあまいって知《し》ってる？
自分《じぶん》で炭酸《たんさん》ジュースを作《つく》って、確《たし》かめてみよう！

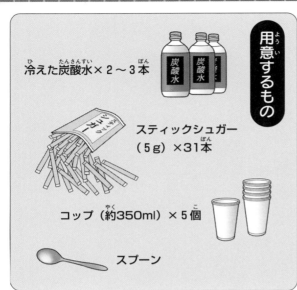

用意《ようい》するもの

冷《ひ》えた炭酸水《たんさんすい》×２～３本《ぼん》

スティックシュガー（５g）×31本《ぼん》

コップ（約《やく》350ml）×５個《こ》

スプーン

① スティックシュガーを入《い》れよう

コップを5つ並《なら》べ、1つ目《め》のコップは空《から》のままに。2つ目《め》のコップにはスティックシュガー1本《ぽん》、3つ目《め》には5本《ほん》、4つ目《め》には10本《ぽん》、5つ目《め》には15本入《ほんい》れよう。

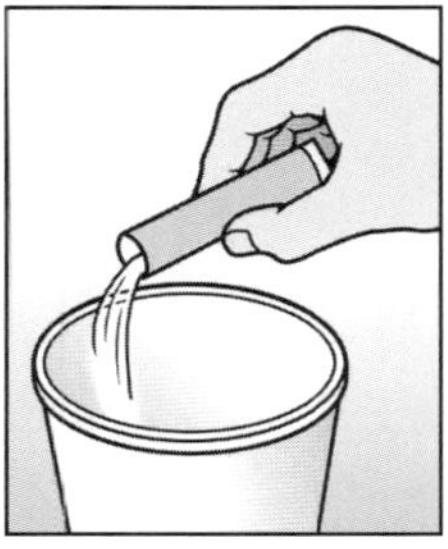

② 炭酸水《たんさんすい》をそそぎかきまぜよう

すべてのコップの4分目《ぶんめ》まで炭酸水《たんさんすい》を入《い》れ、スプーンでよくかきまぜよう。砂糖《さとう》が溶《と》けたら、8分目《ぶんめ》くらいまで炭酸水《たんさんすい》を足《た》して、軽《かる》くかきまぜよう。

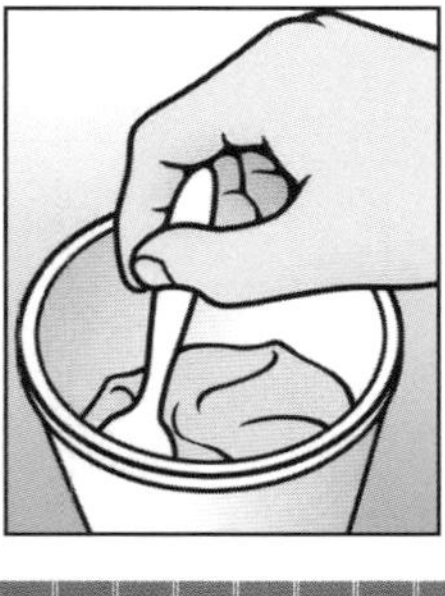

③砂糖《さとう》入《い》り炭酸水《たんさんすい》の味《あじ》を確《たし》かめよう

スティックシュガーが入《はい》っていないコップから順《じゅん》に、炭酸水《たんさんすい》を飲《の》んでみよう。キミは、どのコップの炭酸水《たんさんすい》をおいしいと感《かん》じたかな？　元太《げんた》が同《おな》じ実験《じっけん》をしてみたので、感想《かんそう》を聞《き》いてみよう。

元太《げんた》の結果報告《けっかほうこく》

スティックシュガー0本《ほん》
「炭酸水《たんさんすい》だけだと、ピリピリして飲《の》めねーよ」

1本《ぽん》
「砂糖《さとう》が入《はい》ってるのに、なんか苦《にが》いぞ。ぜんぜん、うまくないよ」

5本《ほん》
「苦《にが》くなくなったけど、こんなのジュースじゃねーな」

10本《ぽん》
「ようやく甘《あま》くなってきたぞ。炭酸《たんさん》ダイエット飲料《いんりょう》くらい、ってとこかな」

15本《ほん》
「砂糖《さとう》を15本《ほん》入《い》れたら、やっといつも飲《の》んでる炭酸《たんさん》ジュースに似《に》てきたな。これなら、甘《あま》くて、シュワシュワしておいしいぞ」

実験《じっけん》の結果《けっか》、元太《げんた》は15本《ほん》のスティックシュガーが入《はい》った炭酸水《たんさんすい》をおいしく感《かん》じたようだ。でも、15本分《ほんぶん》の砂糖《さとう》の量《りょう》を思《おも》い出《だ》してみよう。市販《しはん》のジュースみたいに香料《こうりょう》を入《い》れず、炭酸水《たんさんすい》と砂糖《さとう》だけでジュースを作《つく》ろうとすると、たくさんの砂糖《さとう》が必要《ひつよう》なんだね。

人《ひと》の体《からだ》にとって、砂糖《さとう》（つまり糖分《とうぶん》）は必要《ひつよう》な物《もの》だ。でも、糖分《とうぶん》のとり過《す》ぎは肥満《ひまん》や病気《びょうき》のもとになると言《い》われているから、十分《じゅうぶん》に注意《ちゅうい》しよう。

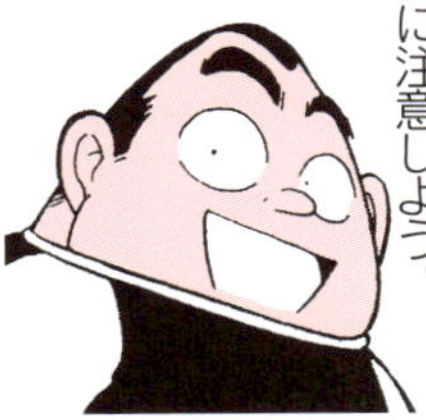

炭酸水《たんさんすい》から出《で》てきた泡《あわ》は何《なに》？

炭酸水《たんさんすい》は、圧力《あつりょく》をかけながら、水《みず》にたくさんの二酸化炭素《にさんかたんそ》を溶《と》かして作《つく》った物《もの》だ。カンやビン、ペットボトルなどの容器《ようき》に入《はい》っている時《とき》は高《たか》い圧力《あつりょく》が保《たも》たれているから、二酸化炭素《にさんかたんそ》が水《みず》に溶《と》けた状態《じょうたい》を保《たも》っている。でも、せんを開《あ》けてコップにそそぐと圧力《あつりょく》が下《さ》がり、二酸化炭素《にさんかたんそ》が泡《あわ》になって水《みず》から出《で》てきてしまう。つまり、炭酸水《たんさんすい》の泡《あわ》は、二酸化炭素《にさんかたんそ》だったんだ。

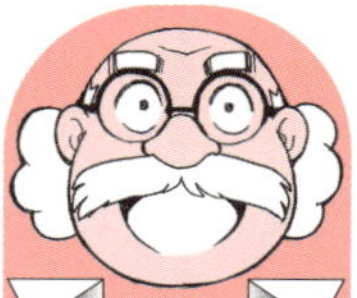

キミも実験《じっけん》!

残《のこ》った野菜《やさい》やくだものでひと工夫《くふう》

ふだん捨《す》ててしまっている野菜《やさい》の切《き》れはしやくだものの皮《かわ》が、役立《やくだ》つものに大変身《だいへんしん》!

野菜《やさい》の頭《あたま》を水《みず》に漬《つ》けてみよう

用意《ようい》するもの

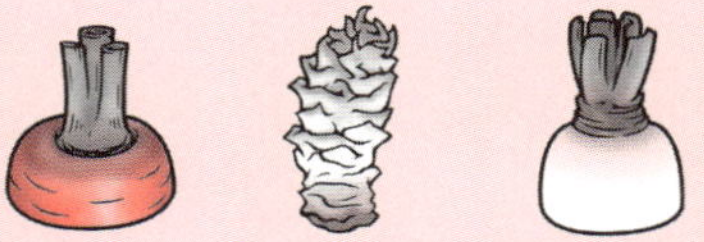

などの頭《あたま》やしんの部分《ぶぶん》

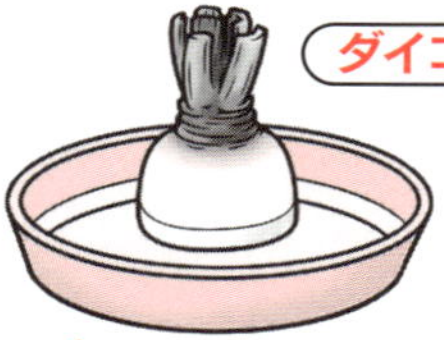

水《みず》に漬《つ》けておく。

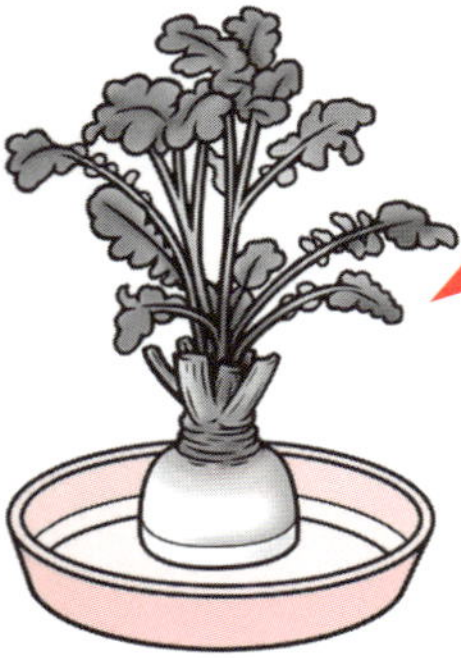

葉《は》が出《で》てくる。

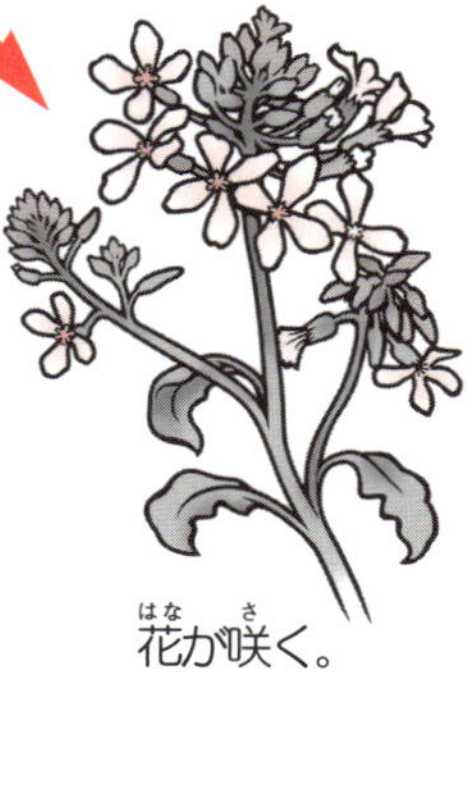

花《はな》が咲《さ》く。

ダイコンやニンジンの葉《は》は、みそ汁《しる》の具《ぐ》や料理《りょうり》のつけ合《あ》わせにできるし、キャベツは、食事用《しょくじよう》のテーブルなどにかざるとキレイだよ。

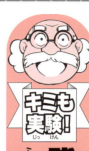

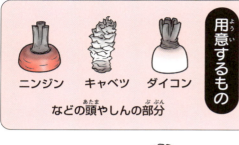

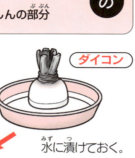

キャベツ

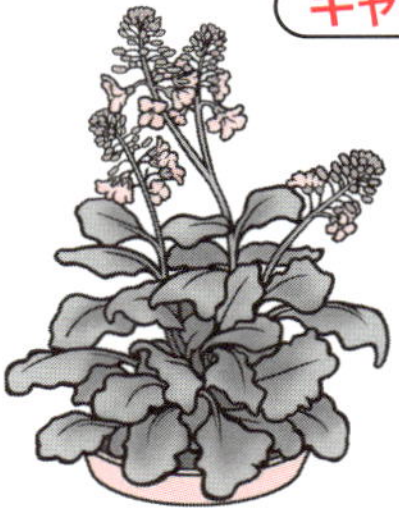

ニンジン

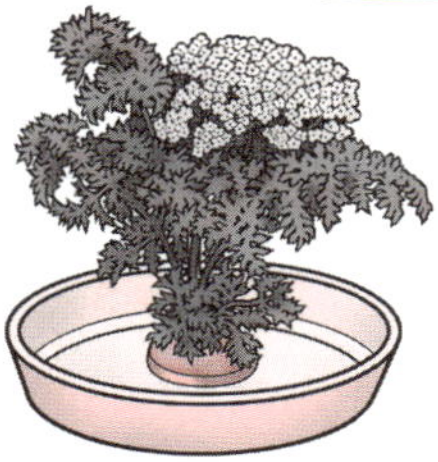

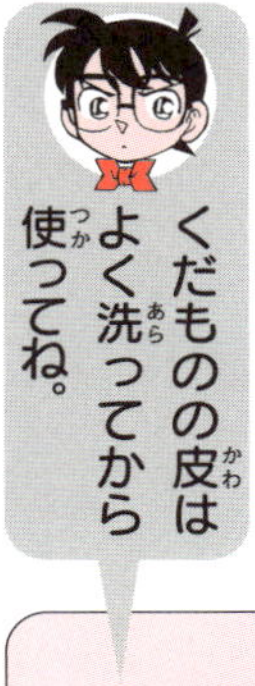

野菜《やさい》やくだもので入浴剤《にゅうよくざい》を作《つく》ろう

用意《ようい》するもの

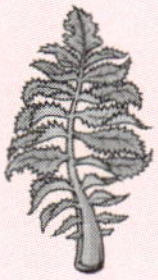

ダイコンの葉《は》

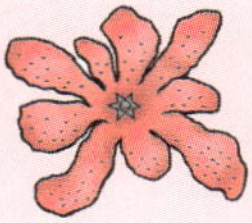

ミカンの皮《かわ》など

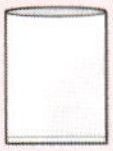

ガーゼの袋《ふくろ》

それぞれ洗《あら》って、よくかわかしてから、ガーゼで出来《でき》た袋《ふくろ》に入《い》れて、おふろに入《い》れよう。いいにおいがするし、体《からだ》も温《あたた》まるよ。

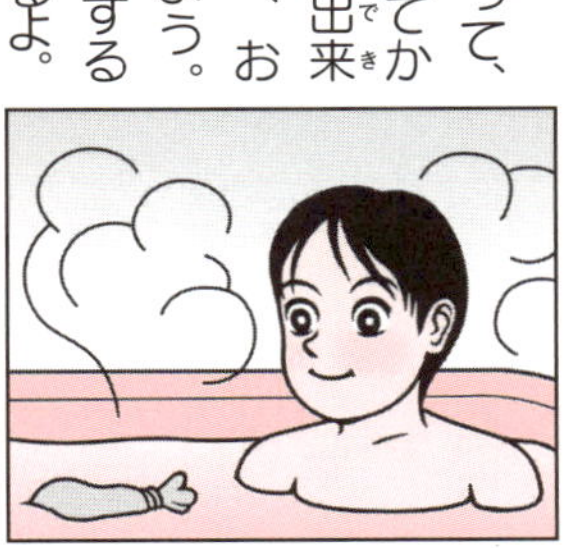

くだものの皮《かわ》でポプリを作《つく》ろう

用意《ようい》するもの

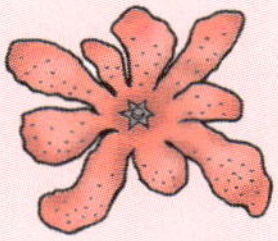

リンゴやミカンの皮《かわ》

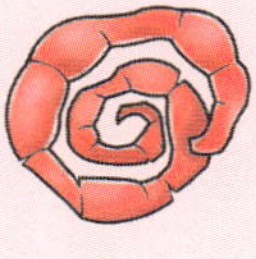

ポプリとは、芳香剤《ほうこうざい》や香料《こうりょう》のこと。リンゴやミカンの皮《かわ》を洗《あら》って、よくかわかしてから、細《こま》かく切《き》っておこう。それを小《ちい》さな布袋《ぬのぶくろ》などに入《い》れれば、いいにおいがする芳香剤《ほうこうざい》になる。

リンゴの皮《かわ》はポプリにするだけじゃなく、茶葉《ちゃば》といっしょにティーポットの中《なか》に入《い》れて、紅茶《こうちゃ》をいれると、アップルティーになるよ。

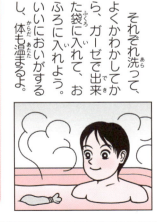

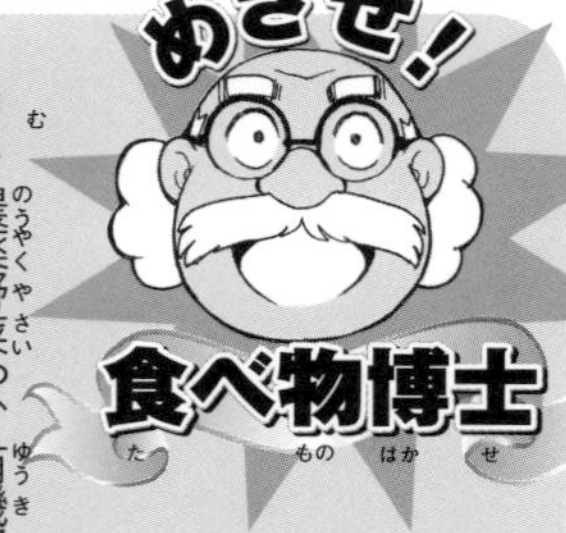

食《た》べ物《もの》のつながり

野菜《やさい》・肉《にく》・魚《さかな》など、食《た》べ物《もの》の命《いのち》は全部《ぜんぶ》つながっている。おいしくて安全《あんぜん》な食《た》べ物《もの》を育《そだ》てるには、地球環境《ちきゅうかんきょう》を守《まも》ることが大切《たいせつ》なんだ。

無《む》農薬野菜《のうやくやさい》や、有機野菜《ゆうきやさい》など、安全《あんぜん》でおいしい野菜《やさい》が元気《げんき》に育《そだ》つためには、微生物《びせいぶつ》や小《ちい》さな動物《どうぶつ》が暮《く》らしている土《つち》が必要《ひつよう》だ。でも、そういう土《つち》を必要《ひつよう》としているのは、野菜《やさい》だけなんだろうか？　まず、野菜以外《やさいいがい》の食《た》べ物《もの》として、肉類《にくるい》について考《かんが》えてみよう。

キミたちがふだん食《た》べている肉類《にくるい》としては、ぶた肉《にく》・牛肉《ぎゅうにく》・とり肉《にく》などがある。ぶたも牛《うし》もにわとりも、エサとなるのは大部分《だいぶぶん》が植物《しょくぶつ》だ。でも、土《つち》に微生物《びせいぶつ》や小《ちい》さな動物《どうぶつ》が暮《く》らしていなければ、植物《しょくぶつ》の栄養《えいよう》がとぼしくなる。こんな風《ふう》に、栄養《えいよう》がとぼしい植物《しょくぶつ》や、化学肥料《かがくひりょう》がたくさん使《つか》われた土《つち》で育《そだ》った植物《しょくぶつ》がエサだとしたら、ぶたや牛《うし》たちは健康《けんこう》に育《そだ》つだろうか？　こうしてみると、肉類《にくるい》のおいしさや安全《あんぜん》も、土《つち》にかかわっていることが分《わ》かるよね。

次《つぎ》は、魚《さかな》などの魚介類《ぎょかいるい》について考《かんが》えてみよう。

大《おお》きな魚《さかな》は、小《ちい》さな魚《さかな》をエサとして食《た》べる。小《ちい》さな魚《さかな》は、もっと小《ちい》さな魚《さかな》をエサとして食《た》べる。そして、小《ちい》さな魚《さかな》たちは、プランクトンという微生物《びせいぶつ》をエサとして食《た》べている。では、プランクトンは何《なに》を食《た》べているのだろう？

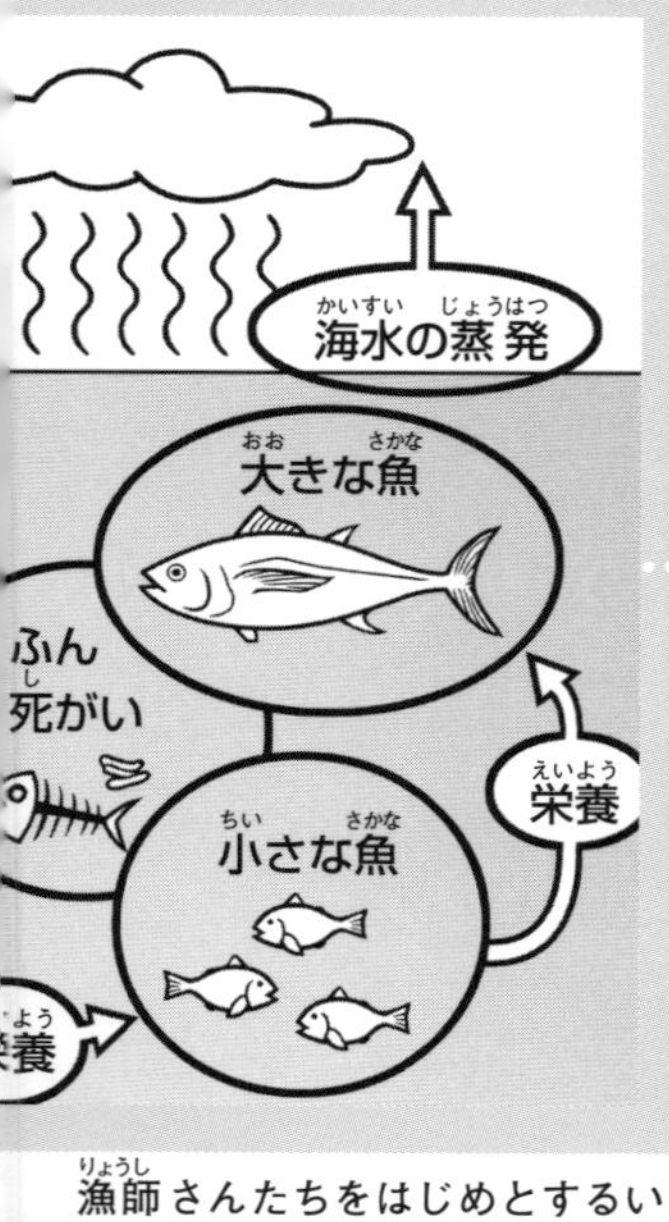
海水《かいすい》の蒸発《じょうはつ》
大《おお》きな魚《さかな》
ふん
死《し》がい
栄養《えいよう》
小《ちい》さな魚《さかな》

漁師《りょうし》さんたちをはじめとするいろいろな人たちが、森《もり》に木《き》を植《う》える運動《うんどう》を始《はじ》めたよ。

プランクトンが食《た》べているのは、雨《あめ》などによって、陸地《りくち》の土《つち》から川《かわ》や海《うみ》へと運《はこ》ばれてきた栄養分《えいようぶん》なんだよ。つまり、魚介類《ぎょかいるい》のおいしさや安全《あんぜん》にも、土《つち》がかかわっているといえるんだ。

でも、食《た》べ物《もの》にとって大切《たいせつ》なのは土《つち》だけじゃない。水《みず》も重要《じゅうよう》な役割《やくわり》をはたしているんだ。

私《わたし》たち人間《にんげん》はもちろん、ほとんどすべての動物《どうぶつ》や植物《しょくぶつ》は、生《い》きていくために水《みず》を必要《ひつよう》としているよね。また、陸地《りくち》の土《つち》にふくまれた栄養《えいよう》が海《うみ》へたどりつくためにも、水《みず》は欠《か》かせないものだ。このように考《かんが》えると、食《た》べ物《もの》にとっては、土《つち》だけでなく、水《みず》がとっても大切《たいせつ》だということが分《わ》かるよね。

その水《みず》をたどっていくと、源《みなもと》は空《そら》からふる雨《あめ》だし、雨《あめ》をふらせるのは海水《かいすい》が蒸発《じょうはつ》してできる雲《くも》。その雲《くも》を作《つく》る海水《かいすい》のもとは、陸地《りくち》から流《なが》れてくる雨水《あまみず》だ。つまり、水《みず》は陸地《りくち》・海《うみ》・空《そら》と、地球全体《ちきゅうぜんたい》をめぐっているんだ。だから、地球《ちきゅう》の海《うみ》や陸地《りくち》、どこか一《いっ》か所《しょ》だけでも環境《かんきょう》が悪《わる》くなり、その場所《ばしょ》で食《た》べ物《もの》が健康《けんこう》に育《そだ》たなくなると、それがめぐって最後《さいご》には、地球《ちきゅう》で育《そだ》つすべての食《た》べ物《もの》が元気《げんき》に育《そだ》たなくなってしまうんだよ。

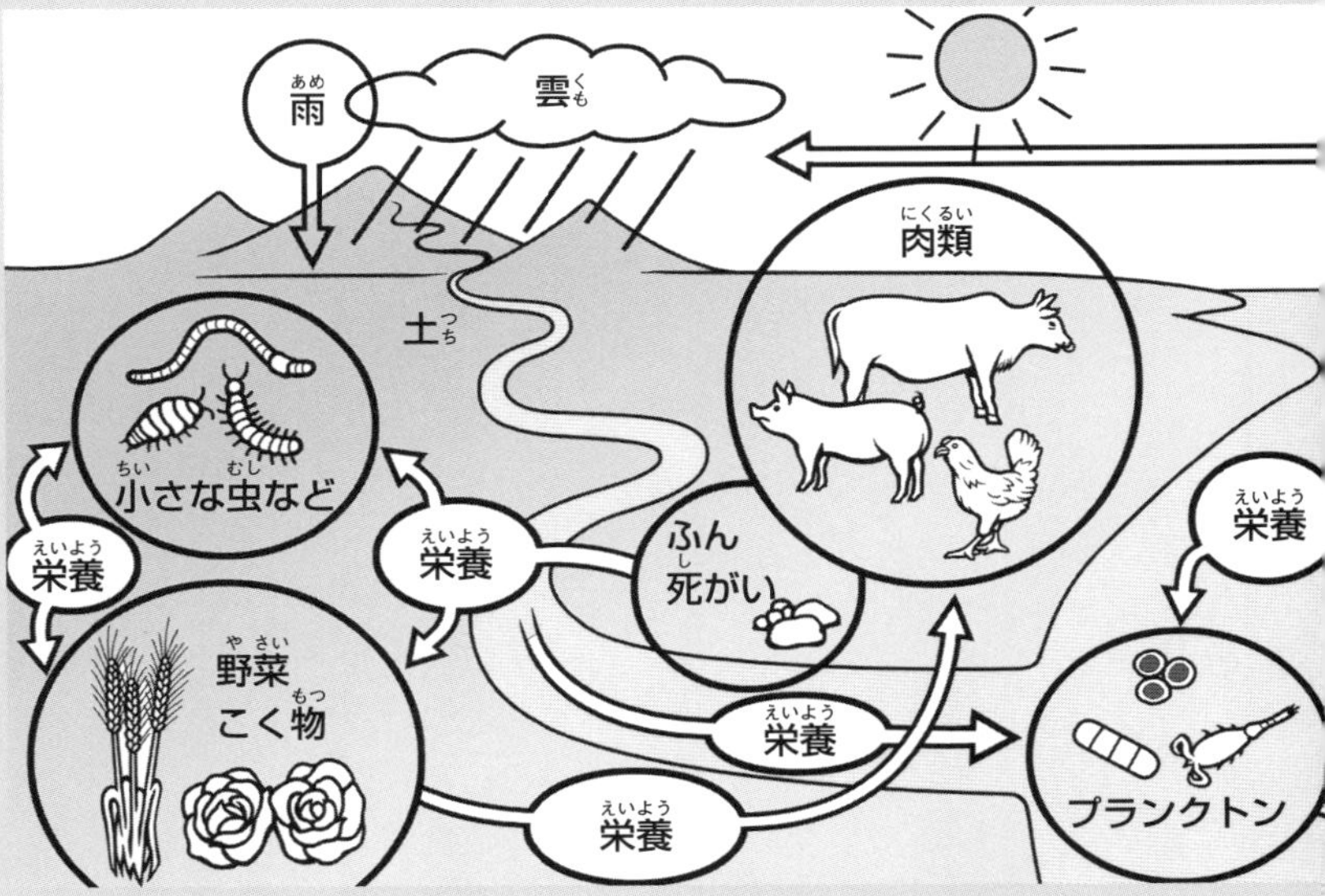

近《ちか》ごろは、森《もり》の木《き》が減《へ》ったことにより、陸地《りくち》の栄養分《えいようぶん》が雨水《あまみず》とともに海《うみ》へ流《なが》れ過《す》ぎて、赤潮《あかしお》が発生《はっせい》するなどの問題《もんだい》が起《お》きている。これを解決《かいけつ》するため、↗

FILE 10 食《た》べることは、選《えら》ぶこと！

カレーライス対決《たいけつ》が無事《ぶじ》終《お》わり、久《ひさ》しぶりに阿笠博士《あがさはかせ》の家《いえ》に集《あつ》まったコナンたち。食《た》べ物《もの》について学《まな》んだことで、少年探偵団《しょうねんたんていだん》も「食《しょく》の安全《あんぜん》」について関心《かんしん》を持《も》ったようだが……。

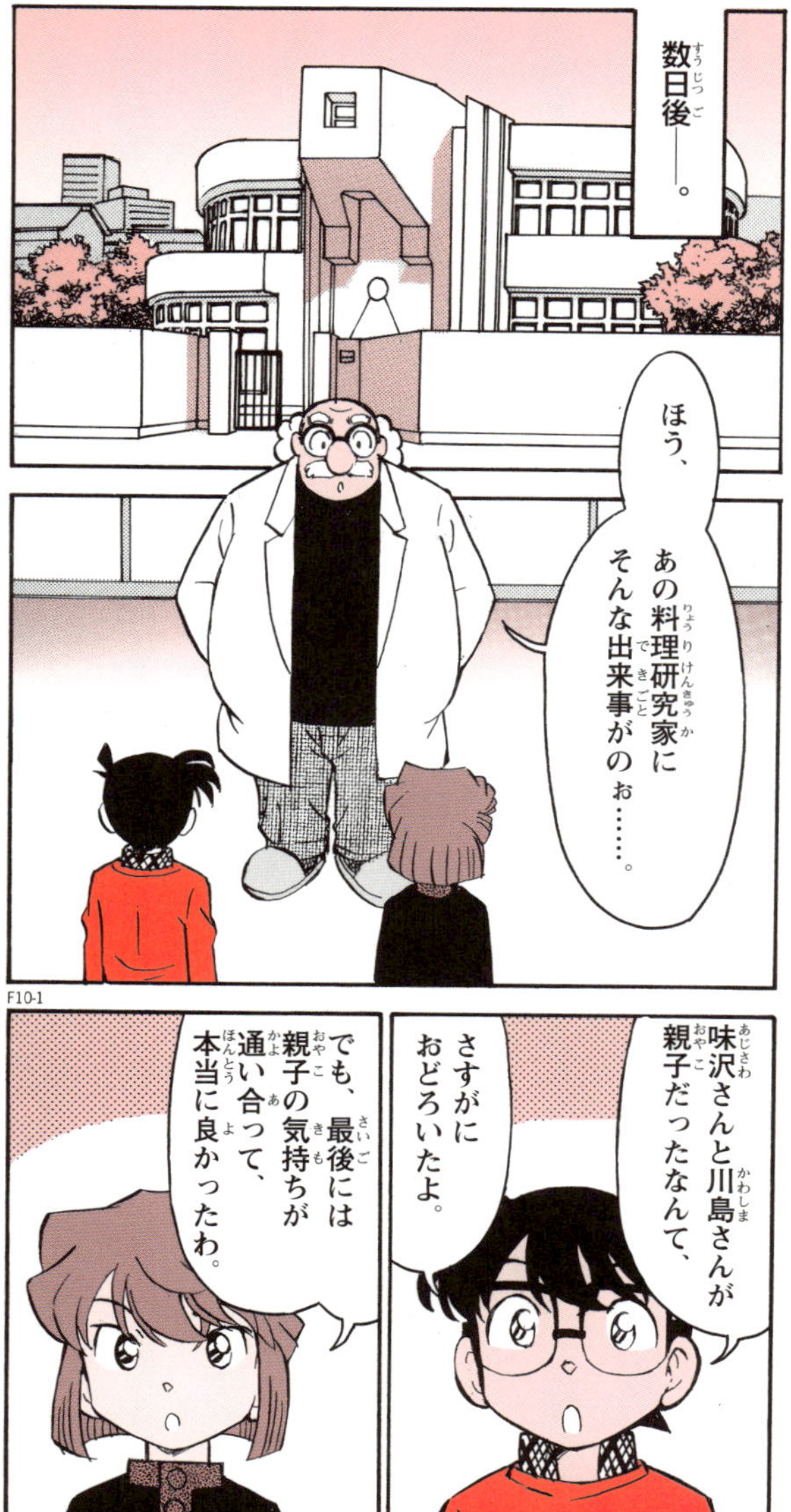
数日後《すうじつご》——。
ほう、あの料理研究家《りょうりけんきゅうか》にそんな出来事《できごと》がのぉ……。
味沢《あじさわ》さんと川島《かわしま》さんが親子《おやこ》だったなんて、
さすがにおどろいたよ。
でも、最後《さいご》には親子《おやこ》の気持《きも》ちが通《かよ》い合《あ》って、本当《ほんとう》に良《よ》かったわ。
F10-1

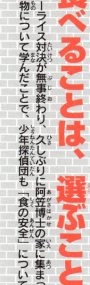

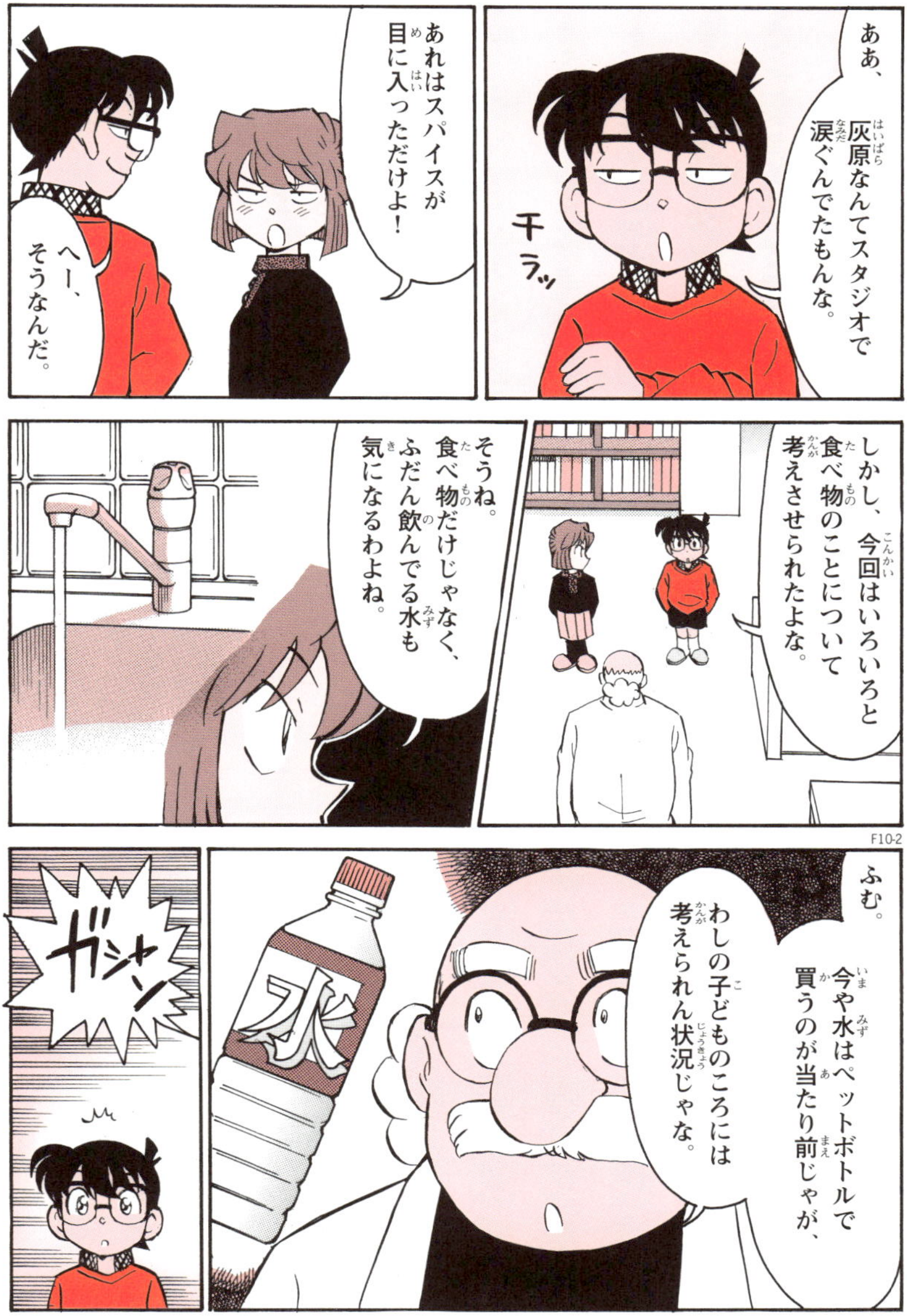
ああ、
灰原《はいばら》なんてスタジオで
涙《なみだ》ぐんでたもんな。
チラッ
あれはスパイスが
目《め》に入《はい》っただけよ！
へー、
そうなんだ。
しかし、今回《こんかい》はいろいろと
食《た》べ物《もの》のことについて
考《かん》えさせられたよな。
そうね。
食《た》べ物《もの》だけじゃなく、
ふだん飲《の》んでる水《みず》も
気《き》になるわよね。
ふむ。
今《いま》や水《みず》はペットボトルで
買《か》うのが当《あ》たり前《まえ》じゃが、
わしの子《こ》どものころには
考《かん》えられん状況《じょうきょう》じゃな。
水
ガシャン

F10-2

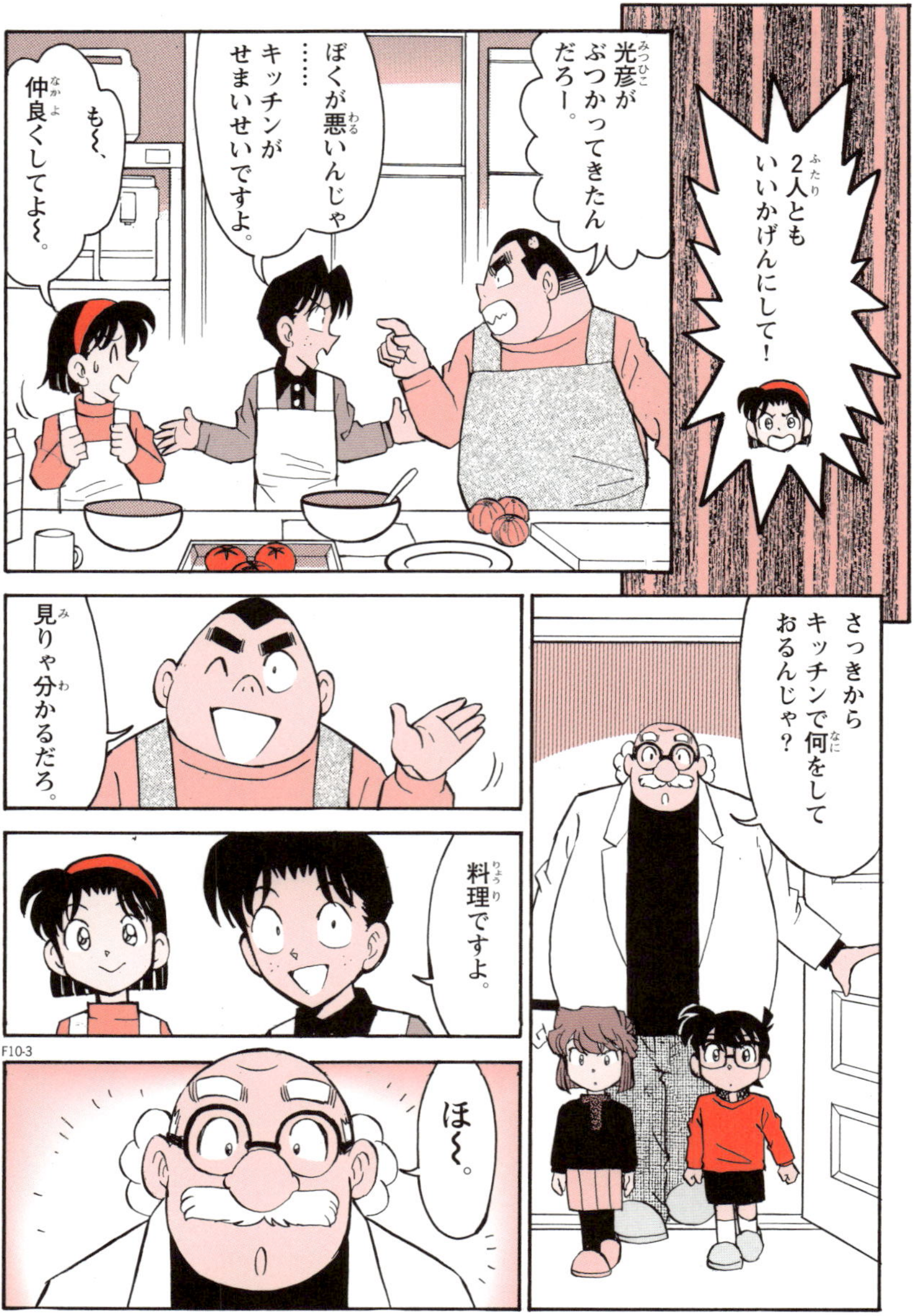
2人《ふたり》とも
いいかげんにして！
光彦《みつひこ》がぶつかってきたんだろー。
ぼくが悪《わる》いんじゃ……キッチンがせまいせいですよ。
も〜、仲良《なかよ》くしてよ〜。
さっきからキッチンで何《なに》をしておるんじゃ？
見《み》りゃ分《わ》かるだろ。
料理《りょうり》ですよ。
ほ〜。

F10-3

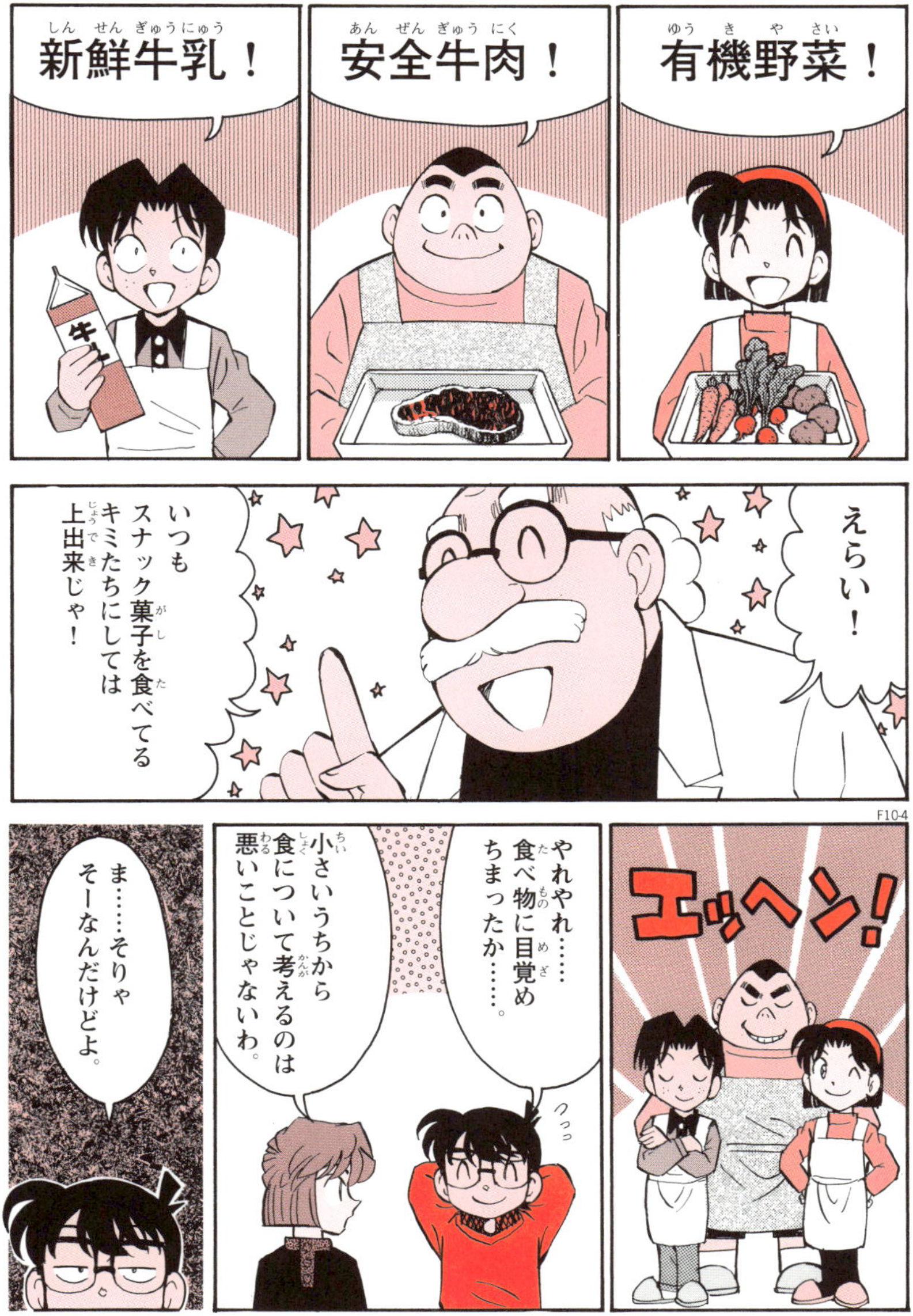
有《ゆう》機《き》野《や》菜《さい》！
安《あん》全《ぜん》牛《ぎゅう》肉《にく》！
新《しん》鮮《せん》牛乳《ぎゅうにゅう》！
牛乳
えらい！
いつもスナック菓子《がし》を食《た》べてるキミたちにしては上《じょう》出《で》来《き》じゃ！
F10-4
エッヘン！
やれやれ……食《た》べ物《もの》に目覚《めざ》めちまったか……。
つっ
小《ちい》さいうちから食《しょく》について考《かんが》えるのは悪《わる》いことじゃないわ。
ま……そりゃそーなんだけどよ。

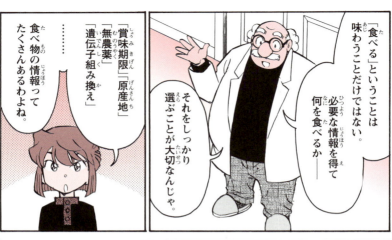

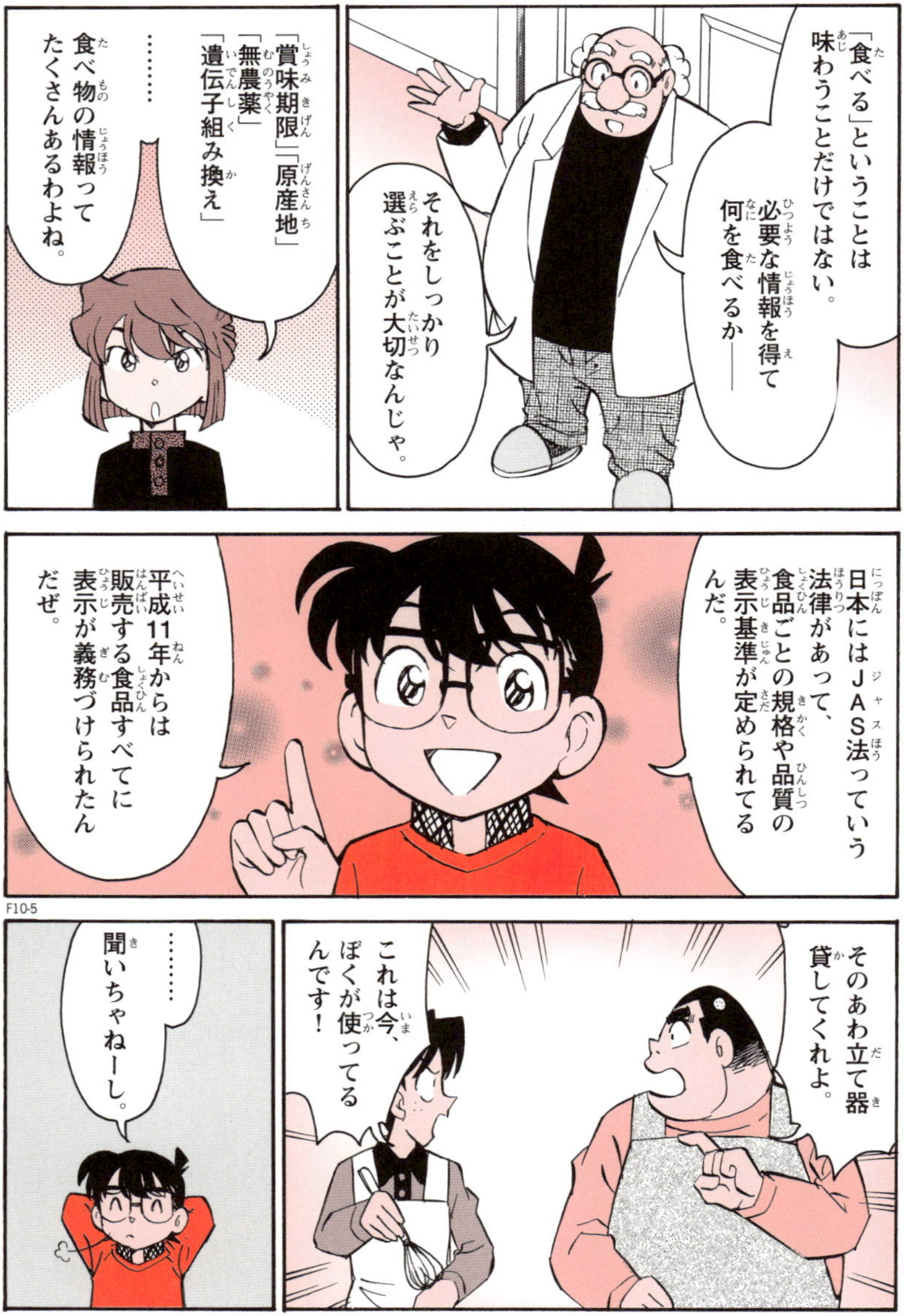
「食《た》べる」ということは味《あじ》わうことだけではない。

必要《ひつよう》な情報《じょうほう》を得《え》て何《なに》を食《た》べるか――

それをしっかり選《えら》ぶことが大切《たいせつ》なんじゃ。

「賞味期限《しょうみきげん》」「原産地《げんさんち》」「無農薬《むのうやく》」「遺伝子組《いでんしく》み換《か》え」……

食《た》べ物《もの》の情報《じょうほう》ってたくさんあるわよね。

日本《にっぽん》にはJAS《ジャス》法《ほう》っていう法律《ほうりつ》があって、食品《しょくひん》ごとの規格《きかく》や品質《ひんしつ》の表示基準《ひょうじきじゅん》が定《さだ》められてるんだ。

平成《へいせい》11年《ねん》からは販売《はんばい》する食品《しょくひん》すべてに表示《ひょうじ》が義務《ぎむ》づけられたんだぜ。

そのあわ立《だ》て器《き》貸《か》してくれよ。

これは今《いま》、ぼくが使《つか》ってるんです！

……聞《き》いちゃねーし。

F10-5

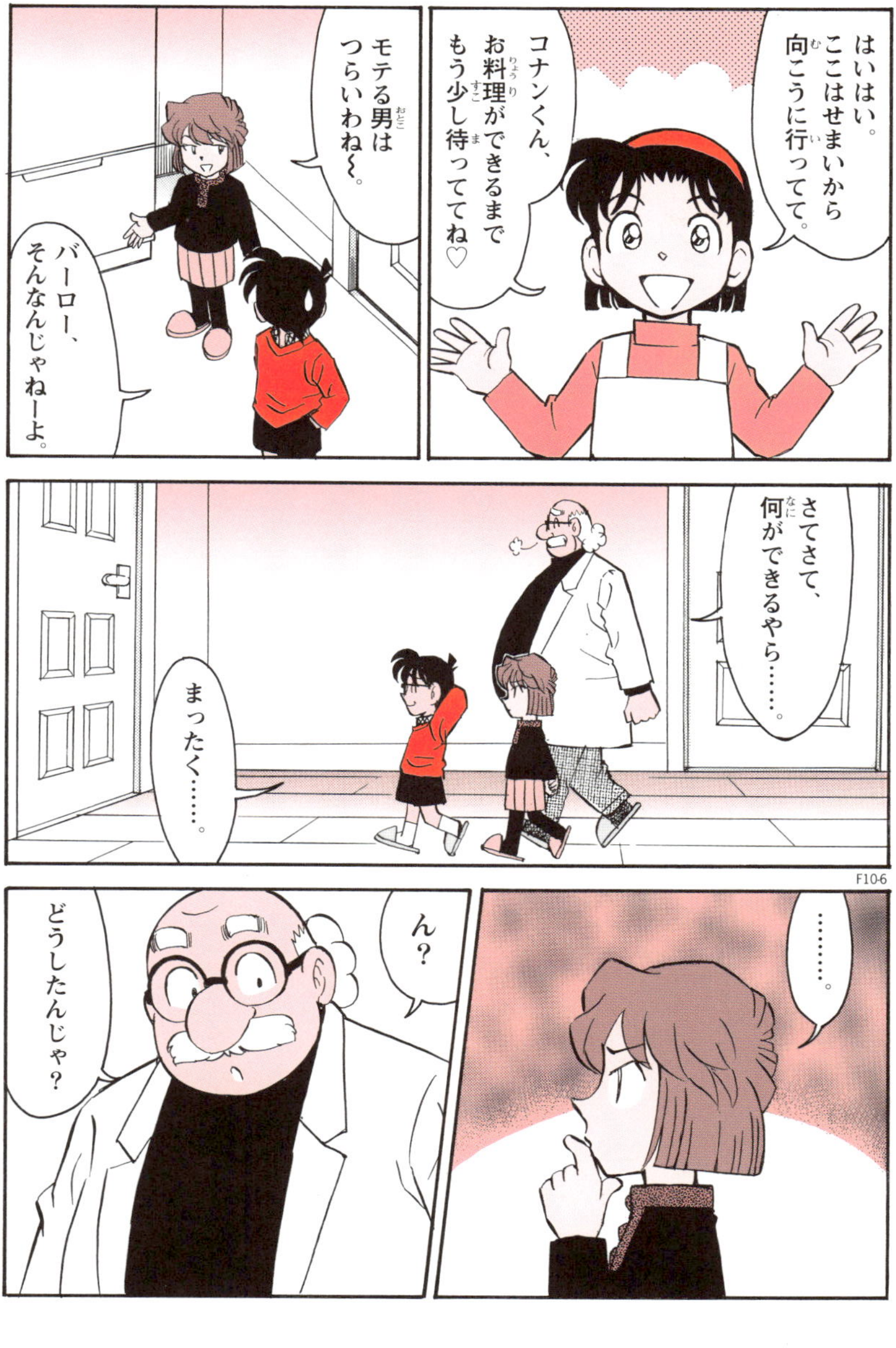
はいはい。ここはせまいから向《む》こうに行《い》ってて。
コナンくん、お料理《りょうり》ができるまでもう少《すこ》し待《ま》っててね♡
モテる男《おとこ》はつらいわね〜。
バーロー、そんなんじゃねーよ。
さてさて、何《なに》ができるやら……。
まったく……。
……。
ん？
どうしたんじゃ？

F10-6

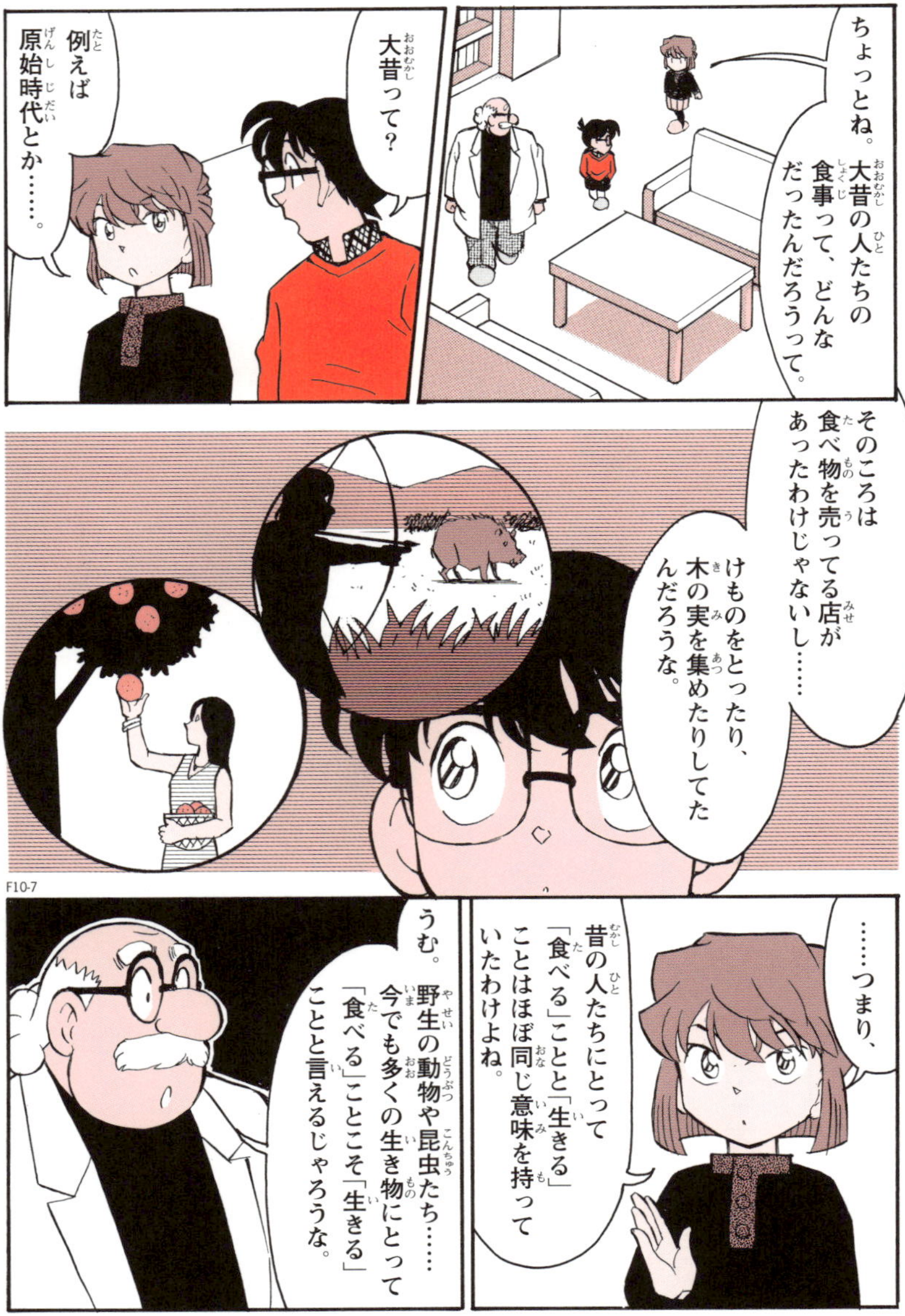
ちょっとね。大昔《おおむかし》の人《ひと》たちの食事《しょくじ》って、どんなだったんだろうって。

大昔《おおむかし》って？

例《たと》えば原始時代《げんしじだい》とか……。

そのころは食《た》べ物《もの》を売《う》ってる店《みせ》があったわけじゃないし……

けものをとったり、木《き》の実《み》を集《あつ》めたりしてたんだろうな。

……つまり、
昔《むかし》の人《ひと》たちにとって「食《た》べる」ことと「生《い》きる」ことはほぼ同《おな》じ意味《いみ》を持《も》っていたわけよね。

うむ。野生《やせい》の動物《どうぶつ》や昆虫《こんちゅう》たち……今《いま》でも多《おお》くの生《い》き物《もの》にとって「食《た》べる」ことこそ「生《い》きる」ことと言《い》えるじゃろうな。

F10-7

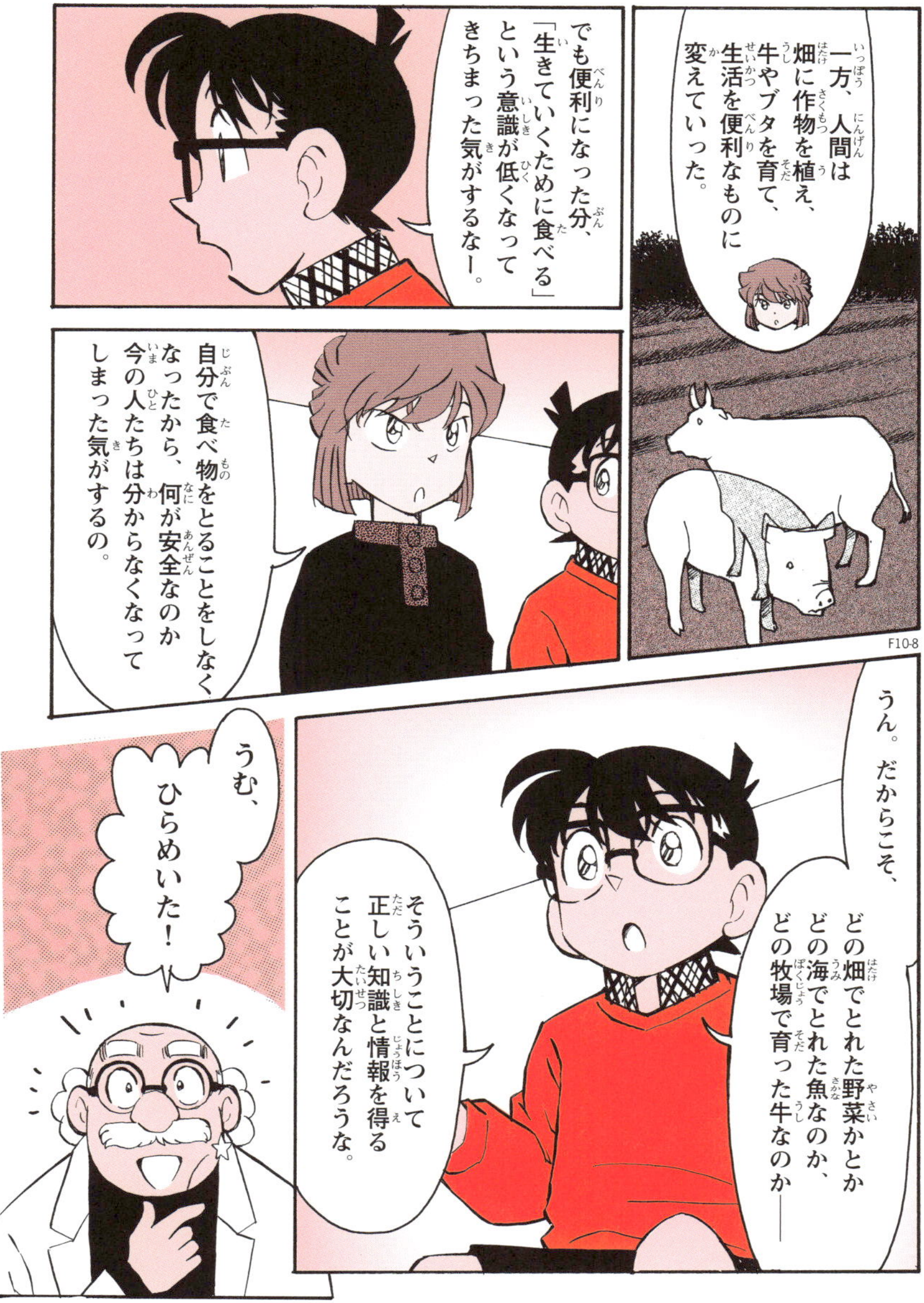
一方《いっぽう》、人間《にんげん》は
畑《はたけ》に作物《さくもつ》を植《う》え、
牛《うし》やブタを育《そだ》て、
生活《せいかつ》を便利《べんり》なものに
変《か》えていった。
でも便利《べんり》になった分《ぶん》、
「生《い》きていくために食《た》べる」
という意識《いしき》が低《ひく》くなって
きちまった気《き》がするなー。
自分《じぶん》で食《た》べ物《もの》をとることをしなく
なったから、何《なに》が安全《あんぜん》なのか
今《いま》の人《ひと》たちは分《わ》からなくなって
しまった気《き》がするの。
F10-8
うん。だからこそ、
どの畑《はたけ》でとれた野菜《やさい》かとか
どの海《うみ》でとれた魚《さかな》なのか、
どの牧場《ぼくじょう》で育《そだ》った牛《うし》なのか――
そういうことについて
正《ただ》しい知識《ちしき》と情報《じょうほう》を得《え》る
ことが大切《たいせつ》なんだろうな。
うむ、
ひらめいた！

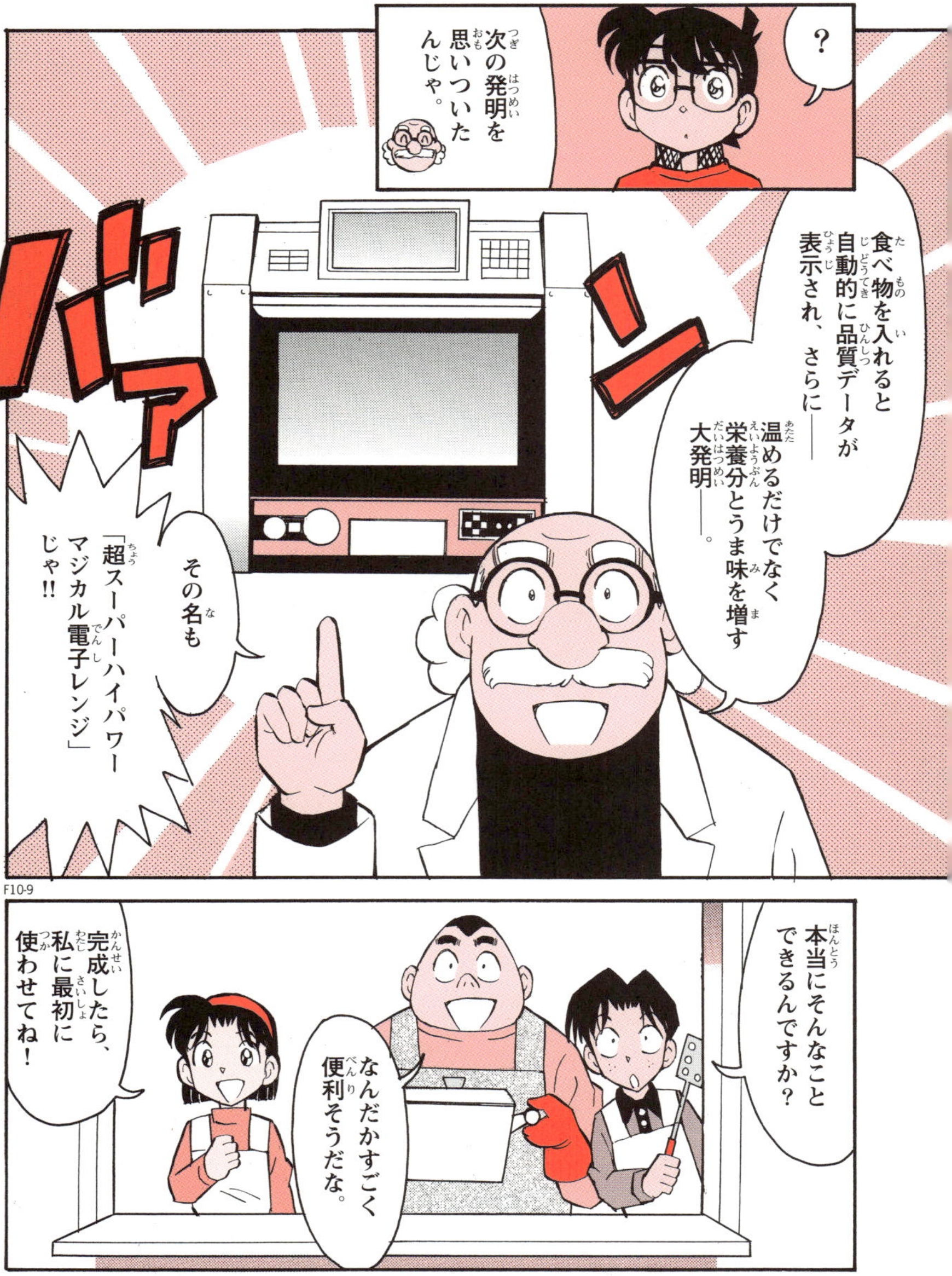
?
次《つぎ》の発明《はつめい》を思《おも》いついたんじゃ。
バアン
食《た》べ物《もの》を入《い》れると自動的《じどうてき》に品質《ひんしつ》データが表示《ひょうじ》され、さらに――
温《あたた》めるだけでなく栄養分《えいようぶん》とうま味《み》を増《ま》す大発明《だいはつめい》――。
その名《な》も
「超《ちょう》スーパーハイパワーマジカル電子《でんし》レンジ」じゃ!!
本当《ほんとう》にそんなことできるんですか?
なんだかすごく便利《べんり》そうだな。
完成《かんせい》したら、私《わたし》に最初《さいしょ》に使《つか》わせてね!
F10-9

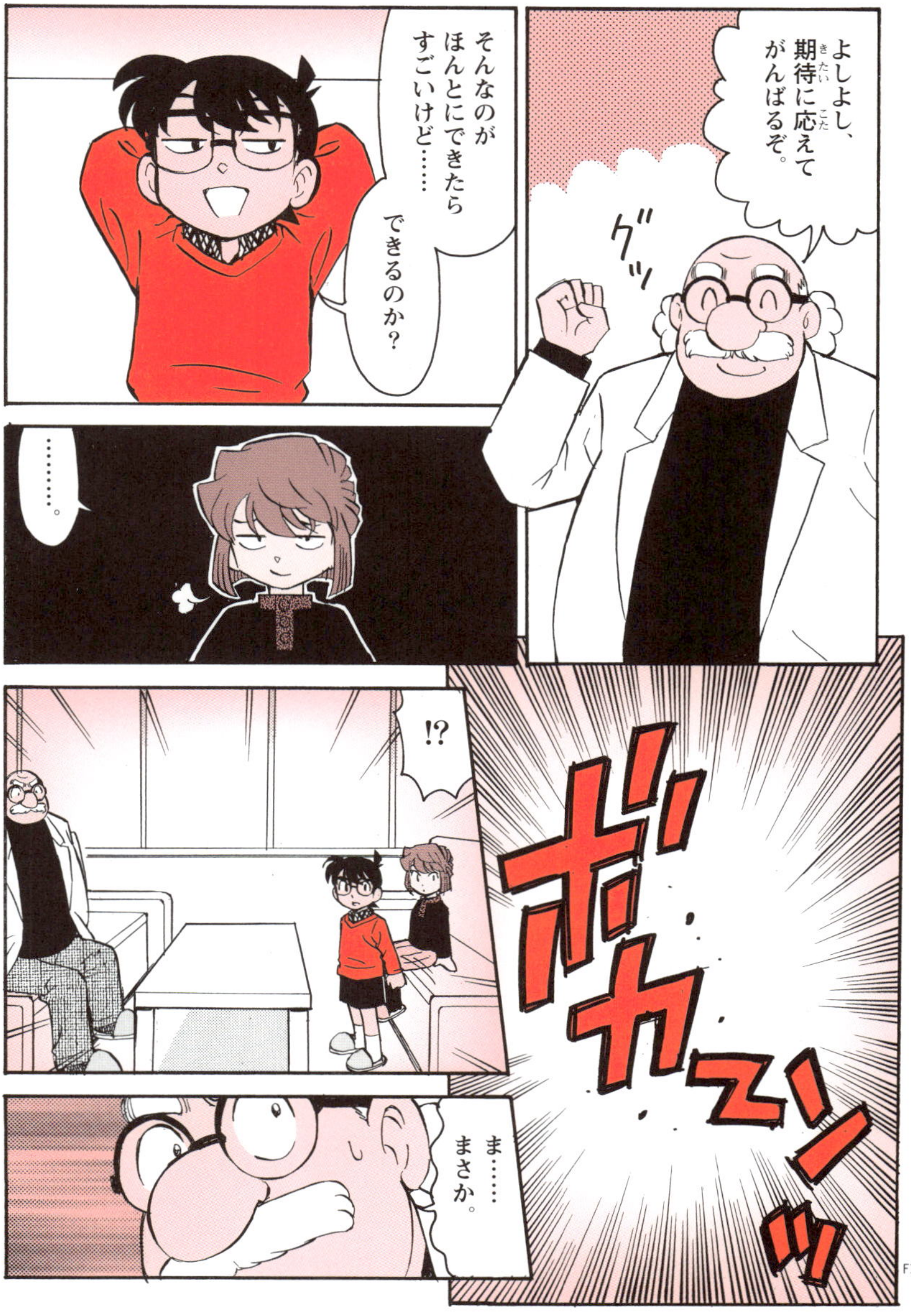
よしよし、期待《きたい》に応《こた》えてがんばるぞ。
グッ
そんなのがほんとにできたらすごいけど……
できるのか？
………。
ボカ～ンッ
!?
ま……まさか。

F10-10

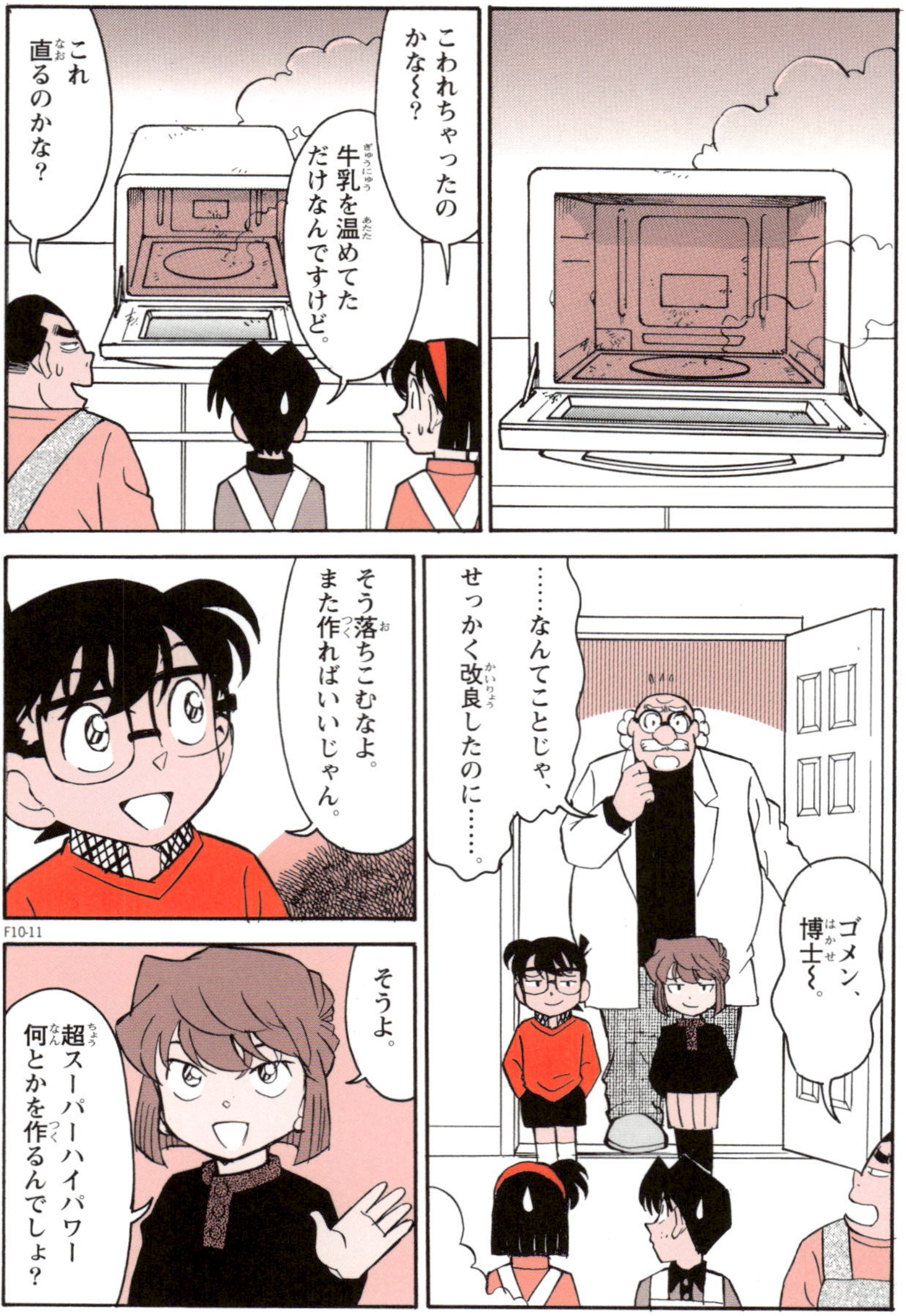

こわれちゃったのかな〜?
牛乳《ぎゅうにゅう》を温《あたた》めてただけなんですけど。
これ直《なお》るのかな?
……なんてことじゃ、せっかく改良《かいりょう》したのに……。
ゴメン、博士《はかせ》〜。
そう落《お》ちこむなよ。また作《つく》ればいいじゃん。
F10-11
そうよ。
超《ちょう》スーパーハイパワー何《なん》とかを作《つく》るんでしょ?

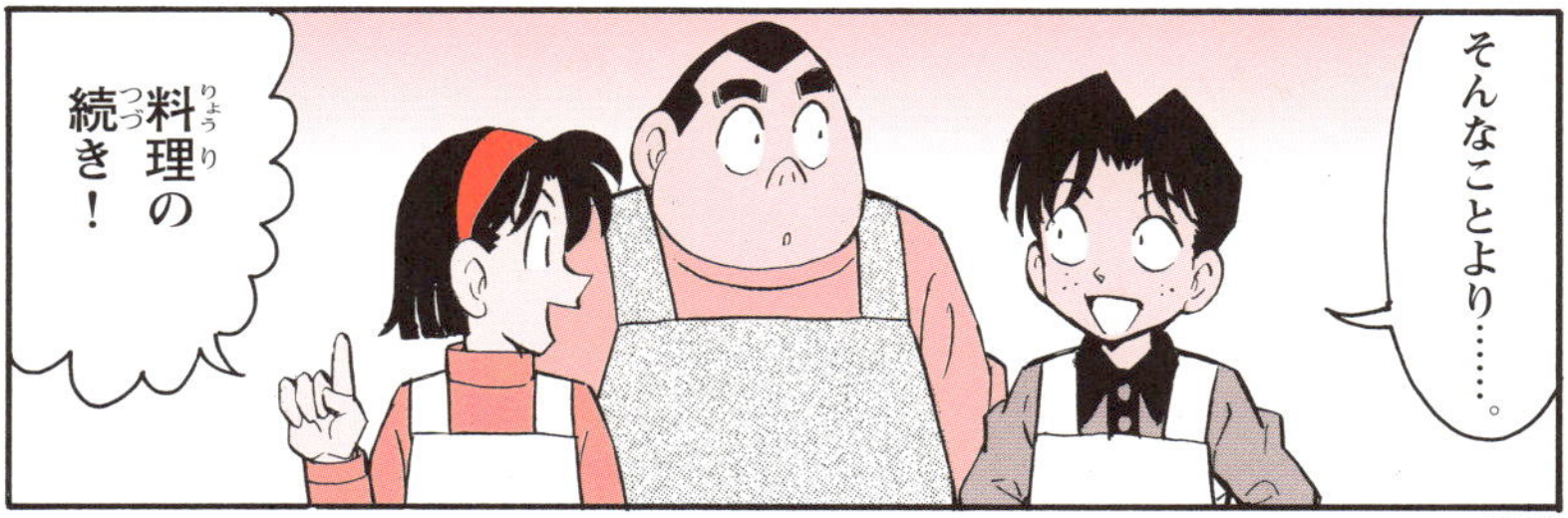
そんなことより……。
料理《りょうり》の続《つづ》き！

F10-12

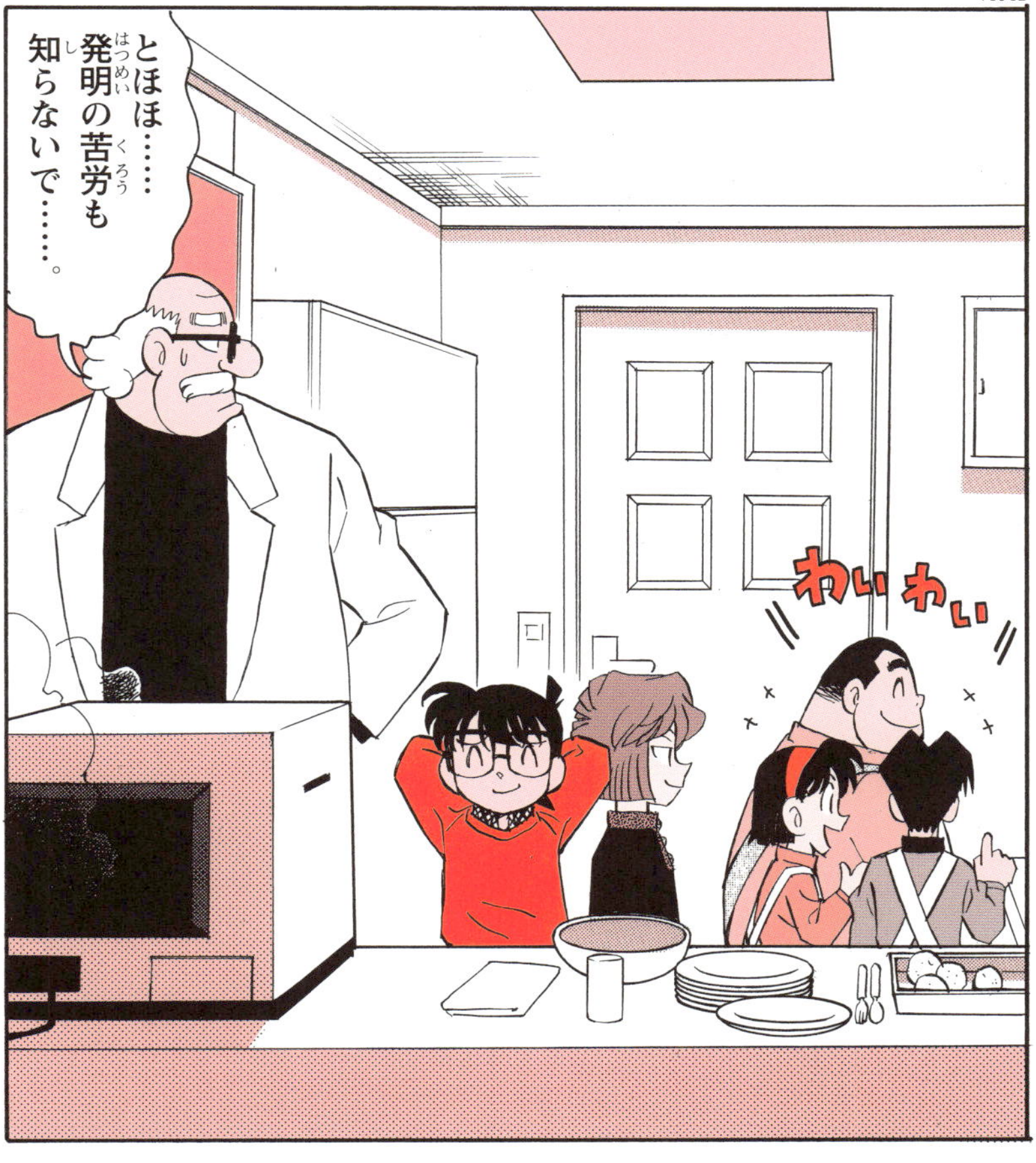
とほほ……
発明《はつめい》の苦労《くろう》も
知《し》らないで……。
わいわい

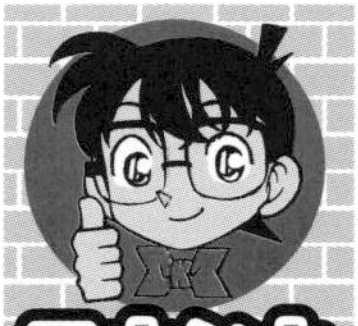

コナンと実験《じっけん》！

おいしい水《みず》を作《つく》ってみよう！

ちょっと手間《てま》をかければ、おいしい水《みず》が作《つく》れるぞ！この実験《じっけん》は火《ひ》を使《つか》うから、おとなの人《ひと》とやろう。

用意《ようい》するもの

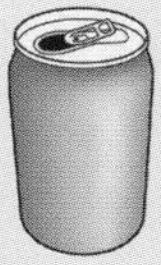
ジュースなどの空《あ》きかん

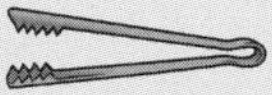
炭《すみ》ばさみ

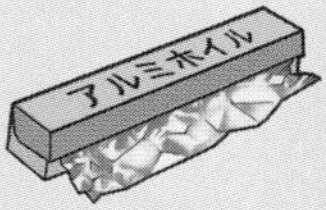
アルミホイル

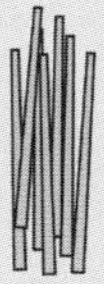
使《つか》い終《お》わった割《わ》りばし

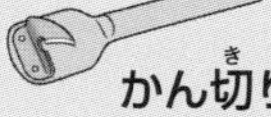
かん切《き》り

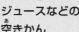

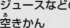

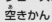

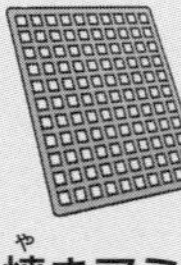
焼《や》きアミ

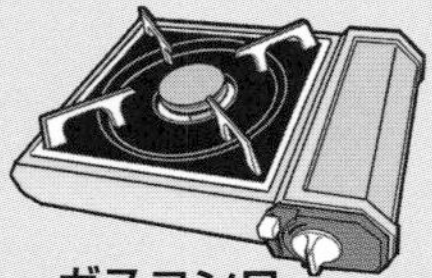
ガスコンロ

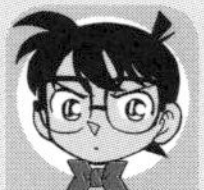
火《ひ》を使《つか》うので、ヤケドに注意《ちゅうい》！

① 空《あ》きかんをカラ焼《や》きしよう

水《みず》で洗《あら》った空《あ》きかんを、焼《や》きアミの上《うえ》でカラ焼《や》きする。焼《や》き終《お》わった空《あ》きかんは、冷《さ》ましておこう。

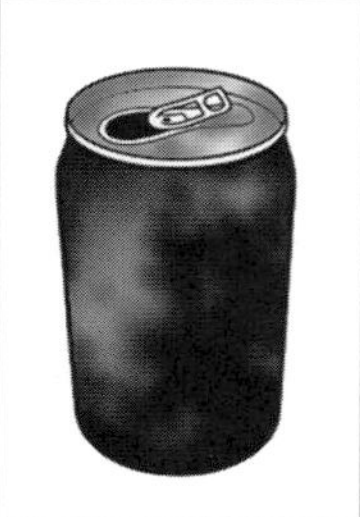

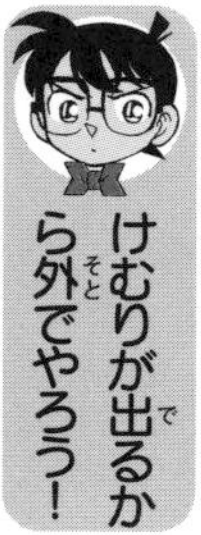
けむりが出《で》るから外《そと》でやろう！

② 割《わ》りばしを空《あ》きかんにつめよう

割《わ》りばしをきれいに洗《あら》い、乾燥《かんそう》させる。空《あ》きかんに入《はい》る長《なが》さになるよう園芸《えんげい》用《よう》のはさみなどで長《なが》さを整《ととの》え、すき間《ま》を作《つく》らないよう空《あ》きかんにつめていこう。

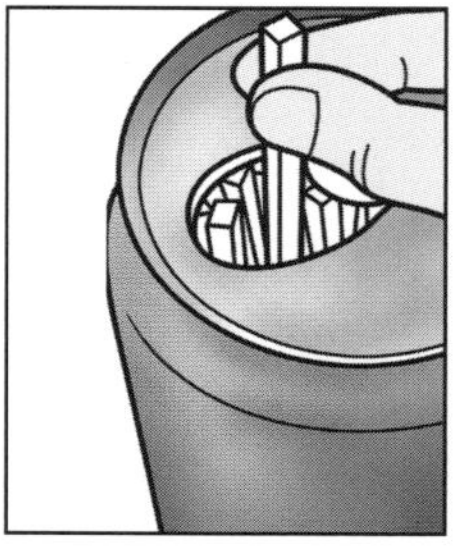

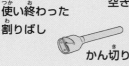

③ アルミホイルでふたをして焼《や》こう

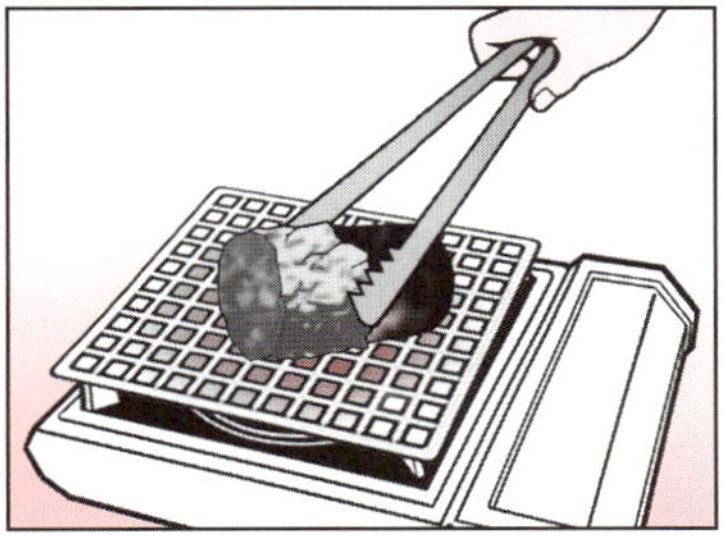

空《あ》きかんの飲《の》み口《くち》にアルミホイルでふたをしたら、焼《や》きアミの上《うえ》で10～20分《ぶん》焼《や》こう。火《ひ》とけむりが出《で》なくなって数分《すうふん》したら、火《ひ》から下《お》ろして十分《じゅうぶん》に冷《さ》まし、炭《すみ》になった割《わ》りばしを取《と》り出《だ》そう。

④ 炭《すみ》をよく洗《あら》い、熱湯《ねっとう》で消毒《しょうどく》しよう

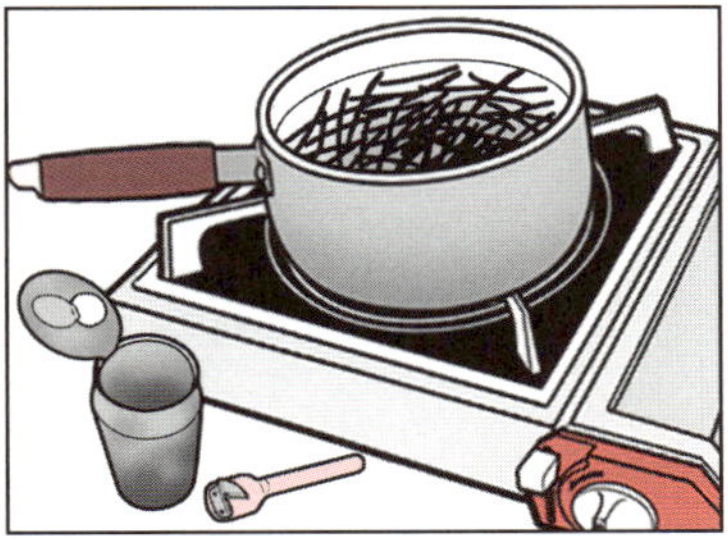

空《あ》きかんから取《と》り出《だ》した炭《すみ》を水《みず》で十分《じゅうぶん》に洗《あら》う。さらに、なべにわかした熱湯《ねっとう》で2～3分《ぶん》煮《に》て、消毒《しょうどく》をしよう。消毒《しょうどく》した炭《すみ》は、ざるに取《と》ってから新聞紙《しんぶんし》の上《うえ》に広《ひろ》げ、乾燥《かんそう》させておく。

⑤ 容器《ようき》に水道水《すいどうすい》と炭《すみ》を入《い》れよう

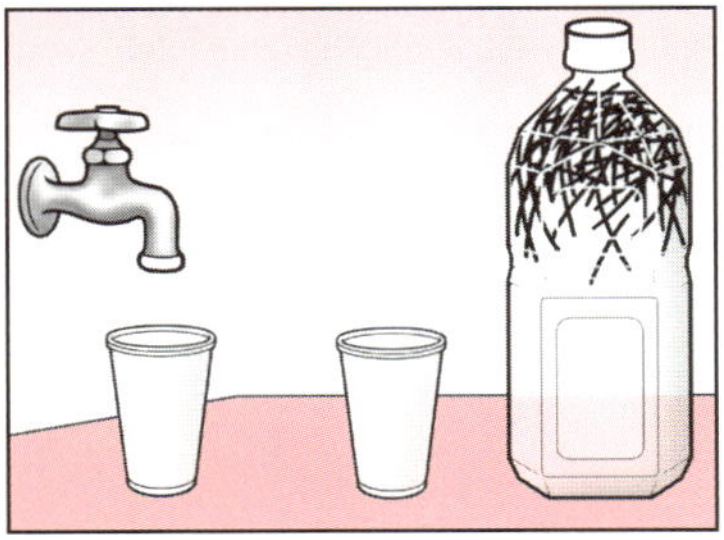

ペットボトルなどの容器《ようき》に、水道水《すいどうすい》と乾燥《かんそう》させた炭《すみ》を入《い》れよう。しばらく置《お》けば、おいしい水《みず》の出来上《できあ》がりだ。炭《すみ》を入《い》れていない、ふつうの水道水《すいどうすい》と飲《の》み比《くら》べて、味《あじ》のちがいを確《たし》かめてみよう！

教《おし》えて博士《はかせ》！

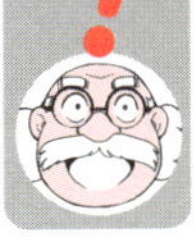

炭《すみ》で水《みず》がおいしくなるのはなぜ？

水道水《すいどうすい》をおいしくないと感《かん》じるのは、有機物《ゆうきぶつ》や、その有機物《ゆうきぶつ》と消毒《しょうどく》のための塩素《えんそ》が結《むす》びついた「トリハロメタン」など、水道水《すいどうすい》の中《なか》に不純物《ふじゅんぶつ》がふくまれていることが原因《げんいん》だ。

水道水《すいどうすい》の中《なか》に、紙《かみ》でもガラスでも、物《もの》を入《い》れると、その表面《ひょうめん》に不純物《ふじゅんぶつ》をくっつける働《はたら》きをするが、その働《はたら》きは炭《すみ》ではとても大《おお》きい。その理由《りゆう》は、炭《すみ》には小《ちい》さな穴《あな》が無数《むすう》に開《あ》いていて、見《み》た目《め》よりもはるかに表面積《ひょうめんせき》が大《おお》きいからなんだ。

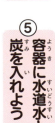

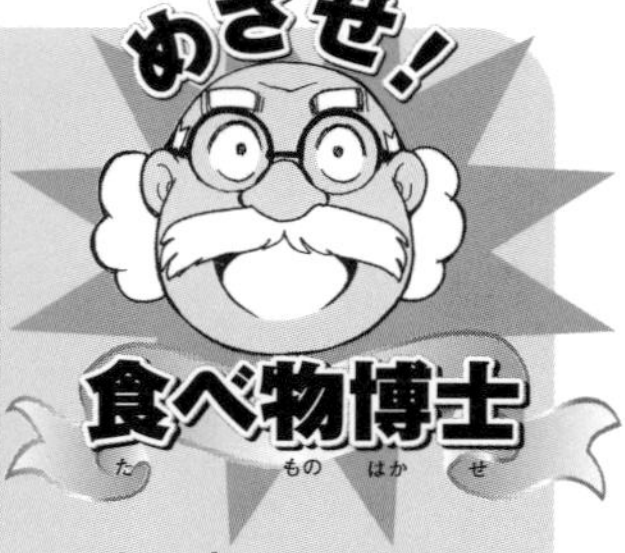
めざせ！
食《た》べ物《もの》博士《はかせ》

食《た》べ物《もの》と体《からだ》のかかわり

キーワードは「アミノ酸《さん》」。食《た》べ物《もの》と体《からだ》のかかわりを知《し》って、じょうぶで健康《けんこう》な体《からだ》を作《つく》ろう！

たんぱく質《しつ》の不思議《ふしぎ》

人《ひと》の体《からだ》は水分《すいぶん》をのぞけば、半分以上《はんぶんいじょう》がたんぱく質《しつ》からできている。しかし、食《た》べ物《もの》にふくまれているたんぱく質《しつ》を、そのまま利用《りよう》することはできない。たんぱく質《しつ》は体《からだ》の中《なか》に入《はい》ると、一度《いちど》アミノ酸《さん》というものに分解《ぶんかい》される。それから、人《ひと》の体《からだ》に必要《ひつよう》なたんぱく質《しつ》に組《く》み換《か》えられ、筋《きん》肉《にく》や血《ち》が作《つく》られるんだ。

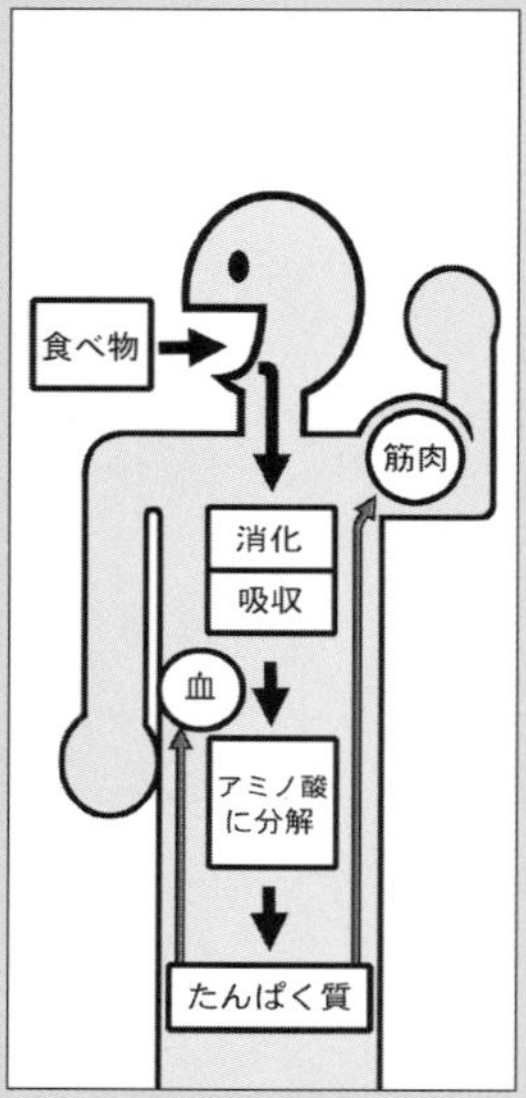
食べ物
筋肉
消化
吸収
血
アミノ酸に分解
たんぱく質

アミノ酸《さん》のヒミツ

人《ひと》の体《からだ》を作《つく》っている約《やく》10万種類《まんしゅるい》のたんぱく質《しつ》は、たった20種類《しゅるい》のアミノ酸《さん》が、いろいろと組《く》み合《あ》わさることによってできているんだ。アミノ酸《さん》のうち11種類《しゅるい》は、健康《けんこう》な人《ひと》なら自分《じぶん》の体《からだ》の中《なか》で作《つく》り出《だ》すことができる。でも、残《のこ》りの9種類《しゅるい》は、食《た》べた物《もの》を分解《ぶんかい》するしかないんだよ。

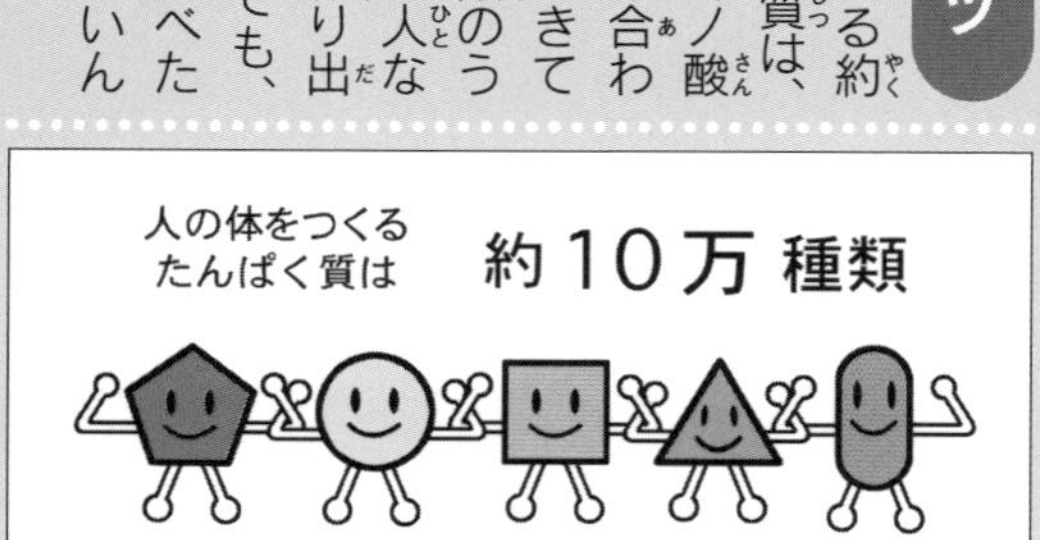
人の体をつくる
たんぱく質は
約10万種類
20種類のアミノ酸の組み合わせでできている

アミノ酸《さん》のパワー

運動《うんどう》をすると、私《わたし》たちの体《からだ》には「乳酸《にゅうさん》」という物質《ぶっしつ》がたまり、筋肉《きんにく》を動《うご》かしづらくなる。また、運動《うんどう》をして足《た》りなくなったエネルギーを補《おぎな》うため、筋肉《きんにく》を作《つく》るたんぱく質《しつ》を分解《ぶんかい》して、アミノ酸《さん》を消《しょう》費《ひ》する。この2つが、運《うん》動《どう》をしたあとに感《かん》じる「疲《つか》れ」の主《おも》な原因《げんいん》だ。

ところが、運動《うんどう》をする前《まえ》や運動《うんどう》のとちゅうに、食《た》べ物《もの》や飲《の》み物《もの》でアミノ酸《さん》を補《ほ》給《きゅう》すると、乳酸《にゅうさん》の発生《はっせい》がおさえられる。また、消費《しょうひ》してもアミノ酸《さん》の量《りょう》が保《たも》たれるので、筋肉《きんにく》の疲《つか》れをおさえたり、疲《つか》れを早《はや》くとることができるんだ。

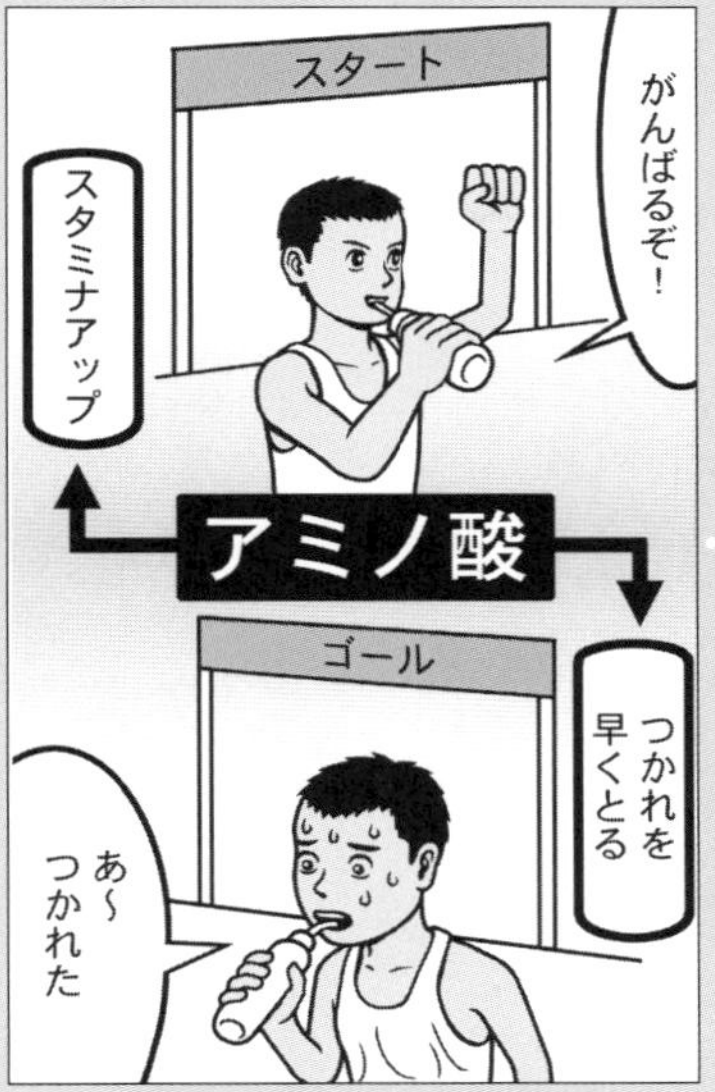
がんばるぞ!
スタート
スタミナアップ
アミノ酸
ゴール
つかれを早くとる
あ〜 つかれた

アミノ酸《さん》サプリメント

バランスのよい食事《しょくじ》をとり、ふつうに生活《せいかつ》していれば、体《からだ》の中《なか》のアミノ酸《さん》は足《た》りているが、激《はげ》しい運動《うんどう》や長《なが》い時間運動《じかんうんどう》をすると一時的《いちじてき》にアミノ酸《さん》が不足《ふそく》してしまう。こんな時《とき》、役立《やくだ》つのがアミノ酸《さん》サプリメントだ。

サプリメントとは栄養《えいよう》補助食品《ほじょしょくひん》のことで、スーパーや薬局《やっきょく》で売《う》っている。サプリメントにふくまれるアミノ酸《さん》は、そのまま体《からだ》に取《と》りこまれるので、食《た》べ物《もの》から取《と》りこむよりも吸収《きゅうしゅう》が速《はや》いんだ。だから、スポーツ選手《せんしゅ》が利用《りよう》することも多《おお》い。

でも、サプリメントはあくまで補助食品《ほじょしょくひん》。とり過《す》ぎは体《からだ》に良《よ》くないこともある。基本《きほん》は、バランスの良《よ》い食事《しょくじ》をすることだってことを忘《わす》れないようにしよう。

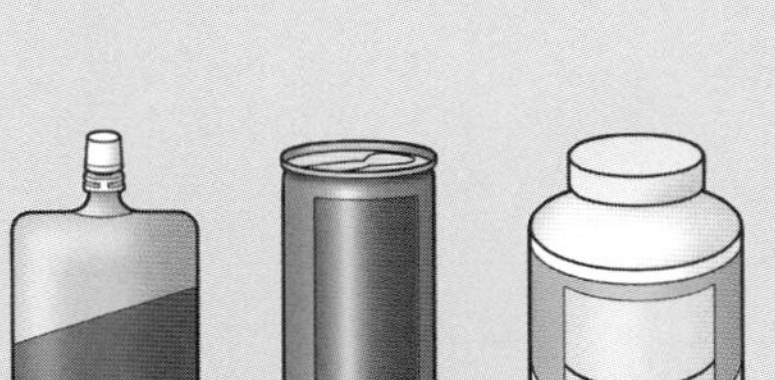

コナンと実験《じっけん》！ 21ページの答《こた》え

①かんそうしている生《なま》米《ごめ》、②水《みず》をふくませた米《こめ》、③氷《こおり》、④食用油《しょくようあぶら》をそれぞれ実際《じっさい》に、電子《でんし》レンジで1分間《ぶんかん》温《あたた》めてみよう。すると……？

●

①は米《こめ》の中《なか》にふくまれる水分《すいぶん》が温《あたた》まるため、さわると「熱《あつ》い」と感《かん》じるくらいの温度《おんど》になる。

②は米《こめ》の中《なか》にふくまれる水分《すいぶん》が多《おお》くなるため、①よりも温度《おんど》が高《たか》く、熱《あつ》くなる。

③は、冷《つめ》たい氷《こおり》のままだ。ただ容器《ようき》によっては、容器《ようき》が温《あたた》まることにより、容器《ようき》に接《せっ》している部《ぶ》分《ぶん》が溶《と》けることがある。

④は温《あたた》まるが、①ほどは熱《あつ》くならない。

なお、同《おな》じ1分間《ぶんかん》温《あたた》めただけでも、電子《でんし》レンジの出力《しゅつりょく》によって温《あたた》まり方《かた》はちがう。とくに②の水《みず》をふくませた米《こめ》は、ヤケドをするほど熱《あつ》くなることがあるので、温度《おんど》を確《たし》かめる時《とき》は、温度計《おんどけい》を使《つか》うようにしよう。

ヤケドに注意《ちゅうい》！

哀と実験《じっけん》！ 23ページの答《こた》え

砂《すな》は石《いし》が細《こま》かくくだけたもので、土《つち》のように有《ゆう》機物《きぶつ》はふくまれていないの。つまり、燃《も》える物《もの》がないから、砂《すな》を熱《ねっ》しても色《いろ》は変《か》わらないのよ。

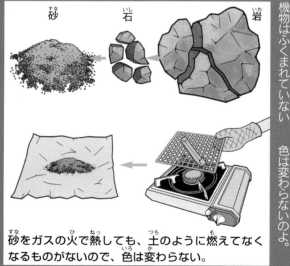

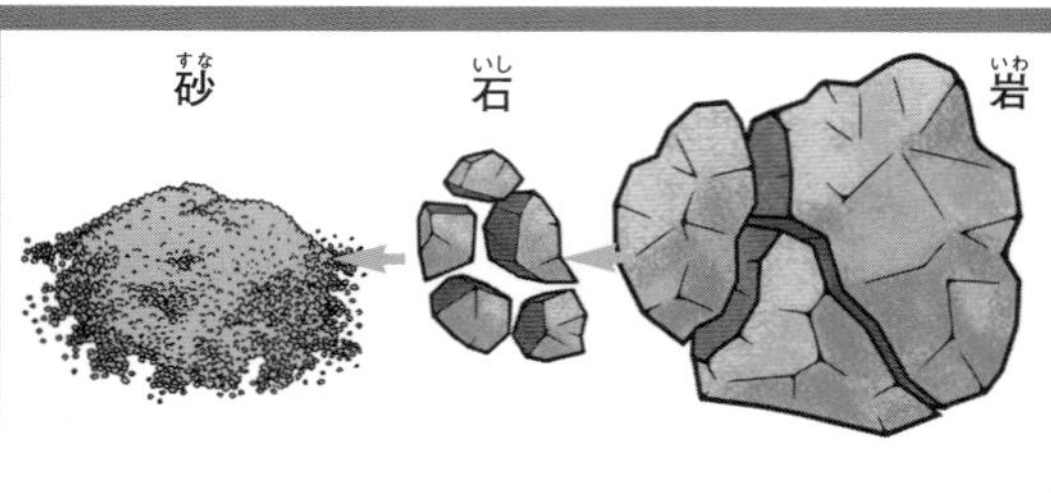

砂《すな》をガスの火《ひ》で熱《ねっ》しても、土《つち》のように燃《も》えてなくなるものがないので、色《いろ》は変《か》わらない。

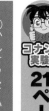

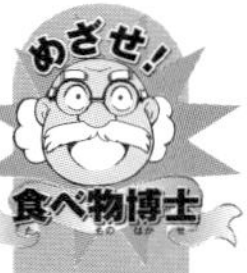

133ページの答《こた》え

七味唐辛子《しちみとうがらし》のルーツは、1624（寛永《かんえい》2）年《ねん》、からしや徳右衛門《とくえもん》という人《ひと》が、江戸《えど》の薬研堀《やげんぼり》（今《いま》の東日本橋《ひがしにほんばし》）で売《う》り出《だ》したことが始《はじ》まりだそうだ。当時《とうじ》の七味唐辛子《しちみとうがらし》は、生《なま》の赤唐辛子《あかとうがらし》・煎《い》った赤唐辛子《あかとうがらし》・粉山椒《こなさんしょう》・黒胡麻《くろごま》・芥子《からし》の実《み》・麻《あさ》の実《み》・陳皮《ちんぴ》という七種《ななしゅ》のスパイスから作《つく》られていた。つまり、これが基本《きほん》の「七味《しちみ》」というわけだ。

だが、スパイスの研《けん》究《きゅう》はその後《ご》も続《つづ》けられ、のちには青紫蘇《あおじそ》や生姜《しょうが》、青海苔《あおのり》なども「七味《しちみ》」の中《なか》に加《くわ》えられるようになった。また、地方《ちほう》によっても「七味《しちみ》」の内容《ないよう》はさまざまに異《こと》なることから、七味唐辛子《しちみとうがらし》は地方《ちほう》色豊《しょくゆた》かな和製複合《わせいふくごう》スパイスといえるだろう。

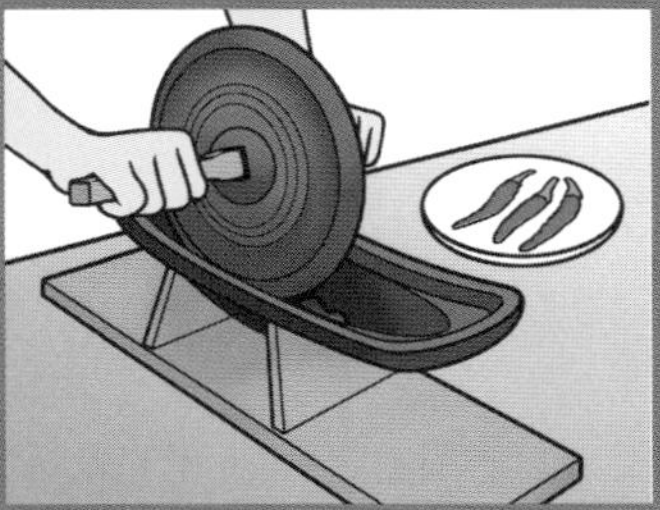

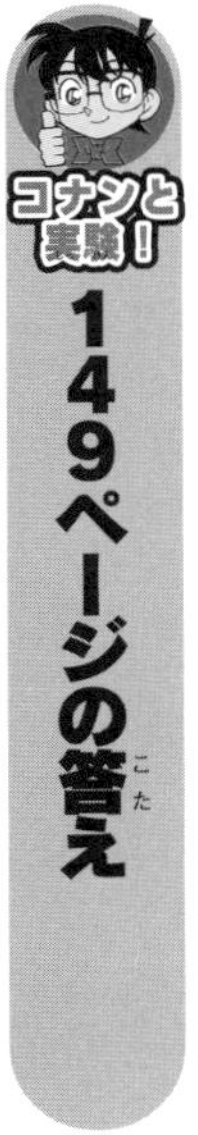

149ページの答《こた》え

カレー粉《こ》を黄色《きいろ》から赤《あか》に変化《へんか》させる物《もの》で、身近《みぢか》な物《もの》としては「にがり」や「重曹《じゅうそう》」がある。

にがりは、海水《かいすい》を煮《に》つめて塩《しお》をとったあとに残《のこ》る水分《すいぶん》のこと。とうふを作《つく》る時《とき》、豆乳《とうにゅう》を固《かた》めるために使《つか》う物《もの》だ。

重曹《じゅうそう》は、主《おも》にお菓子《かし》やパンを作《つく》る時《とき》、ふくらし粉《こ》として使《つか》われている物《もの》。どちらも弱《じゃく》アルカリ性《せい》の物質《ぶっしつ》だよ。

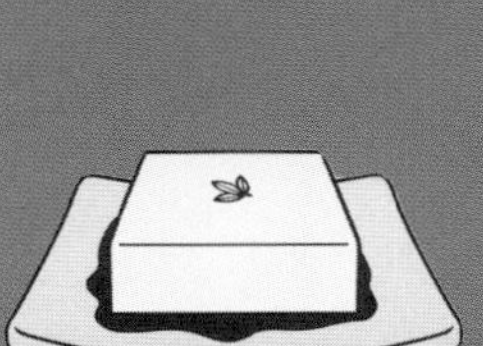

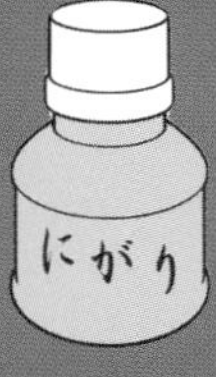

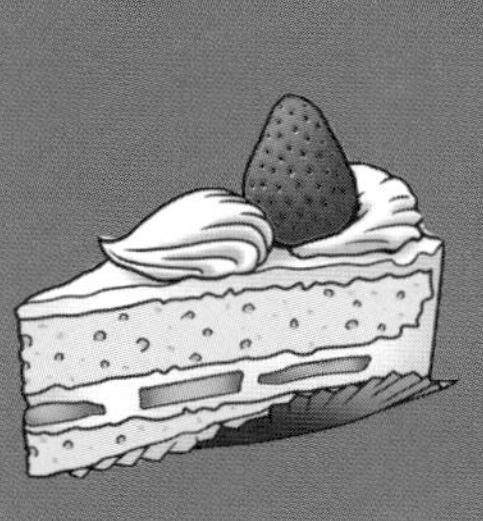

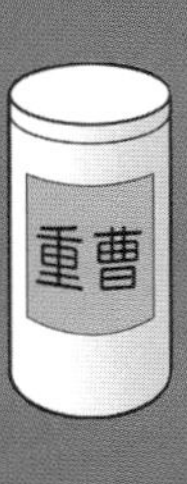

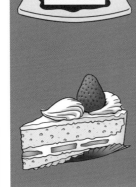

学習《がくしゅう》まんがシリーズ

大人気《だいにんき》発売中《はつばいちゅう》！

名探偵《めいたんてい》コナン 実験《じっけん》・観察《かんさつ》ファイル サイエンスコナン

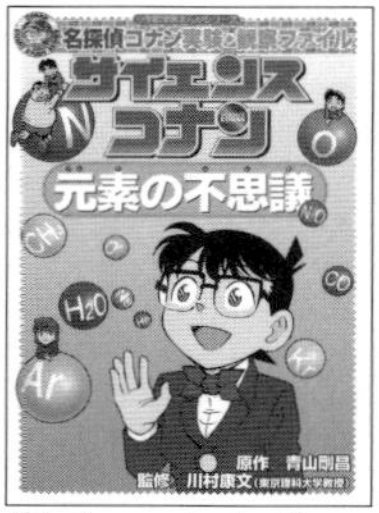

元素《げんそ》の不思議《ふしぎ》

ISBN978-4-09-296634-5

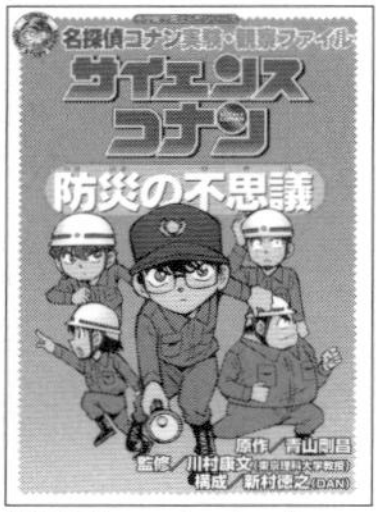

防災《ぼうさい》の不思議《ふしぎ》

ISBN978-4-09-296635-2

科学《かがく》の不思議《ふしぎ》を、コナンと一緒《いっしょ》に徹底解明《てっていかいめい》しよう！

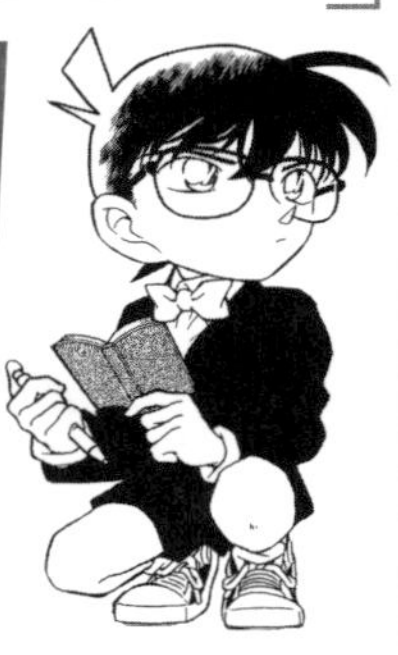

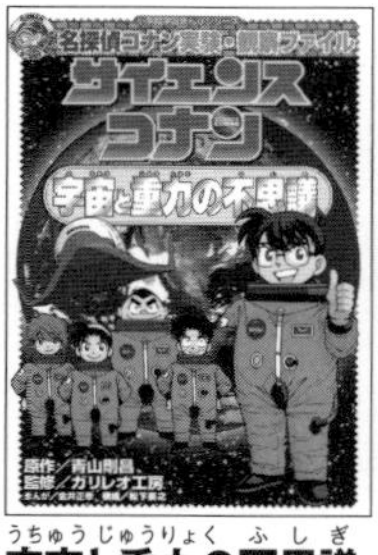

宇宙《うちゅう》と重力《じゅうりょく》の不思議《ふしぎ》

ISBN4-09-296105-7

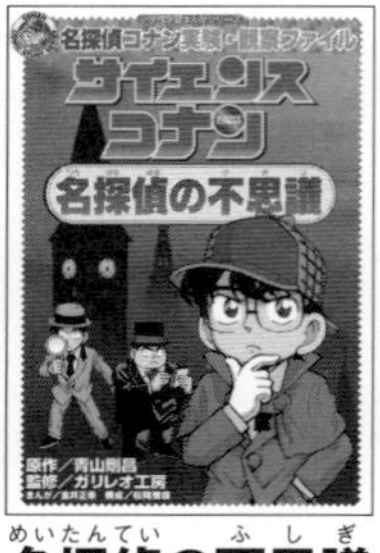

名探偵《めいたんてい》の不思議《ふしぎ》

ISBN978-4-09-296114-2

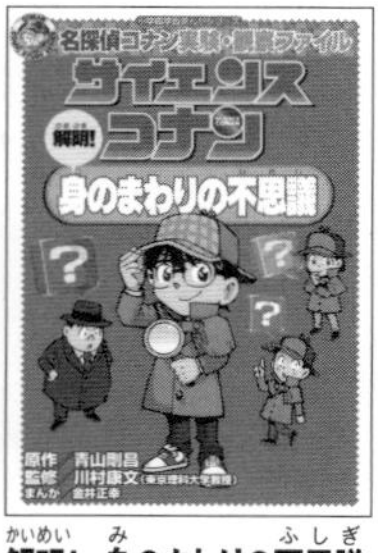

解明《かいめい》！ 身《み》のまわりの不思議《ふしぎ》

ISBN978-4-09-286166-1

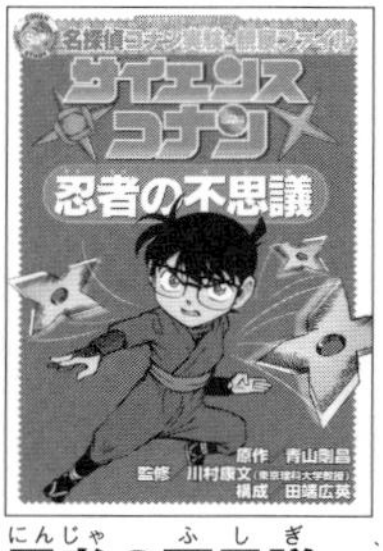

忍者《にんじゃ》の不思議《ふしぎ》

ISBN4-09-296629-1

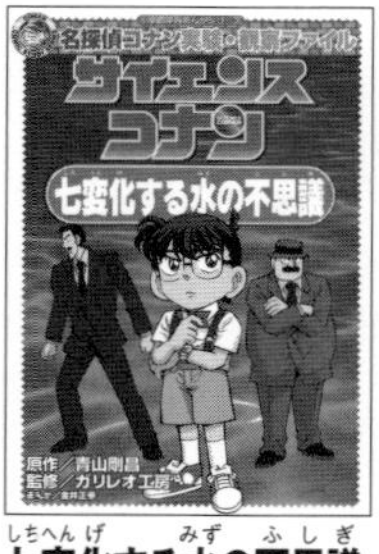

七変化《しちへんげ》する水《みず》の不思議《ふしぎ》

ISBN978-4-09-296111-1

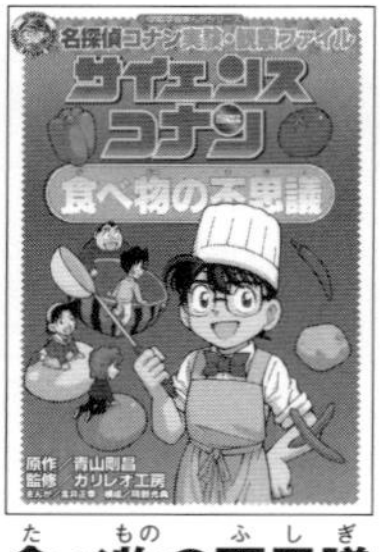

食《た》べ物《もの》の不思議《ふしぎ》

ISBN4-09-296113-8

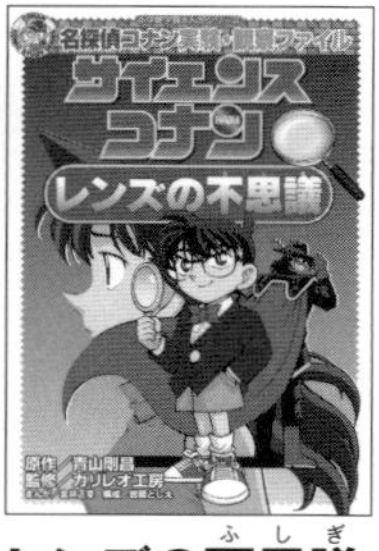

レンズの不思議《ふしぎ》

ISBN4-09-296104-9

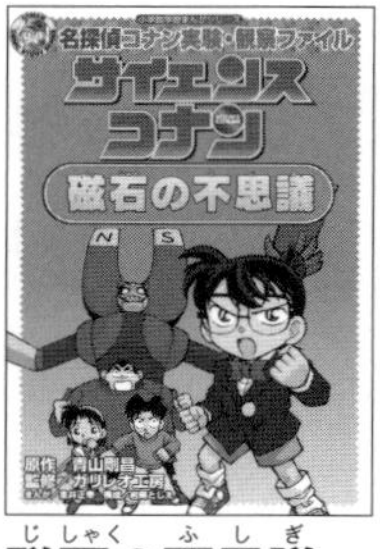

磁石《じしゃく》の不思議《ふしぎ》

ISBN4-09-296103-0

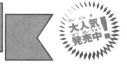

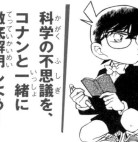

楽《たの》しく読《よ》めて、
勉強《べんきょう》に役立《やくだ》つ——。

CONAN COMIC STUDY SERIES

名探偵《めいたんてい》コナン

名探偵《めいたんてい》コナン 理科《りか》ファイル

教科書《きょうかしょ》よりわかりやすい。
学校《がっこう》で習《なら》う理科《りか》が
もっと大好《だいす》きになる！

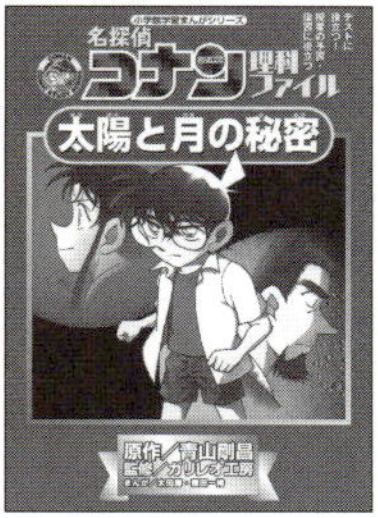

太陽《たいよう》と月《つき》の秘密《ひみつ》

ISBN978-4-09-296187-6

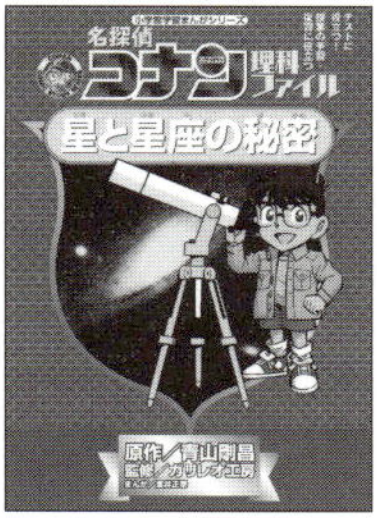

星《ほし》と星座《せいざ》の秘密《ひみつ》

ISBN978-4-09-296184-5

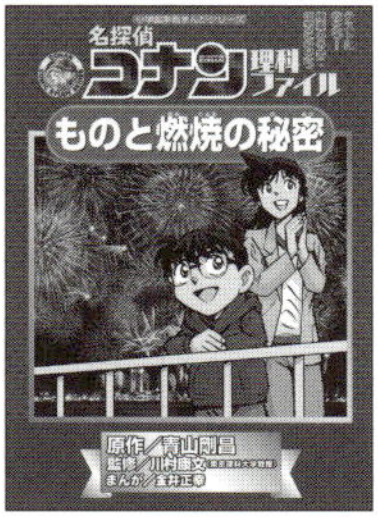

ものと燃焼《ねんしょう》の秘密《ひみつ》

ISBN978-4-09-296190-6

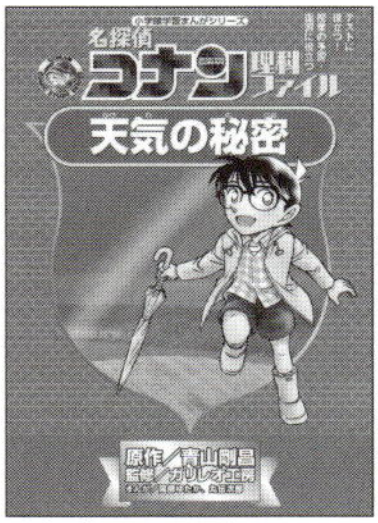

天気《てんき》の秘密《ひみつ》

ISBN978-4-09-296183-8

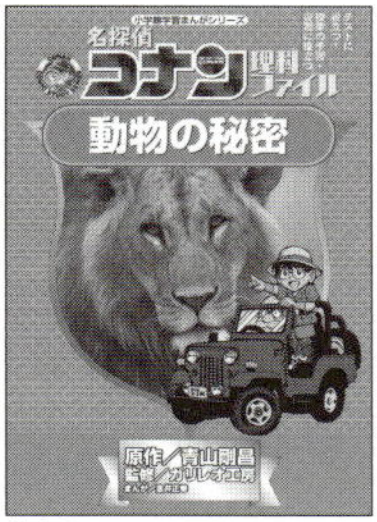

動物《どうぶつ》の秘密《ひみつ》

ISBN978-4-09-296186-9

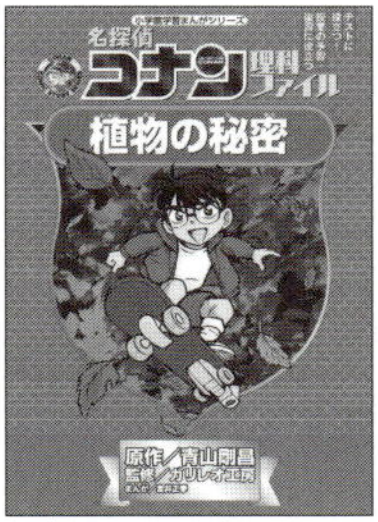

植物《しょくぶつ》の秘密《ひみつ》

ISBN978-4-09-296181-4

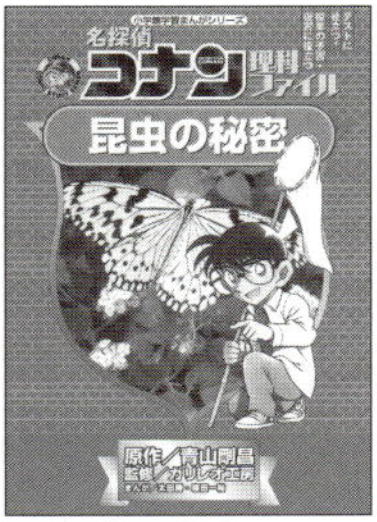

昆虫《こんちゅう》の秘密《ひみつ》

ISBN978-4-09-296182-1

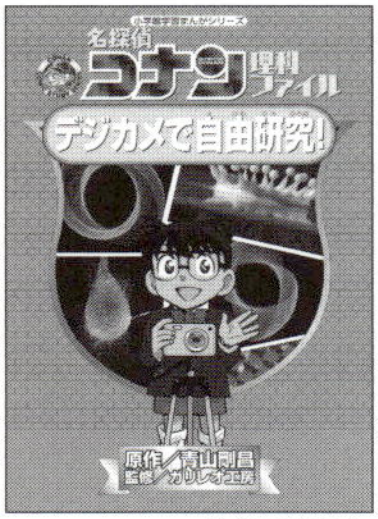

デジカメで自由研究《じゆうけんきゅう》!

ISBN978-4-09-296185-2

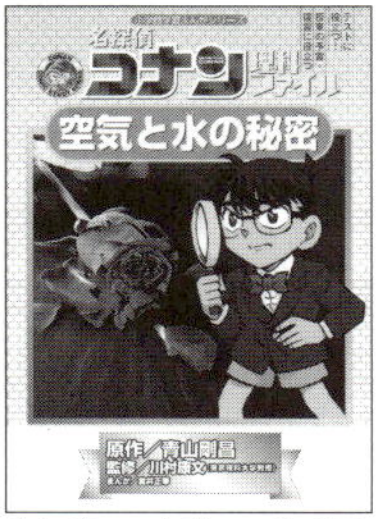

空気《くうき》と水《みず》の秘密《ひみつ》

ISBN978-4-09-296191-3

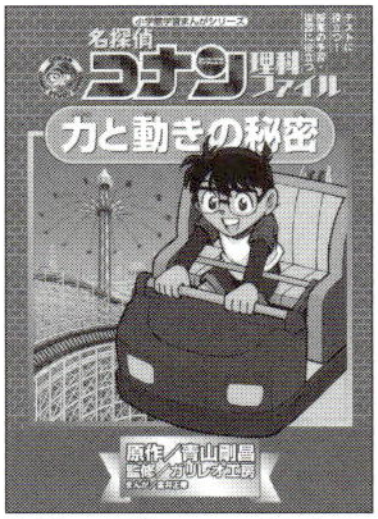

力《ちから》と動《うご》きの秘密《ひみつ》

ISBN978-4-09-296189-0

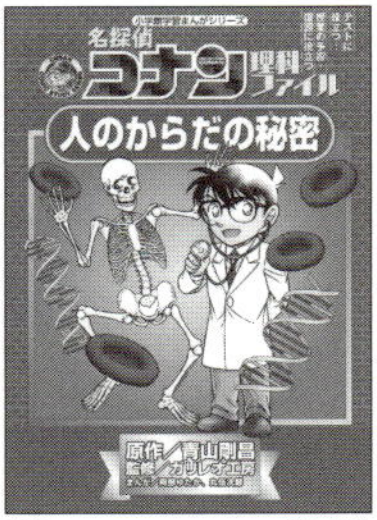

人《ひと》のからだの秘密《ひみつ》

ISBN978-4-09-296188-3

staff

■原作／青山剛昌
■監修／ガリレオ工房
■まんが／金井正幸
■構成／阿部光典
■実験イラスト／加藤貴夫
■ＤＴＰ／江戸製版印刷株式会社
■デザイン／竹歳明弘（STUDIO BEAT）
■編集協力／新村徳之（DAN）

■編集／藤田健彦

◎参考文献
サイエンスＥネットの楽しくわかる理科大実験
川村康文・著（かもがわ出版）

小学館学習まんがシリーズ
名探偵コナン実験・観察ファイル
サイエンスコナン 食べ物の不思議

2006年 5月10日　初版第1刷発行
2024年 1月23日　　第13刷発行

発行者　野村敦司
発行所　株式会社　小学館

〒101-8001
東京都千代田区一ツ橋 2-3-1
電話　編集／03(3230)5632
　　　販売／03(5281)3555

印刷所　図書印刷株式会社

製本所　共同製本株式会社

ISBN　4-09-296113-8　Shogakukan,Inc.

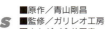

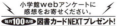